高等学校学前教育专业实践系列教材

0~3岁婴幼儿
保育与教育

主　编　杜文秀　秦　瑶

副主编　杨　娇　张　超

参　编　谷　斌　陈　茜　龚成娇　周　浩

西安电子科技大学出版社

内容简介

0～3岁婴幼儿保育与教育已成为当今世界学前教育领域研究的重点与热点，受到世界各国政府、专家学者及教育工作者的广泛关注。随着我国教育改革的不断深入，我国政府、教育工作者、家长对于0～3岁婴幼儿保育与教育的重视程度越来越高，整个社会已经形成重视婴幼儿早期教育的氛围。

本书介绍了0～3岁婴幼儿保育与教育理论，0～3岁婴幼儿身心发展特点，新生儿、婴儿、幼儿的保育与教育，0～3岁婴幼儿疾病与保教，0～3岁婴幼儿教养环境的创设、教养活动的设计与实施，0～3岁婴幼儿家长的亲职教育，社区早期教育的发展等内容，符合当前早期教育发展的时代需求。

本书既可作为学前教育专业教材，也可作为早教机构教师培训用书，还可作为0～3岁婴幼儿家长和学前教育研究人员的参考用书。

图书在版编目(CIP)数据

0～3岁婴幼儿保育与教育 / 杜文秀，秦瑶主编. —西安：西安电子科技大学出版社，2022.8
(2024.7重印)
ISBN 978-7-5606-6564-1

Ⅰ.①0… Ⅱ.①杜…②秦… Ⅲ.①婴幼儿—哺育②婴幼儿—早期教育 Ⅳ.①R174②G61

中国版本图书馆CIP数据核字(2022)第127219号

策　　划　刘玉芳　刘统军
责任编辑　宁晓蓉
出版发行　西安电子科技大学出版社(西安市太白南路2号)
电　　话　(029)88202421　88201467　　　　邮　　编　710071
网　　址　www.xduph.com　　　电子邮箱　xdupfxb001@163.com
经　　销　新华书店
印刷单位　咸阳华盛印务有限责任公司
版　　次　2022年8月第1版　　2024年7月第3次印刷
开　　本　787毫米×1092毫米　1/16　　印　张　15
字　　数　296千字
定　　价　42.00元
ISBN 978-7-5606-6564-1 / R

XDUP 6866001-3

如有印装问题可调换

前　言

　　"0～3岁婴幼儿保育与教育"是一门旨在为0～3岁婴幼儿的生存、发展创设适宜的环境和物质条件，给予他们精心的养育和照顾，保证其身体机能良好发育，促进其身心健康发展的课程。在0～3岁婴幼儿保育与教育中，应树立现代的保教观，体现以婴幼儿为本的专业思想，使保教观念扩展到促进婴幼儿个性发展和提高社会适应能力，促进其身心的全面发展。

　　本书根据国家最新的相关课程标准编写。全书共十章。第一章主要阐述了0～3岁婴幼儿保育与教育理论以及国内外婴幼儿保育与教育的发展。第二章整体介绍了0～3岁婴幼儿身心发展的特点。第三章、第四章和第五章分别围绕新生儿、婴儿和幼儿阐述了他们的生长发育情况和心理发展特点，并以此为依据，介绍了婴幼儿护理与生活照料以及能力培养等保育与教育问题。第六章详细介绍了0～3岁婴幼儿常见疾病及常见传染性疾病的种类及护理方法。第七章、第八章以0～3岁婴幼儿身心发展特征为依据，重点介绍了婴幼儿教养环境的创设和教养活动的设计与实施。第九章、第十章分别围绕0～3岁婴幼儿家长亲职教育和社区早期教育的发展，重点阐述了家庭和社区早教机构如何承担婴幼儿早期教育重任，确保婴幼儿身心的健康发展。

　　在本书的编写过程中，编者参考了一些书籍、期刊及其他资料，在此向相关作者表示诚挚的谢意。

编　者

2022年6月

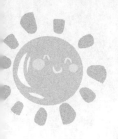

目 录 MULU

第一章 0～3岁婴幼儿保育与教育理论

学习目标

1. 了解国内外0～3岁婴幼儿保育与教育的发展。
2. 理解0～3岁婴幼儿保育与教育的内涵。
3. 掌握0～3岁婴幼儿保育与教育的特点。
4. 掌握0～3岁婴幼儿保育与教育的意义。
5. 掌握0～3岁婴幼儿保育与教育的基本原则。
6. 掌握0～3岁婴幼儿保育与教育的内容。
7. 掌握0～3岁婴幼儿保育与教育的方法。

关键词

保育 教育　动作发展教育　认知发展教育　语言发展教育　情感与社会发展教育

知识结构图

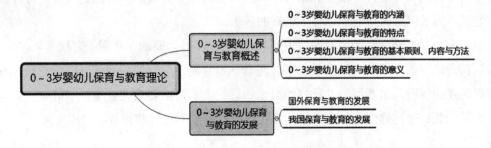

第一节　0～3岁婴幼儿保育与教育概述

0～3岁特指人生命的最初三年。人之初仅用三年的时间，就完成了生命历程中最富有里程碑意义的三步跨越，即离开母体、独立行走、初步连接社会。一个呱呱坠地的柔弱小生命逐步掌控了自己的身体，开始探索周围的世界，并在与外界日益增多的交流中，与他人建立起亲密的关系。这一切都为其成长为完整意义的人及其终生的发展奠定了重要基础。0～3岁婴幼儿保育与教育具有独特的对象，具有独特的内涵和特点。

一、0～3岁婴幼儿保育与教育的内涵

婴幼儿保育和教育虽然是两个不同的概念，但婴幼儿的身心发展是一个统一的整体，因此应该注重保教结合、教养并举。

（一）0～3岁婴幼儿保育的内涵

刚出生的婴儿作为十分孱弱的个体，其知识经验缺乏，且自我照顾和自我保护能力差，他们不具备独立生存的能力，必须依赖于成人生存和生活。婴幼儿的这种依赖性，决定了成人要为他们提供必需的生活环境与条件，要给予他们精心的照顾与养育，这是婴幼儿得以生存和健康成长的重要保证。有关这方面的工作，我们通常称之为保育工作。

"保"指保护，"育"为生育、养育、培育之意。综上，0～3岁婴幼儿保育指成人（家长或保教人员）为0～3岁婴幼儿提供有利于其生存与发展的环境和物质条件，给予婴幼儿精心的照顾和养育，以保护和促进婴幼儿身体正常发育及机能良好发展。

保育包括对婴幼儿身体、心理及社会适应能力的保护和培养。保育分为家庭保育和托幼机构保育。

（二）0～3岁婴幼儿教育的内涵

0～3岁婴幼儿教育指成人（家长或保教人员）根据0～3岁婴幼儿的生理和心理发展特点而进行的有针对性的指导和培养，以促进婴幼儿多元智能、情感、社会性等方面的良好发展，为其健康人格的形成打下良好的基础。

很多家长对婴幼儿早期教育的认识存在一定偏差，以为婴幼儿早期教育就是教授知识，这种认识是错误的。婴幼儿早期教育不是超前、超常地学习知识，而是以科学的教养方式丰富婴幼儿的体验，培养婴幼儿良好的习惯和思维方式，给婴幼儿营造一个健康、安全的成长氛围，既让他们感受童年的快乐，又让他们通过早期教育获得身心健康发展。

二、0～3岁婴幼儿保育与教育的特点

0～3岁婴幼儿保育和教育（以下简称保教）强调教养要顺应婴幼儿的发展状况和需要。婴幼儿年龄阶段的特殊性，决定了这个阶段的保教有别于其他年龄段。此阶段的保教的特点主要体现在以下四个方面。

（一）保教对象的特殊性

0~3岁婴幼儿保育与教育的第一教育对象是0~3岁婴幼儿。现代心理学研究发现，对个体来说，3岁前获得的经验对人一生的影响非常深远。如果3岁前的环境和教育处置不当，将会对个体成年后的发展造成不利影响。人类的绝大多数"敏感期"或"关键期"都是从0~3岁开始的。

家庭是婴幼儿成长的摇篮，我国3岁以下的婴幼儿绝大多数都是在家中进行养育，家长是更为直接的婴幼儿早期教育的实施者，家长是否接受过教育和培训直接影响婴幼儿健康发展与否。因此，0~3岁婴幼儿保育与教育的教育对象还包括婴幼儿的教养者。社会形式的婴幼儿早期教育活动除了需要专业早教教师的指导，更需要教养者在早期教育活动过程中的参与。因此，对教养者的指导有利于提高早期教育活动的教育效果。

（二）保教主体的广泛性

这里所说的保教主体指谁来负责具体的保教工作。家庭中的婴幼儿早期教育主要由教养者（首先是父母）实施，从事婴幼儿早期教育的早教老师和广大家长都是婴幼儿保育与教育活动的教育主体。

（三）保教内容及方法的独特性

0~3岁婴幼儿早期教育内容的独特性表现为以保育为主、教育为辅。对于0~3岁婴幼儿，科学喂养、日常护理、卫生保健等是最为重要和基础的内容，而促进婴幼儿语言、动作、认知和社会性等方面发展的教育，则是在前者基础之上的提升。

从教育内容上看，0~3岁婴幼儿保育与教育包括针对婴幼儿生理（如早期营养与喂养、卫生与保健）和心理（如语言、动作、认知和社会性等方面的教育）两方面的系统教养活动。

从教育方法上看，0~3岁婴幼儿保育与教育必须针对这一年龄阶段幼儿的身心发展规律，关注个体差异，以个别教育为主，因材施教。

因此，0~3岁婴幼儿保育与教育应把婴幼儿的健康、安全及养育工作放在首位，保中有教，教中重保，努力做到"科学养育，教养结合"。"教养"是一个整体概念，"教"和"养"是从保育和教育两个方面同时对0~3岁婴幼儿产生整体的影响。

（四）保教事业主体的多元性

0~3岁婴幼儿保育与教育事业的具体实施和管理工作由多个事业管理主体负责，包括教育部、卫计委、社区、家庭等，这些部门各有分工，各司其职。因此，0~3岁婴幼儿保育与教育事业具有跨部门、跨行业、跨学科的特点。

三、0～3岁婴幼儿保育与教育的基本原则、内容与方法

遵循正确的教育原则、选择科学的教育内容和运用适宜的教育方法是达成良好保教效果的基础。

（一）0～3岁婴幼儿保育与教育的基本原则

0～3岁婴幼儿保育与教育的原则是人们在总结婴幼儿保育与教育经验的基础上，根据相应的教育目的和对婴幼儿保育与教育活动规律的认识而制定的，是婴幼儿保育与教育活动中必须遵循的基本要求和行动准则。正确理解和掌握这些原则，是做好婴幼儿保育与教育工作的前提。保教基本原则主要有以下几个方面。

1. 关爱幼儿，满足需求原则

这一保教原则要求重视婴幼儿的情感关怀，强调以亲为先、以情为主、关爱幼儿、赋予亲情，满足婴幼儿成长的需求。应创设良好的环境，在宽松的氛围中，让婴幼儿开心、开口、开窍。应尊重婴幼儿的意愿，使他们获得积极主动、健康愉快的发展。

2. 以养为本，教养融合原则

在0～3岁婴幼儿保育与教育中，婴幼儿的身心健康是发展的基础。在开展保教工作时，应把幼儿的健康、安全及养育工作放在首位。坚持保育与教育紧密结合的原则，保中有教，教中重保，自然渗透，教养合一，促进婴幼儿生理与心理的和谐发展。

3. 关注发育，顺应发展原则

这一保教原则强调全面关心、关注、关怀婴幼儿的成长过程。在教养实践中，要把握成熟阶段和发展过程，关注多元智能和发展差异，关注经验获得的机会和发展潜能。学会尊重婴幼儿身心发展规律，顺应幼儿的天性，让他们能在丰富、适宜的环境中自然发展，和谐发展，充实发展。

4. 发展个性，开启潜能原则

这一保教原则要求重视婴幼儿在发育与健康、感知与运动、认知与语言、情感与社会性等方面的发展差异，提倡更多地实施个别化的教育，使保教工作以自然差异为基础。同时，要充分认识到人生许多良好品质和智慧获得均形成于生命的早期，必须密切关注，把握机会。要提供适宜刺激，诱发多种经验，充分利用日常生活与游戏中的学习情景，开启潜能，推进发展。

（二）0～3岁婴幼儿保育与教育的内容

0～3岁婴幼儿的保育与教育是一个整体、系统的工程。从目标角度来看，它涉及婴幼儿全面发展的各个方面；从参与对象来看，它不仅涉及婴幼儿本身，也包括婴幼儿教养者；从活动发生的时间和空间来看，它包括家庭、早期教育机构和社区。因此，0～3岁

婴幼儿保育与教育的内容具有一定的特殊性，和幼儿园教育相比也有较大差异。具体来说，0～3岁婴幼儿保育与教育的总体内容，可以分为保育与教育两大部分。

1. 婴幼儿保育

婴幼儿的保育是指教养者为婴幼儿的生存发展提供环境和条件，给予照顾和养育，以保护和促进婴幼儿正常发育和良好发展。尊重婴幼儿的身心发展特点，保障婴幼儿的正常生长发育，这是婴幼儿保育与教育工作的首要任务。0～3岁婴幼儿的保育主要包括以下三个方面。

1) 科学喂养

在0～3岁的各个时期，应通过科学喂养提供充足、均衡的营养，同时培养其良好的饮食行为和习惯。

2) 日常护理

在0～3岁这一阶段，日常活动不但是婴幼儿生活的全部，也是促进他们生长发育的必要途径。因此，婴幼儿教养者必须为婴幼儿提供安静的睡眠环境、良好的卫生条件，并保证婴幼儿有适当的运动，为他们下一阶段的生活和学习奠定基础。

3) 预防常见疾病与意外伤害

0～3岁婴幼儿的身心发展还不完善，容易遭受疾病侵袭或意外伤害。因此，婴幼儿教养者应当通过营养饮食、计划免疫、生活照顾、运动锻炼等方式预防婴幼儿常见疾病和意外伤害，避免其在人生早期遭受不可逆转的重大身体伤害。

2. 婴幼儿教育

婴幼儿的教育是指教养者通过一定的形式，有计划、有目的地对婴幼儿的身心发展施加影响。

1) 动作发展教育

在婴幼儿期，由于婴幼儿的语言能力有限，婴幼儿的心理发展水平更多地通过动作反映出来，因此婴幼儿动作的发展是其活动发展的直接前提。

从时间上看，婴幼儿第一年的动作发展取得了重大突破，尤其发展了手的动作和直立行走；第二年动作发展相对稳定；第三年又是迅速发展的时期。

从内容上说，婴幼儿动作发展教育主要包括大肌肉动作发展、精细动作发展和日常生活自理动作发展。

2) 认知发展教育

认知发展是婴幼儿发展的中心任务，婴幼儿认知发展的主要特点是具体形象性和不随意性占主导地位。婴幼儿认知发展教育中主要涉及感知觉、注意、记忆、思维等方面的教育。具体而言，感知觉方面的教育应促进其视觉、听觉、味觉、嗅觉、触觉的发展；注意方面的教育应促进婴幼儿从无意注意向有意注意发展；记忆方面的教育应帮助婴幼儿从短时记忆向长时记忆、从再认向再现发展；思维方面的教育应支持婴幼儿从简单反射向心理表征发展。

3) 语言发展教育

0～3岁阶段是婴幼儿语言发展的敏感期，婴幼儿在此阶段逐步完成非语言交际向口语交际的跨越。婴幼儿语言教育主要包括促进其理解并掌握语音、词、词组、句子，培养婴幼儿的倾听、理解语句、清楚表达、早期阅读等能力。

4) 情感与社会发展教育

从出生时起，婴幼儿就是一个社会人，被包围在各种社会物体、社会刺激之中，形成和发展着人的情绪情感、社会行为和关系等。对婴幼儿来说，情感和社会性发展教育的内容主要包括促进婴幼儿社会性情绪、亲子关系、同伴关系、自我意识等方面的发展。

（三）0～3岁婴幼儿保育与教育的方法

0～3岁婴幼儿保育与教育应以婴幼儿的身心特点为基础，结合教养者的实际情况，因时因地，采取适宜的教育方法。其方法主要包含游戏法、操作法、榜样示范法和提问法。

1. 游戏法

游戏是大部分婴幼儿最喜欢的活动，在婴幼儿生活中占据重要地位。游戏对婴幼儿动作的感知、记忆、语言、注意、思维、想象、创造等能力及自我控制、社会性等的发展起重要促进作用。游戏法指教养者有意识地通过婴幼儿喜闻乐见的游乐、玩耍活动，实现保教目的的方法。

1) 游戏法的类型

0～3岁婴幼儿游戏主要分为四类：亲子游戏、动作游戏、玩物游戏和象征游戏。

(1) 亲子游戏。亲子游戏是婴幼儿游戏的主要形式。从婴幼儿会用微笑来回应教养者开始，最初的亲子游戏就开始了。婴幼儿在与家庭成员的互动过程中体验到初步的交往关系，有助于其个性的完善和发展，也增强了与家庭成员的亲情关系，有力地推进了其认知能力的发展。

(2) 动作游戏。动作游戏主要指以大肌肉动作为主的身体运动游戏，如踢脚、抛球、追逐打闹游戏等。动作游戏可以分为三个阶段，即有规律的重复动作、动作练习游戏和追逐打闹游戏。婴幼儿有规律的重复动作很早就出现了，如踢脚、摇动身体等，6个月时达到高峰。出生后第二年开始，动作练习游戏（如抛球）的出现次数不断增加。随着婴幼儿身体运动机能的发展，他们开始追逐打闹，并伴随大笑大叫等行为。

(3) 玩物游戏。玩物游戏主要指以促进小肌肉动作能力和手眼协调能力的发展为主的游戏。婴幼儿最初的游戏是玩弄自己，啃咬抓到手里的每一件东西。随着小肌肉动作和手眼协调能力的发展，婴幼儿逐渐能够抓握和探索物体，认识和掌握其特征及使用方法。

(4) 象征游戏。象征游戏的重要特征是"以物代物"，即把一物假装当作或代替另一个不在眼前的东西。象征游戏标志着婴幼儿开始形成心理表征，出现了表象思维能力。

2) 游戏法的实施要点

实施游戏法时，婴幼儿教养者需要为婴幼儿提供丰富多彩的材料以激发他们探索游戏的兴趣，尊重婴幼儿自主游戏的权利，并且善于观察婴幼儿在游戏中的表现，在需要时以游戏者的身份参与到游戏中，对他们进行启发引导。

2. 操作法

操作法指婴幼儿在教养者的指导下，按照一定的规范和要领，反复完成一定动作或活动，以形成一定的技能、技巧或养成行为习惯的方法。操作法通常包括针对婴幼儿坐、爬、走、跑、跳、投、掷等动作技能的操作练习和针对培养大小便、卫生习惯、礼貌习惯等行为习惯的操作练习。

操作练习有一定的规范和要领，需要反复完成才能实现。操作法的实施要点主要有以下三点。

(1) 教养者要有耐心，不能轻易放弃。婴幼儿能力较弱，起初的操作练习成功率可能很低，教养者应保持耐心，多为婴幼儿提供练习的机会，保持其操作练习的积极性，帮助其克服困难，尽量避免挫折产生的消极影响。

(2) 操作练习强度适中。婴幼儿不可进行专业化、大强度的练习，否则会对其身体造成巨大的损害，也会对其情绪造成长久的伤害。因此，婴幼儿所做的操作练习强度要适中，应是婴幼儿经过一个阶段训练能够完成的任务，这样才能促进婴幼儿能力的发展。

(3) 教养者应采用积极强化手段。在积极鼓励婴幼儿的同时，有必要采取积极的强化措施巩固其练习成果。强化措施可以是拥抱、微笑、伸出大拇指等动作，也可以是糖果、小点心、小红花、小星星等实物奖励。

3. 榜样示范法

0～3岁婴幼儿善于模仿，其思维具有具体形象性，而他们的生活经验有限，说教的方法对于婴幼儿很难起作用。所以，只有提供给婴幼儿具体、生动的形象，才能引起他们的注意及学习模仿的兴趣。榜样示范法指教养者以自己和别人的好思想、好言语、好行为为婴幼儿树立正确的行为规范和行为准则，创设形象生动的教育环境，进而影响婴幼儿成长的一种方法。榜样的取材范围非常广泛，可以是婴幼儿身边的伙伴或成年人，也可以是艺术作品中的人物。

榜样示范法的实施要点主要有以下三点。

(1) 教养者要做到以身作则。"身教胜于言传"，教养者的一言一行犹如一本没有文字的教科书，潜移默化地影响着婴幼儿。如要求婴幼儿有礼貌，教养者首先要做到待人诚恳，谈吐文雅。

(2) 榜样形象必须与婴幼儿有较多的联系和共鸣点，使婴幼儿感到亲切可信。不要任意夸大和拔高，使婴幼儿产生距离感。

(3) 要使榜样示范体现在婴幼儿的行动上，把榜样精神逐步展现出来。榜样示范不仅仅是讲故事说道理，更要紧的是付诸行动。婴幼儿"明白"不等于"做得到"，要有意识地给予婴幼儿行为强化和持续要求，直至他们养成良好的行为习惯。

4. 提问法

提问法是指教养者提出问题让婴幼儿回答或回答婴幼儿提出的问题，以达成教育目标的方法。婴幼儿对周围的一切充满好奇和求知欲，回答问题和提出问题是他们探索环境和认识世界的过程。

1) 提问法的类型

根据问题提出者与解决者的不同，提问法可分为以下三类。

(1) 婴幼儿提出问题，教养者引导婴幼儿获得答案。即使不会说话的婴幼儿也可用手指、用眼睛看，用表情、不同的发音符号等提出问题，教养者应引导婴幼儿，与他们一起发现答案。

(2) 教养者提出问题，婴幼儿思考并找到答案。随着年龄的增长，教养者可多向婴幼儿提出问题并引导他们自己找到答案。应注意所提问题应是婴幼儿感兴趣并通过努力可解决的。

(3) 婴幼儿自己提出问题，并自己寻找答案。婴幼儿从发现问题、研究问题到解决问题，思维得到大跨度的发展，这一过程需要教养者恰当的引导。

2) 提问法的实施要点

在实施提问法的过程中，教养者应注意以下要点。

(1) 正确对待婴幼儿的提问。虽然教养者有时可能无法忍受婴幼儿无边无际的问题，但应避免采取简单粗暴的方式对待婴幼儿。如有的教养者斥责孩子："别闹了，妈妈正在忙，自己去玩吧。"教养者不能对自己不懂或不好回答的问题以开玩笑、编答案的方式回答，如跟孩子说他是从垃圾箱里捡来的等。

(2) 问题的开放性与答案的多样性。首先教养者应避免经常向婴幼儿提封闭性问题，如"对不对？""是不是？""好不好？"。而应多提开放性问题，鼓励婴幼儿开动脑筋进行思考。同时，教养者应理解问题答案的多样性，不能轻易地否定婴幼儿的回答，而要真正去理解婴幼儿如此回答的原因，从而更好地理解、发现婴幼儿的发展水平。

(3) 帮助婴幼儿提出问题。当婴幼儿提出问题后，教养者不应仅限于帮助婴幼儿找到答案，而应进一步通过恰当的引导，帮助其提出新问题，启发婴幼儿自身的思考，培养发现问题的能力。

四、0～3岁婴幼儿保育与教育的意义

众所周知，学前教育是现代国民教育体系的重要组成部分，是学校教育和终身教育的奠基阶段。而0～3岁婴幼儿保育与教育是学前教育的重要环节，也是整个教育的起点和开端。重视0～3岁婴幼儿的保育与教育，对促进婴幼儿的后续学习和终身发展，提高国民整体素质具有十分重要的意义。

（一）对个体的意义

0～3岁婴幼儿早期保育与教育对个体的意义主要体现在以下几个方面。

1. 利用关键期的教育契机，为个体终身发展奠定基础

婴幼儿时期是个体许多方面发展的关键期，在这一时期进行科学的保育和教育，可以充分发掘人的潜能，从而对其一生的成长与发展产生重要的积极作用。相反，如果剥夺婴幼儿时期正常接受保育和教育的权利，在其成长关键期放弃教育，个体就会丧失早期学习的最佳时机，今后想要弥补学习关键期内的某项内容，不但要付出更多的时间和精力，而且难以取得令人满意的效果，有时造成的损失是终身都无法弥补的。

2. 对早期处境不利的个体提供补偿，使他们实现正常发展

处境不利的个体主要指弱势群体的儿童，如贫困家庭、单亲家庭、残疾人家庭、家长有犯罪记录的家庭、家庭成员有虐待倾向的家庭中的儿童，以及收养的儿童、早期问题儿童等。如果处境不利的儿童早期不能受到良好的教育，将在人生最初的关键几年毫无例外地"输在起跑线上"，从而对其人生后续阶段的发展不利。

对早期处境不利的儿童提供教育补偿，必然会促进他们实现正常发展。例如，英国的"SureStart"计划、美国的"Early Head Start"计划，均是面向处境不利儿童的早期补偿教育计划。

3. 及时干预先天不足的个体，防止早期问题持续恶化

先天不足的个体主要指有先天生理缺陷、心理障碍或存在行为问题的儿童。由于人体大脑的可塑性和儿童发展关键期的存在，在婴幼儿出生后的头几年，其身体器官、骨骼、神经系统等都处于迅速发育阶段，具有极大的可塑性，只要抓住关键阶段，尽早进行科学的喂养、训练和教育，有效实施"早期干预"，针对其实施一系列救助措施，就会更容易将问题消除在萌芽状态，防止早期问题持续恶化，并产生较好的弥补效果，甚至使问题得以完全改善，从而为婴幼儿的后续发展奠定良好的基础。

4. 提高家庭教育的质量，营造利于婴幼儿成长的家庭氛围

与其他任何时段和类型的教育相比，0～3岁婴幼儿的教育与家长的联系是最为密切的，因为家长本身也是0～3岁婴幼儿早期教育的教育对象。家长通过参与0～3岁婴幼儿早期教育活动，能学到如何在家庭中教育孩子，营造有利于婴幼儿成长的家庭氛围，从

而有效提高家庭教育的质量，促进婴幼儿的发展。

（二）对社会的意义

0～3岁婴幼儿早期保育与教育对社会的意义主要体现在以下几方面。

1. 从源头提高人口素质，为社会发展奠定人才基础

0～3岁婴幼儿保育与教育是学校教育和终身教育的奠基阶段。0～3岁婴幼儿早期教育的实施，将提高人口素质的工作提前到生命的最初阶段，这样就必然为后续各阶段的教育工作打好基础，为社会发展奠定人才基础，从而提高社会发展的效率。

2. 对早期处境不利的个体进行教育补偿，有利于促进社会公平

美国教育家大卫·维卡特等人进行了一项关于早期教育的社会效益的研究，该研究长达 20 多年。研究表明，良好的早期教育有利于打破不利处境下儿童贫困愚昧的恶性循环，对他们成年以后的个人发展和就业都具有积极的意义。早期补偿教育的投入与产出比是 1 ∶ 7.61，即在学前期每投入 1 美元，会对儿童以后的发展带来 7.61 美元的效益。

我国自改革开放以来，贫富分化加剧所造成的社会不公平问题日益突出。特别是近年来，党中央已经明确指出，贫富分化所造成的社会不公平现象已经不仅仅是简单的经济问题，而是政治问题，关系到社会稳定的大局。从长远来看，如果政府加大对早期教育事业的投入，尤其是对早期处境不利的婴幼儿进行教育补偿，将有利于从根源上解决此问题。

3. 强化社区的社会服务功能，促进社会的良性发展

随着我国市场经济的飞速发展，人们的生活和工作节奏越来越快，客观上造成了社区内人与人之间的联系越来越少的现象。原本社区应当具备的一些特点，如居民的共同体意识，以及彼此之间较为密切的社会交往等，都表现得越来越不明显。0～3岁婴幼儿保育与教育的出现，恰好有助于解决这些问题。由于 0～3岁婴幼儿早期教育主要依托社区进行，因此，把不同的家庭集中到社区早期教育中心，围绕早期教育问题进行共同学习、互相探讨，能促进社区成员之间的深入交往和交流，从而强化社区的社会服务功能，促进社会的良性发展。

第二节　0～3岁婴幼儿保育与教育的发展

2001 年 9 月，联合国召开儿童特别会议，会议形成了三点共识：每个儿童都应该有一个最佳人生开端；每个儿童都应接受良好的基础教育；每个儿童都应有机会充分挖掘自身潜能，成为一名有益于社会的人。联合国儿童基金会执行主任卡罗尔·贝米拉认为，任何负责任的政府和个人都应把儿童早期教育放在最优先考虑的位置。

一、国外保育与教育的发展

世界上许多国家都提出了从婴儿一出生就对他们进行教育的观点，早期保育与教育已成为提高人口素质的国策。以下列举几个国家早期保育与教育的发展情况。

（一）美国保育与教育发展

美国的早期保育与教育包括0～12岁的整体教育计划。从 20 世纪 60 年代开始，美国0～3岁早期教育经历了快速发展的一段时期，一系列发展计划和项目开始实施并取得成效。

1. 启智项目

始于 1965 年的"启智项目"，由一些志愿者、非营利性组织和学校为孕前、孕期和产后的妇女提供卫生保健服务，并为婴幼儿营养以及婴幼儿家庭以外的早期教育提供信息。

2. 早期开端教育计划

美国的"早期开端教育 (Early Head Start) 计划"是由美国政府基金资助、以社区为基础、为带有婴幼儿与怀孕妇女的家庭而设置的教育方案。其主要内容为：促进婴幼儿的身体、社会性、情感及智力的发展；支持父母双方在养育婴幼儿过程中扮演好自己的角色。

3. PAT 项目

针对家长的早教培训机构，以 1981 年密苏里州教育部创办的"父母作为老师 (PAT) 项目"最为著名。目前该机构已将他们的项目推广至全美 47 个州，培训了 8000 名"父母辅导者"，这些工作人员的任务是每月对会员家庭进行 1 小时的家访。

4. HIPPY 计划

美国的另一项以家庭为基础的父母教育计划称为"HIPPY 计划"，即学龄前儿童的家庭指导计划。该计划得到了当时美国总统的支持。HIPPY 计划直接把培训带入家庭，接受培训的母亲每周接受一次访问，每隔一周参加一次与其他父母的聚会。

5. 头脑启动计划

1997 年，美国总统克林顿在关于知识经济的国情咨文中提出了"头脑启动计划"——从生命诞生的第一天就开始的婴儿教育计划。"教育从第一天起"的观念在美国家长的头脑中根深蒂固。

（二）英国保育与教育发展

1. 良好开端计划

英国从 1997 年启动"良好开端 (Sure Start) 计划"，是政府五年发展计划中"优先发展"的政策之一，是一项以早期保教为切入点、面向社区婴幼儿早期发展和教育的综合性服务计划,旨在为生活在条件不利区域的未来父母以及拥有 3 岁以下婴幼儿的家庭提供更广泛、更优质的服务。

2. 国家早期教育纲要

英国国家早期教育纲要 (Early Year Foundation Stage,EYFS) 是由英国教育部历时 12 年,以"给父母最好的选择、给婴幼儿最好的开端"为宗旨提出的一个教育方案。2008 年此方案正式纳入英格兰法律制度中。英国国家早期教育纲要的目标是:给所有 0～5 岁的婴幼儿提供一个连续的发展与学习体系,使他们在生活中获得更多、更好的发展机会,让每个婴幼儿都能在将来成为身心健康,拥有安全感、成功和快乐的人。

(三)新西兰保育与教育发展

新西兰从 1972 年开始进行婴幼儿成长跟踪。1993 年起,启动了 3 岁前婴幼儿教育的国家计划——"普卢凯特计划"。新西兰教育部在《面向 21 世纪的教育 (Education for the 21st Century)》报告中明确提出:教育必须从出生开始。

(四)德国的早期保育与教育

德国政府对 0～3 岁婴幼儿采取以家庭教育为主的政策,政府在社区成立了很多"儿童之屋 (Kinder House)","儿童之屋"面向 1～12 岁的儿童,是肩负托儿、幼教等任务的机构。同时,为了实现早期社区教育计划与方案,德国政府规定:0～3 岁婴幼儿的父亲或母亲可以向所属工作单位申请长达 3 年的教育假,留职停薪,由政府按月发放教育津贴。

(五)瑞典的早期保育与教育

北欧公共托幼服务发展最早的是丹麦,瑞典后来居上,建立了完善的公共托幼服务网。在瑞典,孩子出生后,父母中的一方可以休假 1 年并继续享受全额工资,在家中全心照顾和教育孩子。瑞典几十年来一直对早期教育进行高额投资,1/3 的教育经费投资在早期教育上。

(六)加纳的早期保育与教育

加纳是第一个签署联合国《儿童权利公约》的国家,根据世界儿童首脑会议通过的行动纲领 (1990 年),加纳制定了以"儿童不能等待"为题的 0～6 岁儿童发展的国家行动计划。他们把 0～6 岁儿童教育列入了国家行动。他们认为:0～3 岁是早期教育的黄金期,也是大脑发育的黄金期,3 岁以前大脑发展最快;婴幼儿时期也是心理发展最迅速的时期,年龄越小发展越快;婴幼儿时期还是掌握口语、数字逻辑概念的关键期,是行为、性格、人格发展的奠定期。

二、我国保育与教育的发展

（一）20世纪90年代我国保育与教育的发展

20世纪90年代末，随着我国教育改革的不断深入，人民生活水平的改善及终身教育理念的提出，0～3岁婴幼儿早期潜能开发和早期教养研究开始引起关注。北京、武汉、天津、广州、江苏等地先后开展了相关研究，如武汉的"0岁方案"、北京的"2049计划"、天津的"3岁前婴幼儿教养研究"、广州的"百婴潜能开发计划"、江苏的"开发儿童潜能研究"等，但大都停留在非政府组织层面。

（二）21世纪以来我国保育与教育的发展

1.《中国儿童发展纲要(2001—2010年)》

21世纪初，0～3岁婴幼儿早期教养工作开始进入国家决策阶段。2001年国务院批准印发的《中国儿童发展纲要(2001—2010年)》中首次指出，把逐步建立和完善0～3岁早期教育工作体系作为今后社会发展的一个重要目标。对2001—2010年的0～3岁儿童教育发展提出了目标和策略措施：发展0～3岁儿童早期教育，建立并完善0～3岁儿童教育管理体制，争取到2010年，婴幼儿家长科学喂养知识的普及率达到85%。

2.《关于幼儿教育改革与发展的指导与意见》

2003年3月，国务院办公厅转发教育部、全国妇联等部门《关于幼儿教育改革与发展的指导与意见》，将0～3岁婴幼儿教育纳入整个国民教育体系进行统筹规划，将"要全面提高0～6岁儿童家长及看护人员的科学育儿能力"纳入我国婴幼儿教育发展总目标。

3.《国家中长期教育改革和发展规划纲要(2010—2020年)》

2010年5月，国务院审议并通过的《国家中长期教育改革和发展规划纲要(2010—2020年)》再次明确要求"重视0～3岁婴幼儿教育"，正式将0～3岁婴幼儿早期教育列入了中长期教育改革和发展规划之中，并呼吁要提高0～3岁婴幼儿早教从业人员队伍专业化水平，要求0～3岁婴幼儿早期教育从业人员持证上岗。

4.《中国儿童发展纲要(2011—2020年)》

2011年国务院印发的《中国儿童发展纲要(2011—2020年)》指出，要"积极开展0～3岁儿童科学育儿指导"，通过"积极发展公益性普惠性的儿童综合发展指导机构，以幼儿园和社区为依托，为0～3岁儿童及其家庭提供早期保育和教育指导"。"加快培养0～3岁儿童早期教育专业化人才"策略，达到"促进0～3岁儿童早期综合发展"的教育目标。

可见，婴幼儿早期保育与教育引起了世界许多国家政府和社会各方面的高度重视，它已经成为提高人类文明水平，促进社会进步的重要内容，是人才培养的奠基工程，是国家发展的重中之重。

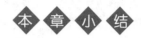

本章重点阐述了0～3岁婴幼儿保育与教育的基本理论。首先详细介绍了0～3岁婴幼儿保育与教育的内涵及特点；然后详述了0～3岁婴幼儿保育与教育的基本原则、内容和方法；接着介绍了0～3岁婴幼儿保育与教育的意义；最后介绍了国内外0～3婴幼儿保育与教育的发展。

 思考练习

一、简答题

1. 简述0～3岁婴幼儿保育与教育的含义。

2. 简述0～3岁婴幼儿保育与教育的特点。

3. 简述0～3岁婴幼儿保育与教育的基本原则。

4. 简述我国0～3岁婴幼儿保育与教育的发展。

二、论述题

1. 从个体和社会两个方面，详细论述0～3岁婴幼儿保育与教育的意义。

2. 详细论述0～3岁婴幼儿保育和教育的内容。

3. 论述0～3岁婴幼儿保育与教育的基本方法。

第二章 0~3岁婴幼儿身心发展特点

学习目标

1. 了解0~3岁婴幼儿大脑发育的特点。

2. 了解0~3岁婴幼儿身体发育六个主要方面(身高、体重、头围与囟门、胸围、骨骼、牙齿)的特点。

3. 理解0~3岁婴幼儿情绪情感与社会性发展的特点,掌握对其情绪情感和社会性行为问题的处理方式。

4. 掌握0~3岁婴幼儿粗大动作和精细动作的发展规律。

5. 掌握0~3岁婴幼儿视觉、听觉、触觉、痛觉、嗅觉、味觉、空间知觉这几方面的感知觉发展规律。

6. 掌握0~3岁婴幼儿注意、记忆、思维这三方面的认知发展规律。

7. 掌握0~3岁婴幼儿语言发展特点。

关键词

生理发展 粗大动作 精细动作 空间知觉 知觉恒常性 前语言交流 自我意识

知识结构图

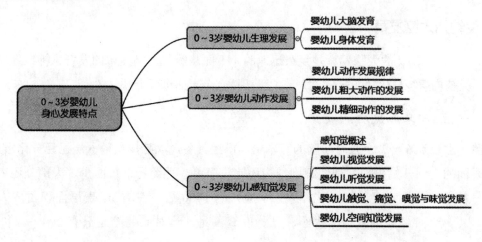

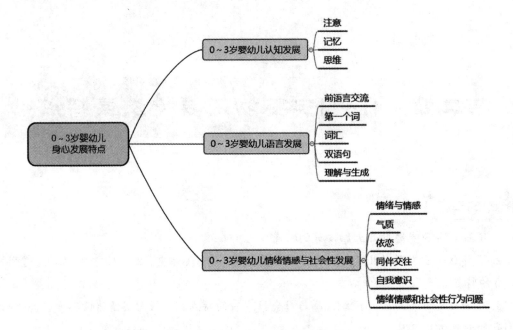

第一节　0～3岁婴幼儿生理发展

婴幼儿生理发展是指婴幼儿大脑和身体在形态、结构及功能上的生长发育过程。生长发育是婴幼儿的生理现象，婴幼儿的生长发育不仅仅是简单地身体大小随着年龄增长而增长，而是一个交织着量变和质变的复杂过程。这个过程包含生长、发育和成熟。

生长是指身体各个器官系统以及全身的大小、长短和重量的增加与变化，是机体量的变化，是能测量的。发育是指细胞、组织、器官和系统功能的成熟与完善，是机体在质的方面的变化。成熟是指机体的生长与发育达到一种完备状态。

一、婴幼儿大脑发育

0～3岁婴幼儿的大脑发育是复杂迅速的，下面从脑与大脑皮质的发育、神经纤维髓鞘化、大脑皮层特异化功能定位、大脑的可塑性几个方面进行介绍。

（一）脑与大脑皮质的发育

胎儿生长到6至7个月时，脑的基本结构已经具备，大脑皮层的6层已经分化出来，皮层表面的沟回开始出现，神经细胞结构还比较简单，神经纤维短而少，大部分还未髓鞘化。神经元的数目已达400亿个左右（成人为1400亿个左右）。表层面积占成人的10%～11%。神经元的数目、大小和结构发育不足，这时胎儿脑重只有200～240 g，是成人脑重的 1/8 ~ 1/6。

新生儿脑重已增长到 300 ~ 390 g，是成人脑重的 25%，神经细胞已超过 1000 亿个，皮层面积增长到成人脑的 42%，大多数沟回已出现。婴幼儿脑的迅速增长还表现在：到第一年年末，脑重已增至 800 ~ 900 g，接近成人脑的 60%；第二年年末，增至 1000 ~ 1150 g，约占成人脑的 75%；3 岁时，已接近成人脑重范围；此后增长缓慢，到 15 岁时基本与成人相同。婴幼儿期神经细胞迅速生长，在 1 岁时达到最高峰，其数量已相当于成人水平。同时，各类神经元分化，大脑皮质层次扩散，细胞发育逐渐完善，神经纤维生长繁殖，突触连接增多。到 2 岁时，脑及其各部位的相对大小和比例已基本接近成人大脑。

（二）神经纤维髓鞘化

胎儿后期和新生儿早期，神经元和神经纤维迅速被一层蜡质的磷脂所覆盖，称为髓鞘化。髓鞘化是脑细胞成熟的重要标志之一。髓鞘化的早期形成首先保证了感觉冲突的传导，随后，支配运动器官神经通路的髓鞘化，最后控制着与情绪发展、组织思维等相关的器官的发育成熟。

小部分髓鞘化在出生前已经完成，主要是脊髓部位的神经纤维、前庭 - 听觉通道纤维、联系视听觉的丘系系统。新生儿出生时，神经元结构还比较简单，神经纤维短而少，大部分神经纤维还没有髓鞘化，这些神经纤维的髓鞘化在出生后 1 ~ 2 年内完成，少部分髓鞘化较晚，如网状结构要在 2 ~ 3 岁以后甚至更晚才会完成。

在大脑皮质的功能分区的一级区、二级区、三级区中，一级区（投射区）最早分化出来（出生前基本完成），它与皮质下的联系系统也最先成熟和髓鞘化。二级区（投射 - 联络区）在出生后几个月内分化和髓鞘化。三级区（联络区）及其联系系统成熟得最晚，要在出生后几年内才能完成。

（三）大脑皮质特异化功能定位

神经元之间的联结组成网络，按照神经纤维联结和投射走向形成特质化功能区域，接收从不同感觉器官输入的特异信息，保证能够更好地对特异刺激进行分析并作出有效的反应。

从脑整体部位看，大脑、间脑、中脑和脊髓等部位的轮廓在胎儿早期即已出现，发育较早的部位是脊髓、中脑和间脑，它们支配睡眠、进食、排泄等生理功能。而整合心理活动，如直觉、思维、语言、智能等高级功能的部位，则在稍后发育完成。大脑皮质各区域的分化和形成，最早发生在胚胎后期，首先是中央沟和颞侧沟的出现。婴幼儿出生后枕区、顶区和颞区的分化逐渐发展，并从一级区向二级区扩展，三级联络区各部位的成熟以及两半球的功能单侧化要到儿童 3～5 岁才能完成。

大脑两半球单侧化是婴幼儿期必然出现的功能现象。在脑发育中，部分神经可从皮层下转到皮层，如情绪控制，新生儿时期在皮层下的情绪兴奋为弥散性扩散，到婴儿 6 个月时，它已逐渐受到皮层的调节，婴儿啼哭明显减少。然而，大脑两半球的功能单侧化却不能互相转变，如语言活动的控制不能由左脑转移到右脑，空间知觉功能也不能从右脑转移到左脑。研究表明，新生儿仰卧时头部单侧偏向是大脑单侧化的早期表现。在一项关于 100 名健康新生儿的研究中，70% 的新生儿表现出大脑单侧化倾向；到 3 岁时，90% 的儿童表现出大脑的不对称性。随着年龄增长，大脑单侧化倾向逐渐发展，大脑两半球的功能差异也越来越大。

（四）大脑的可塑性

大脑的可塑性主要指细胞发育的潜力。婴幼儿的脑细胞有惊人的增生能力，但大多数脑细胞的增生发生在妊娠头 3 个月至出生后 1 年。神经细胞从多向联系发展到单向联系，使婴幼儿的反应从泛化变为集中。大部分脑细胞由于没有接触刺激，在生成后就终止了发育。有研究证明，婴幼儿生活环境的刺激越频繁、越强烈，脑细胞发育的速度就越快。

婴幼儿大脑的可塑性还表现在其具有很强的代偿功能，即一些细胞代偿其他脑细胞的功能。在发育的某一时期，如果局部脑细胞损伤或丧失，可由邻近脑细胞代偿其功能，从而形成新的通路，环境条件的改善也可以使受损伤不严重的神经细胞和神经纤维继续生长，恢复传导功能。神经学家研究发现，发育早期的脑损伤较少影响成人期，但过了一定的敏感期，尤其是发育晚期的脑损伤引起的功能障碍将永久存在，可见神经细胞损伤的补偿效果只有早期发现、早期补救才有可能。例如，对于婴幼儿期获得性失语症引起的言语运动能力丧失，右半球可能产生代偿性作用；1 岁以后儿童因右半脑瘫痪对语言功能造成损伤只有 50% 的风险；在 5 岁以前，大脑任何一侧的损伤都不会导致永久性语言能力丧失，因为语言中枢可以由另一半球很快地代偿。

 资料链接

大脑可塑性研究案例

科学家对鸟类和哺乳类动物的视觉剥夺研究表明，中枢神经系统的发展需要环境刺激，环境刺激被剥夺会导致发展的停滞或萎缩，其对大脑皮层的影响最大。1970 年在美国加利福尼亚州发现的环境刺激被严重剥夺的 13 岁女孩珍妮，为研究者提供了宝贵的研究案例。珍妮出生时很正常，婴儿期也未出现异常，但她从第20个月起被暴虐的父亲监禁在小屋里，被捆绑在椅子上，与世隔绝，直到13岁才被救出。在随后的8年里，科学家对她进行了系统的研究和教育，但结果表明，珍妮由于早期环境被剥夺，其大脑发育受到了严重的永久性伤害，已无法完全恢复。

大脑的发育与早期教育——小白鼠对比试验

科学家们曾做过这样一个实验：把刚生下的同一窝小白鼠分成A、B两组，A组的小白鼠住在有吃有玩、有声有光的环境中；B组的小白鼠住在只有食物，没有玩具、没有声和光的环境中，两组小白鼠吃的是同样的食品。饲养一段时间之后，研究人员在解剖它们的大脑时发现：A组小白鼠脑的分量重、体积大，神经元长得饱满，脑细胞的突触也非常多；而B组小白鼠脑的分量轻、体积小，呈萎缩状态，脑细胞的突触几乎不长。

心理学家和教育学家认为，人的心智发展的关键期主要在婴幼儿期。意大利教育家蒙特梭利认为，儿童出生后三年的发展在其程度和重要性上超过儿童一生的任何阶段。苏联生理学家巴甫洛夫更有惊人之语：婴幼儿生下来的第三天开始教育，就晚了两天。所以，抓住婴幼儿智力发展的最佳时机，利用其脑神经的敏感性进行早期教育，将会起到事半功倍的效果。

婴幼儿期只有一次，是一去不复返、不可逆转的。如果不对婴幼儿进行早期教育和开发，任其自然生长，就会错过大脑最佳生长发育期，等脑组织结构趋于定型，潜能的开发就会受到限制，即使有优越的先天条件，也无法获得良好的发展。巴甫洛夫的两组小白鼠对比实验、印度狼孩智力滞后的事实说明：一旦脑组织"呆傻"结构形成，以后再努力教育开发也无济于事。

综上所述，婴幼儿早期教育已刻不容缓，它关系到人类智慧潜能的挖掘、性格的培养、素质的提高。因此，必须采取科学的教育训练方法，使婴幼儿保持良好的情绪，增进大脑的活力，使其潜能得到合理的开发。

二、婴幼儿身体发育

常用的婴幼儿身体发育衡量指标有身高、体重、头围与囟门、胸围、骨骼、牙齿等，这些指标广泛用于判断婴幼儿营养状况和健康状况。

(一) 身高 (身长)

身高 (身长) 代表头、脊柱及下肢长度的总和，是反映长期营养状况和骨骼发育最合适的指标，不易受暂时营养失调的影响。

1. 身高的生长规律

足月新生儿出生时身长平均为 50 cm。第一年增长最快，增长约 25 cm，1 岁时约为 75 cm，第 2 年平均增长约 10 cm。进入青春期前，平均每年增长 5～7 cm。青春期是第二个身高快速增长的阶段。

1～10 岁儿童身高（身长）的推算方法为：身高（身长）(cm) = 7 × 年龄（岁）+ 70。

2. 身高的测量方法

3 岁前身高（身长）用标准的量床（如图 2-1 所示）或量板测量。婴幼儿仰卧于测量床，面向上，脱去帽、袜和鞋，穿单衣，两耳在同一水平线，头接触顶板并固定。测量者左手按住婴幼儿两膝使其腿伸直，右手移动足板使之接触婴幼儿双足底，读取量板两侧的数字应一致，精确度为 0.1 cm。

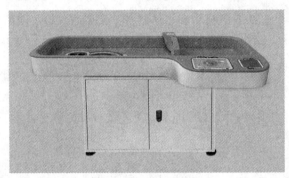

图 2-1　标准量床

3 岁以上幼儿的身高可用身高计测量。枕部、双肩、臀及足跟应紧靠身高计。测量时要求婴幼儿直立，两眼前视，胸部挺起，两臂自然下垂，脚跟并拢，脚尖分开约 60°。移动量板贴紧头顶，读数精确到 0.1 cm。

（二）体重

体重是身体各器官系统与体液重量的总和，反映营养状况，是最易获得的灵敏指标。体重反映了机体生长发育的综合情况，也是临床工作中计算药物剂量、输液量和热量供应等的主要依据。体重增长有一定的规律性，体重不足或增加缓慢、停滞预示着营养不良或有慢性疾患；如果体重增长过快，超过一般规律，应检查是否为肥胖疾病。

1. 体重的计算公式

正常婴幼儿出生时的平均体重为 3 kg（出生后前半年平均每月增加 700～800 g，后半年平均每月增加 250 g）。1 岁时体重约为 10 kg，2 岁到青春期前平均每年增加 3 kg，进入青春期后又见体重迅速增加。可采用以下公式粗略计算婴幼儿体重。

1 岁以内：

前半年的体重 (kg) = 出生体重 + 0.7 × 月龄

后半年的体重 (kg) = 出生体重 + 6 × 0.7 + (月龄 - 6) × 0.25

1 ~ 6 岁：

体重 (kg) = 2 × 年龄 (足岁) + 8

2. 体重的增加规律

新生儿正常出生体重约为 3 kg，出生后有一个生理体重下降的过程，下降量为出生体重的 3% ~ 9%。

婴儿满月时，一般增重 0.5 ~ 1.5 kg，平均增重 0.9 kg 左右。

婴幼儿出生后第二和第三个月，分别平均增重约 1.25 kg 和 0.9 kg。出生后头三个月增长最快，出生后三个月的体重约为出生时体重的两倍。

婴幼儿出生后 4 ~ 6 个月平均每月增加 0.45 ~ 0.75 kg，7 ~ 12 个月平均每月增加 0.22 ~ 0.37 kg，全年平均增重约 6.7 kg。1 周岁时体重约为出生时体重的 3 倍。

婴幼儿 1 岁后体重增长速度进一步减慢。一般 1 ~ 2 岁全年体重增长约 3 kg，2 岁婴幼儿的体重应为 10 ~ 12 kg，2 ~ 3 岁全年增长约 2.0 kg。

此外，还有相关研究表明，刚出生时，足月男婴体重为 3.0 ~ 3.4 kg，足月女婴体重为 3.0 ~ 3.3 kg。在正常喂养情况下，到 5 个月时婴幼儿体重增加了 1 倍，12 个月时增加了 2 倍，此后速度放慢，到 30 个月时达出生时体重的 4 倍，即 13 kg 左右。

3. 体重的测量方法

新生儿测体重可用婴幼儿磅秤 (如图 2-2 所示)。测量时脱去衣、帽、袜、鞋，只穿单衣、单裤，宜空腹，排去大小便。在测量过程中，婴儿可取卧位，1 ~ 3 岁婴幼儿可取坐位，测量过程中需要注意保暖及安全。

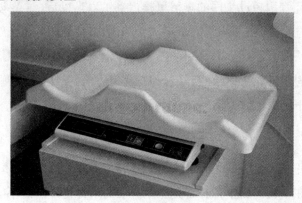

图2-2　婴幼儿磅秤

(三) 头围与囟门

1. 头围

头围反映脑与颅骨的发育程度。头部在出生后前半年发育较快，新生儿出生时头围平均为 34 cm，在前半年增加 9 cm，后半年增加 3 cm。1 岁后头围生长速度放慢，第二年增加 2 cm，第三年增加 1～2 cm。2 岁时头围约为 48 cm，5 岁时约为 50 cm。大脑发育不全易发生头围偏小，出生时头围小于 32 cm，3 岁后头围小于 45 cm，则为小头畸形。当婴幼儿头围过大时，应注意有无脑积水。

头围测量方法为：被测者取坐位、立位或仰卧位，测量者位于婴幼儿前方或右侧，用左手拇指将软尺零点固定于婴幼儿右侧眉弓上缘，软尺经枕骨粗隆及左眉弓上缘回至零点，读数精确到 0.1 cm。

2. 囟门

囟门的大小与闭合时间可衡量颅骨的骨化程度。前囟为额骨和顶骨骨缝构成的菱形间隙；后囟为顶骨与枕骨的骨缝构成的区域，呈三角形。新生儿出生时前囟大小为 1.5～2 cm，其大小个体差异较大。在出生数月内随头围增大而稍变大，6 个月后则逐渐骨化而变小，多数在 12～18 个月闭合。后囟在出生时很小，出生后 2～3 个月内闭合。出生时如果摸不到前囟，需要诊断是否为颅骨畸形。囟门早闭合，要注意是否为头小畸形；囟门晚闭合，要注意诊断是否为佝偻病、脑积水、克汀病。当患脑炎、脑膜炎而颅内压增高时，囟门变得饱满；当严重脱水及营养不良时，囟门出现凹陷。

（四）胸围

胸围为沿乳头下缘和两肩胛下角水平绕胸一周的长度。胸围的大小与肺、胸廓的发育密切相关，是衡量胸廓、胸背肌肉、皮下脂肪、肺的发育程度的重要指标。新生儿出生时胸围约为 32 cm，胸围比头围小 1～2 cm；1 岁末胸围赶上头围，约为 46 cm。营养状况差、患有佝偻病的婴幼儿胸围超过头围的年龄可推迟到 1 岁半以后，1 岁以内如果营养状况良好，其胸围可以超过头围。2 岁以后，胸围大于头围。

胸围的测量方法如下：3 岁以下取卧位，3 岁以上取立位。立位时，婴幼儿两手下垂，测量者左手将软尺固定于乳头下缘，绕经背部在两肩胛角下缘绕至左侧乳头下缘回到零点，取呼气和吸气时的平均数，读数精确到 0.1 cm。

（五）骨骼

新生儿的一个重要特征是骨骼尚未骨化，骨质很软，颅骨和躯体骨骼在大小、长短、重量和质地方面均在生长。新生儿和婴儿早期脊椎尚未骨化，因而不能起到支撑身体的作用，新生儿不能抬头、坐和站立。四肢也不能支撑、辅助脊椎，故新生儿尚不能翻身，婴儿早期无法爬行。

然而，婴儿出生后，骨骼生长十分迅速，翻身、抬头、坐、爬和站立、行走等逐渐实现。同时，骨骼的生长和身体运动能力的增加又对肌肉、关节、韧带等组织的生长和强健有益。

反过来，身体运动能力的增长又对躯体生长、骨骼肌肉系统发育起促进作用。儿童在 1 岁时腕骨发育出头状骨和钩状骨，3 岁时长出三角骨，直到 13 岁左右腕骨才完成全部骨化过程。

（六）牙齿

婴幼儿牙齿的生长与骨骼有一定的关系，但与骨骼的成熟速度不完全平行。乳牙共20 颗，由切牙（上下各 4 颗）、尖牙（上下各 2 颗）、磨牙（上下各 4 颗）组成。乳牙萌出时间一般为 6 月龄。

1. 出牙时间与顺序

出牙时间个体差异很大，早的 4 个月开始出牙，晚的可到 10 ~ 12 个月，全副乳牙在婴幼儿 2 岁半出齐。2 岁内乳牙总数大约等于月龄减 4 ~ 6 个月，乳牙萌出顺序为：下上中切牙、上下侧切牙、下上第一乳磨牙、下上尖牙、上下第二乳磨牙。

2. 乳牙的作用

婴幼儿乳牙的作用包括咀嚼食物、帮助消化，促进颌骨的发育，有助于发音正常。婴幼儿出乳牙一般无不舒服感，个别婴幼儿可能会出现睡眠不安、哭闹、流口水、喜欢咬硬东西或手指、喂奶时咬奶头等现象。这些现象多在出牙后自然消失。在出牙期，食物方面宜添加脆性食品，如饼干、烤面包片，以帮助乳牙的萌出，但不宜咬太硬的东西，如硬果壳等，防止损伤牙釉质。

3. 牙齿的结构

牙齿的结构包括牙釉质、牙本质和牙髓腔。牙髓腔里有丰富的血管和神经（如图 2-3所示）。婴幼儿牙齿牙釉质较薄、牙本质较软脆、牙髓腔较大，牙齿咬合面窝沟较多，如果不注意口腔清洁卫生，易发生龋齿。在婴幼儿期促进乳牙健康萌发和保护乳牙十分重要。在养育过程中应注意：从出生到 2 岁半是乳牙发育的重要时期，应给予充足的营养；5 ~ 6月龄将要萌牙时要给予适宜的刺激；要培养婴幼儿良好的口腔卫生习惯，如漱口和刷牙，以预防龋齿。

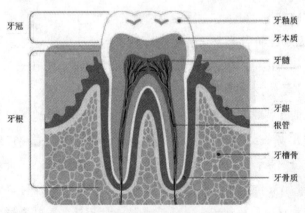

图2-3　牙齿结构模型图

★★★ 资料链接

双生子爬楼梯实验

美国心理学家格赛尔所做的著名的双生子爬楼梯实验证明，生理成熟度对婴幼儿学习技能有明显的影响。

具体实验是：双生子 T 和 C 在不同年龄开始学习爬楼梯。先让 T 在出生第 48 周起开始接受爬楼梯训练，每日练习 10 分钟，连续 6 周；而 C 则在出生后第 54 周才开始学习，即比 T 晚 6 周开始，C 仅训练了 2 周，就赶上了 T 的水平。

这个实验说明，提前学习对婴幼儿并没有多大作用，因为他的生理成熟度还没有达到所需要的水平。技能的学习在某种程度上依赖于婴幼儿生理的成熟水平。婴幼儿的心理发展依赖于大脑与神经系统的成熟程度。脑和神经系统的成熟是婴幼儿心理发展最直接的自然物质基础。

婴幼儿教育训练方法

根据专家研究，目前对婴幼儿进行教育训练的方法大致有以下几种：

(1) 充分调动和训练感觉器官。例如，让婴幼儿多看各种物体的颜色、形状，用鼻子去闻各种气味，用舌头品尝各种味道，用手抚摸婴幼儿的皮肤，让纷繁的感受刺激脑细胞和感觉中枢神经细胞的生长发育，促进脑细胞树突和轴突的繁茂生长。

(2) 尽量引导婴幼儿做各种运动。要有意识地训练婴幼儿的抓、握、捏、扔、按、拍和爬、立、行、跑、跳等运动。尤其是要训练其手的精细动作，促进小脑发育和平衡，多使用左手、左脚、左眼、左耳，以发挥其功能，促进右脑的发育。

(3) 让婴幼儿通过接触外部环境感受大自然，去认识各种事物，锻炼他们的观察力，培养他们对事物的敏感性。

(4) 尽早地对婴幼儿进行形象化语言教育。较早地开发儿童对语言的感知力和接受力，促进他们的理解和记忆，使他们萌发出形象联想，乃至自由天真的幻想。

(5) 尽早地促使婴幼儿音乐细胞的产生，长期给胎儿和婴幼儿播放美妙的、轻柔的音乐，让变幻无穷的音调、起伏不定的节奏、丰富的音色来启迪其心灵和智慧。长期受艺术感染和熏陶的儿童一般情绪稳定，思想活跃，热情活泼，兴趣广泛，并能很好地集中注意力，提高学习效果。

(6) 为使大脑处于最佳状态，要保证婴幼儿有充足的氧气和科学合理的营养物，以促使血液供给大脑足够的葡萄糖能量，保证大脑能量消耗，同时要培养婴幼儿良好的生活习惯，提高他们的睡眠和生活质量。

总之，要使婴幼儿大脑生长发育良好，要从以下两方面进行努力：一是要有充足的营养、新鲜的氧气、优良的环境，促使大脑组织生长，完善大脑结构；二是要有丰富的信息刺激，提高大脑的功能。前者为大脑发育奠定物质基础，后者为大脑功能提供精神食粮，两者结合起来才能使婴幼儿具有发达的大脑。同时明确，要开发婴幼儿的大脑智力、提高婴幼儿的身体素质，必须抓住其大脑发育的最佳时机。

第二节 0～3岁婴幼儿动作发展

动作可以看成是运动系统、神经系统和心理系统在一定环境要求和条件作用下的协调活动过程与结果。动作发展对于婴幼儿来说是一项非常重要的内容。动作是婴幼儿探索世界的主要手段，也是构筑智力大厦的基石。由于人类的动作主要受大脑神经系统的支配与控制，因此与其他动物相比，婴幼儿的动作发展相对较晚，并且发展较为缓慢。

动作发展是儿童身心发展的重要组成部分，动作并不等同于心理，但动作和活动与心理发展之间存在非常密切的关系。婴幼儿动作是心理发展的外部表现，婴幼儿动作的发展反映着心理的发展，对婴幼儿心理发展具有重要意义。动作发展是婴幼儿心理发展的源泉或前提。没有动作，婴幼儿心理就无从发展。婴幼儿运用已有的动作模式和感知觉对外界刺激作出反应，获得对环境的最初认识。通过动作发展的研究，可以了解婴幼儿心理发展的内容和水平。0～3岁婴幼儿期的动作发展主要是手的抓握技能和独立行走能力（动作发展的里程碑）。

一、婴幼儿动作发展规律

（一）从整体动作到分化动作

婴幼儿最初的动作是全身性的、笼统的、非专业化的泛化性动作。随着年龄的增长，这种泛化性的动作逐渐分化为局部的、准确的、专门化的动作，动作的精确性逐步增加。

例如，将一块方巾放在婴幼儿的脸上，不同年龄层次的婴幼儿有不同的表现。2个月的婴儿只会全身乱动，这是一个广泛的整体动作。5个月的婴儿能够双手定向朝毛巾的方向乱抓。而8个月的婴儿已经能够准确、毫不费力地用手拉下方巾。

（二）从上部动作到下部动作

随着年龄的增长，婴幼儿最先学会抬头，然后学会俯撑、翻身、坐和爬，最后学会站立和走路，这种发展趋势被称为"首尾规律"。

（三）从大肌肉动作到小肌肉动作

从四肢的动作来看，婴幼儿首先学会臂和腿的动作，即活动幅度较大的"粗大动作"，之后才逐渐学会手和脚的动作，特别是手指的"精细动作"，这种发展趋势被称为"大小规律"。

（四）从无意识动作到有意识动作

婴幼儿动作发展的方向越来越多地受心理、意识支配，动作发展的规律也服从于儿童心理发展的规律——从无意识向有意识发展。通常6个月以后，婴幼儿才开始意识到自己所做的动作。

综上所述，生物遗传决定了婴幼儿动作发展遵循着共同的顺序和基本的发展时间表，但由于生活地域、文化、教养方式的不同，发展顺序和时间也有所不同。例如，我国流传着"三翻六坐八爬"的说法，但当代生活在城市里的婴幼儿由于居住条件的限制，爬行普遍延迟到9个月左右，甚至有的婴幼儿没有经历明显的爬行阶段就站立和行走了。然而，西方一些国家的婴幼儿6个月即开始爬行。不过，从总体上说，生物遗传起主要的制约作用，同时，发展上的差异也体现了环境的影响。

二、婴幼儿粗大动作的发展

（一）粗大动作的含义

粗大动作又称为大动作或大运动，是大肌肉或者大肌肉群所组成的随意动作。粗大动作包括抬头、翻身、坐、爬、站、走、跳、独脚站、上下楼梯、四肢活动和姿势反应、躯体平衡等各种运动能力，如跑、跳、投掷、玩运动器具等。0～3岁婴幼儿的粗大动作主要是指大肌肉动作，主要包括头部动作、躯干动作以及腿和脚的动作。

0～3岁婴幼儿动作的发展遵循着由粗到细的规律，先发展大肌肉动作，逐渐过渡到小肌肉动作。

（二）不同类型粗大动作的发展

1. 头部动作的发展

头部动作是新生儿最先发展的动作。新生儿只会一些先天反射性动作，但在出生后的1个月左右，他们就已经可以有意识地控制头部的动作。婴儿满月时，其趴着的时候能够使劲儿把头抬到水平位置，然后再一点一点抬起。直到婴儿5个月，其俯卧时能够将头高高地抬起"看世界"。当婴儿6个月时，能够自己坐，头部保持竖直；当婴儿会翻身时，仰卧时也能够抬头了。

虽然头部的活动不是较大范围内的，但对婴幼儿来说，俯卧时能够抬头的意义不亚于能够直立行走，因为自主地控制自己的头部运动就意味着他们可以看到更宽广的世界、更多样的环境，同时还可以使他们了解自己身体的空间位置，为控制全身的协调运动做好准备。

2.躯干动作的发展

按照动作发展从上到下的原则，当婴儿开始学会自主控制头部的运动时，他们也发展了对自身躯干的控制。2个月左右的婴儿就能够撑着手臂在俯卧时挺胸。婴儿大约3个月时，能够学会自己翻身。在学会翻身之后，婴儿协调运用自己身体的各个部分发展起来的重要动作是独坐。5个月左右的婴儿需要手握住床的边缘或护栏来保持自己的坐姿。当婴儿生长到7个月时，无论是趴着还是仰躺在床上，他们都可以自己独立地坐起来。当婴儿8个月时，他们就可以坐直身子，用解放出来的小手去抚弄物体了。

3.腿和脚动作的发展

婴儿大约8个月时，在学会翻身、坐起的动作之后，便会自然而然地学会爬行。但需要特别注意的是，每个婴幼儿学会爬行的时间也不同，有的婴幼儿7个月左右就开始爬行，而有的婴幼儿在学会走之前都没有体验过爬行。婴幼儿爬行的动作也是五花八门，有的是向前爬行，有的是退着爬，有的是"美人鱼式"地拖着两条小腿爬，有的是只会用一边的腿和脚来单侧爬，但无论怎样，这些动作都可以叫作"爬行"。

在爬行过程中，婴儿能够学会从不同的角度观察物体，控制自己身体各部位的运动，锻炼自己的腹部以及背部肌肉的力量，这些运动对他们的身体发育、认知发展等具有重要意义。因此，婴幼儿教养者应该尽可能地创造条件让孩子爬行。在婴幼儿学习爬行动作时，他们也在同时学习另外一个重要动作——站立，这是人直立行走动作的开始。婴幼儿先是把自己的身体挪到要站立的位置，然后用手扶着桌子、椅子等物品站起来。1岁左右的幼儿，在站立的基础上开始扶着物品迈开自己的小脚，尝试扶物走路。接着，他们学会了甩开物品独立走几步。到1岁半左右时，大部分幼儿就可以自如行走了。

三、婴幼儿精细动作的发展

(一) 精细动作的含义

精细动作又叫小肌肉精细动作，是由小肌肉组成的随意动作。一系列小肌肉运动构成了协调的小肌肉群运动技能。精细动作主要是指凭借手，尤其是手指的动作，以及手眼配合能力，由腕骨、掌骨、指骨和手部小肌肉群等共同完成的运动，如抓握、摇动、把弄、拇食指对捏、握笔、搭积木、穿扣眼、绘画、书写、折纸、使用筷子等技能技巧。

（二）精细动作发展的意义

精细动作是婴幼儿智能的重要组成部分，是神经系统发育的一个重要指标。早期精细动作技能发育与脑认知发育进程存在时间和空间的重合，早期精细运动技能的顺利发育和有效发展有利于早期脑结构和功能的成熟，进而促进认知系统的发展。

手不仅是动作器官，手的动作发展更是智慧的重要标志之一。婴幼儿最初是用手来感知事物的属性和事物之间的关系的。婴幼儿精细动作的发展主要体现在手指、手掌、手腕等部位的活动能力。这是很复杂的手眼协调动作，受大脑的视觉中枢和手的运动中枢联合支配。待手部神经发育成熟、手指小肌肉成熟后，手眼协调活动才能正常进行。手指的运动越精巧、越熟练，就越能在大脑皮层上进行更多的练习，从而使大脑更聪明。因此，婴幼儿只有多动手，大脑才能发育快。

0～3岁是精细动作发展极为迅速的时期。精细动作的发展顺序是从用满手抓握到用拇指与其他四指对握，再到用食指与拇指对握。这代表着婴幼儿大脑神经、骨骼肌肉、感觉统合的成熟程度。

（三）不同类型精细动作的发展

婴幼儿动作的精细发展主要体现在手和手指的动作，以及手眼协调摆弄物体的能力的发展上。精细动作多为小肌肉的运动，在全身大肌肉发育后迅速发展。婴幼儿的手对精细动作的发展极为重要。8～9个月的婴幼儿开始用手指抓握，10个月的婴幼儿会用拇指与食指对指取物，此后手指的灵活性继续发展。1岁内的婴幼儿会双手传递玩具，拿两块积木对敲，2～3岁的幼儿会穿珠子、系扣子。随着精细动作水平的提高，婴幼儿手眼协调的能力进一步发展并占据越来越重要的地位。

1. 抓握动作

抓握动作是婴幼儿最初和最基本的精细动作，是人类典型的简单操作动作。从出生起，新生儿就表现出用手触摸物体的动作，他们经常会无意地用小手摸摸被子，摸摸妈妈的衣服，摸摸妈妈的脸，摸摸玩具等。大约5个月时，婴儿开始发展出主动的抓握动作。例如，当给他一个玩具时，他会伸出手试图来拿。在他闲暇时，会主动地玩弄自己的小手。

婴幼儿最初的抓握动作是使用整个手臂，即用整个的手臂围住玩具，试图把玩具拿过来。从严格意义上来说，这一动作并不属于精细的抓握动作，但它代表真正意义上的抓握动作的开始。在婴幼儿6～7个月时，他们开始学会使用手指的力量抓握玩具。随后，他们开始用拇指和其余四个手指共同抓握物体。在婴幼儿8～9个月时，他们就可以用拇指和食指相对，捏起想要的东西了。不过，婴幼儿抓握动作的表现受抓握物体的大小和他们手掌的大小因素的影响。在相同的年龄阶段，给婴幼儿一块积木和一粒葡萄干，他们会主动调节自己的抓握方式。

当婴幼儿学会抓握动作后，他们开始逐渐形成手和眼（即触觉和视觉）的协调动作。首先是在眼睛的注视下，两只手合作玩一个玩具，例如抓住吊在小床四周的玩具，并且拿在手里看或者咬。然后是有意识地把玩具从一只小手传到另一只小手，能够手眼协调地捏起一粒豆子。继而会同时玩弄两个玩具，然后会用拉、摇、翻、撕、扯等方式摆弄各种物体。

2. 生活自理动作

生活自理动作除了属于小肌肉的精细动作外，还属于动作技能的范畴；比如双手端碗、拿勺子、用筷子吃饭、穿衣、系扣子、拉拉链、系鞋带、戴帽子、穿袜子和鞋等。这些在成年人眼里很简单的动作，对于婴幼儿而言，却是非常具有难度和挑战的技能。因为这不仅仅是单一的动作，而是一连串的肌肉和神经的协调动作。

在众多的生活自理动作中，人们研究最多的是穿衣和吃饭动作。大约1岁的幼儿会主动配合大人的穿衣动作。但是他们仅仅知道伸手配合，知道穿上一只袖子再伸出另一只手；穿上裤子后会主动用小手揪出里面的小脚丫；穿上一只袜子后会抬起另一只小脚配合穿另一只袜子。同时，这个年龄阶段的幼儿还会自己用小手拿着小勺，摇摇晃晃地往自己或他人的嘴里送饭等。但能真正进行独立吃饭动作至少要到婴幼儿2岁的时候，而独立穿衣服的时间还要更晚些。

需要特别注意的是，婴幼儿的动作发展存在巨大的差异，对于这一点婴幼儿教养者应正确对待。比如有的婴幼儿7个月就会自主爬行，而有的婴幼儿1岁多了还不会。这时应该仔细观察该幼儿在动作发展的其他方面是否也明显落后于同龄人。如果不是，那大可放心，只要在生活中多加留心，给婴幼儿一个充分安全的运动空间来锻炼手部动作，并适当地辅以语言或动作引导就可以了。

3. 涂鸦书画

这里所说涂鸦书画并不是严格意义上的绘画和写字，而仅指婴幼儿早期的乱写乱画。不论是画画还是写字，婴幼儿都必须能够手眼协调地运用手中的工具。这种乱写乱画是婴幼儿精细动作发展过程中非常重要的一环。婴幼儿在很早的时候就可能接触到笔，他们对笔的操作也经历了一个探索的动作发展过程。比如两只手玩弄一支笔到同时玩弄很多支笔，继而使用笔在纸、墙或其他物体上书写和画画。婴幼儿所画的内容会随着其动作能力和认知能力的发展而逐渐丰富。最初阶段，婴幼儿仅仅会在纸上画点，或者画短直线，然后他们会画曲线和基本的几何图形，随后他们会将几何图形组合以及画其他图形。

第三节　0～3岁婴幼儿感知觉发展

人对世界的认识是从感知觉开始的。自出生之时起，婴幼儿就通过感觉和知觉来理解周围环境。感觉是感觉器官对物理刺激的反应。而知觉则是分类、解释、分析和整合来自感觉器官和大脑的刺激的心理过程。新生儿已经具备人类的大多数基本感知觉，并能利用这种感知觉去探索陌生的环境。感觉和知觉在婴幼儿的心理活动中占有优势地位并发挥着极其重要的作用。例如，2个月的婴儿听到妈妈的声音会将头转过去，会睁大眼睛看着妈妈的红色外套，进食时会通过吮吸的方式让妈妈知道自己喜欢母乳胜过白开水。显然，此时的婴幼儿已具备多方面的感知觉。

一、感知觉概述

（一）感觉的概念

心理学上的感觉，是指人脑对直接作用于感觉器官的刺激物的个别属性的反应。感觉包括视觉、听觉、嗅觉、味觉、肤觉、动觉与平衡觉等。感觉是简单的心理现象，它主要是与生理作用相联系的。当刺激物作用于感觉器官时，人脑能立即觉察并分辨出刺激物的个别属性。

（二）知觉的概念

知觉是人脑对直接作用于感觉器官的事物的整体反应。知觉是以感觉为基础产生的。但是，知觉并不是感觉成分的简单相加，而是对感觉所提供的信息的加工，它反映出刺激所代表的意义。由于知觉受经验的影响，因此，对同一事物的知觉会有所不同。例如，同一个图形，在不同的情况下，人会对它产生不同的知觉反应。

（三）感知觉在婴幼儿心理发展中的作用和特点

感觉和知觉都属于认知活动的低级形式。感觉和知觉是人生最早出现的认识过程，以后才相继出现记忆过程及与记忆相联系的表象，再进一步发展最简单的思维以及最初的想象。0～3岁婴幼儿的感知主要是视、听、触、味和嗅等感觉。新生儿从出生之时开始，便每天通过这些途径进行学习，这是人的一切心理活动产生和发展的基础，也是智力发展的基础。感知觉的特点如下：

1. 最早发生及成熟的心理过程

现代儿童心理学研究表明，新生儿已经具备人类的基本感觉和知觉，婴幼儿感知觉的发展是个体发展中最早发生也是最早成熟的心理过程。

2. 对婴幼儿心理发展具有重要的意义

婴幼儿通过感知觉获取周围环境的信息并适应周围环境。在人生的头一年，婴幼儿是依靠视觉、听觉、肤觉等和外界接触的。两岁以前，婴幼儿也是依靠从感官得来的信息对周围世界作出反应。

3. 主动、积极、有选择性的心理过程

婴幼儿的感知觉的发展不是被动的过程，而是主动、积极、有选择性的心理过程。婴幼儿的感知觉是对周围环境信息的察觉、组织、综合及解释。

二、婴幼儿视觉发展

在通常情况下我们观察到，婴幼儿不是扫视周围环境，就是似乎聚焦于某一个物体。他们看到了什么？他们的视觉世界究竟是一片混乱的灰色斑点，还是与成人看到的一样？事实上，这两种描述都不完全正确，但是后者更接近事实。

（一）视觉敏度

视觉敏度是指精确地辨别物体的细节或分辨远距离物体的能力，也就是发觉一定对象在体积和形状上最小差异的能力，即我们通常所说的视力。

新生儿最佳视距在 20 cm 左右，此距离相当于母亲抱着孩子喂奶时，两人脸对脸之间的距离。出生 24 小时的新生儿的视力只有成人的 13%，其后开始稳定发展。国内有研究表明，1 ～ 2 岁，婴幼儿视力为 0.5 ～ 0.6；3 岁，婴幼儿视力可达 1.0；4 ～ 5 岁后，儿童视力趋于稳定。国外也有相关资料表明，10 岁儿童视觉敏度有显著的增长。年龄更大一些，会发生晶状体弹性降低的现象。

（二）颜色视觉

颜色视觉是指区别颜色细致差别的能力，又称辨色能力。研究发现，婴儿出生 15 天就具有颜色辨别能力，3 ～ 4 个月婴幼儿的颜色辨别能力就基本上趋近成熟水平。

婴幼儿的颜色视觉是从什么时候出现的呢？相关数据显示，出生一周的婴儿已经能够分辨纯白色与纯绿色、纯黄色与纯红色。3 个月大的婴儿基本能够看到成人能看到的全部颜色。在众多颜色中，3 个月大的婴儿会更喜欢纯红色和纯蓝色。同时，婴儿已经能够进行颜色分类，如将色谱看作一组红色或绿色。由于不同语言背景的人使用不同方式对光波颜色进行命名，因此人类学家推测颜色分类具有文化相关性，即不同文化背景的人们对于颜色之间界限的知觉不同。然而，对于婴幼儿知觉和其他领域的研究结果推翻了这一观点，研究结果表明生物结构在人类颜色知觉方面起着决定性作用。

（三）视觉偏好

1961年，美国心理学家范茨通过呈现人脸、同心圆、新闻用纸以及3个不同颜色的圆圈等复杂性不同的圆形刺激图案，考察18名出生10小时～5天的新生儿的视觉偏好，结果发现这些新生儿观看人脸的时间最长。这表明他们不但能够分辨上述图形，而且更喜欢人脸与更加复杂的图形。其他大量的研究也表明婴幼儿天生具有视觉偏好，他们喜欢曲线胜过直线，喜欢三维图形胜过二维图形。上述偏好反映了人类大脑中可能存在对特定的模式、方位、形状和运动方向进行反应的高度专门化的细胞。然而，遗传并不是婴幼儿视觉偏好的唯一决定因素，遗传和环境共同决定了婴幼儿的偏好模式。与陌生面孔相比，仅仅出生几个小时的新生儿已经对母亲的面孔产生更多的视觉偏好。在婴儿6～9个月大时更容易区分人脸，却很少能区分其他物种的面孔。可见，婴幼儿确实存在视觉偏好。

三、婴幼儿听觉发展

（一）听觉的发生

研究表明人类胎儿5个月时已有听力的萌芽。美国心理学家德卡斯珀等请16位母亲在怀孕最后2个月为胎儿朗读《戴帽子的猫》的故事，在胎儿出生后母亲们又再次给新生儿朗读《戴帽子的猫》，并朗读没听过的故事《国王、老鼠和奶酪》。结果发现，新生儿听这两个故事时的吮吸方式完全不同。新生儿能识别出听过的故事，说明胎儿在母亲子宫内能够听到声音。此外，母亲的心跳可以缓解婴幼儿的焦虑，这也证明胎儿在子宫内能够听到母亲的心跳声。需要注意的是，在某些方面新生儿的听觉能力还是非常有限的。成年人大约可以听到1.5 m远的轻声细语，而这个距离的声音必须有正常谈话的声音强度才能被新生儿听到。

（二）声音的偏好

与视觉偏好一样，新生儿也存在声音偏好。首先，新生儿最喜欢听到频率为1000～3000 Hz的声音，而人说话声音的频率正好在此范围之内。出生仅3天的新生儿就表现出对母亲声音的偏好；4个月大的婴儿会表现出对自己名字的偏好；6个月大的婴儿会表现出对母语的偏好。相关研究还发现，婴幼儿对于不同的音乐类型也存在偏好，相比摇滚乐，婴幼儿更喜欢贝多芬的经典乐曲；相比不好听或者不和谐的声音，他们更喜欢听和谐的乐音。

（三）声音的识别

婴幼儿具有令人惊讶的识别和区分声音微小差异的能力，尤其对人类语言更为敏感。2个月大的婴儿已经能够区分极其相似的语音，出生只有几天的新生儿就能够分辨出一些声音模式间的差异，如一连串逐渐升高的声音和逐渐降低的声音，快乐、消极或中性情感的语气。此外，婴幼儿还能够区分两种不同的语言，甚至是来自不同语系的两种非母语。另外，婴幼儿对于音乐的节奏组成具有天生的敏感度。婴幼儿可以在听完一组简单的调子之后，分辨出另一组与之匹配或不匹配的调子。

（四）声音的定位

新生儿就能够确定声音来源的大体位置。当有声音出现时，婴幼儿会向声音来源的方向看。7个月左右的婴儿就能够根据声音判定物体的远近。在光线很暗的房间里，研究者分别在距离婴儿15 cm和5 cm处摇动玩具摇铃，在黑暗中婴儿会伸手摸向距离他5 cm的摇铃，但不会向15 cm处的摇铃伸手。婴幼儿还可以通过声音的大小来确定物体与自己的距离。当声音快传到婴儿耳朵的时候，他们会采取向后靠的防御方式来摆脱突如其来的威胁。

四、婴幼儿触觉、痛觉、嗅觉与味觉发展

人类的触觉、痛觉、嗅觉与味觉都是与生俱来的，但它们会随着年龄增长有各自的发展趋势。对于部分感知觉来讲，早期经验对婴幼儿个体后期的体验具有重要影响。

（一）触觉

对于新生儿来说，触觉是最先并且高度发育成熟的感觉系统之一。新生儿的本能反射即证明了这一点。婴幼儿的嘴巴周围、手掌和脚心是触觉敏感区域。触觉的存在对于婴幼儿情感的发展至关重要，摇晃、抚摸和拥抱等会对婴幼儿产生镇静作用。同时，触觉也是婴幼儿探索周围事物、人及自己身体的有效方式。

最初，婴儿用嘴部吸吮来感受物体，识别物体的性质——软的、硬的、平滑的、粗糙的；再长大一些，他们开始用双手探索世界，他们会用手把物体拿到眼前仔细观察，或是再放进嘴里进一步探索；婴儿5～6个月大时，他们主要用手指去发现物体的形状、大小、温度以及重量。婴幼儿的触觉发展决定了通过抚触可以刺激他们的身体发育，轻柔的按摩可以刺激婴幼儿大脑特定化学物质的产生，从而促进其生长。

（二）痛觉

相关研究证明婴幼儿天生即具有感受疼痛的能力。当婴幼儿感到疼痛时，他们会出现心跳加快、出汗、面部表情痛苦、哭声的强度和声调变化等现象。所以，当现代学者专家支持在术中按需要使用麻醉药和止痛剂，即使很小的婴儿也不例外。

观察发现，婴儿对疼痛的反应有一个发展过程。例如，新生儿在脚踝抽血数秒后才会出现痛苦反应，几个月大的婴儿的疼痛反应即刻出现，这种反应的延迟可能是新生儿神经系统发育不完善以致传导信息速度较慢造成的。有研究表明，在婴幼儿期经历过疼痛医学治疗的婴幼儿，其成年后将对疼痛更加敏感。

（三）嗅觉

新生儿的嗅觉很敏锐，他们会对好闻的味道产生积极反应，会对难闻的味道产生消极反应。当他们闻到巧克力、柑橘、香草或黄油的味道时，会出现愉快、轻松和满足的面部表情；而当他们闻到臭鸡蛋、臭鱼或氨气味时则会皱眉头或者转过去。婴幼儿同样能够识别熟悉的气味。研究者发现，母乳喂养的6天大的婴儿对母亲内衣的气味会表现出明显的偏好，而他们在2天大时并没有表现出这种偏好，这说明后天经验的积累有助于婴儿识别这种气味，该能力有助于母亲和孩子间亲密情感的建立。

（四）味觉

人类在胎儿期就已经表现出味觉敏感性。例如临产胎儿会更多地吸吮含糖精的羊水，新生儿已经能够能分辨几种基本的味道，出生2小时的新生儿在品尝甜、酸、苦、咸溶液时会表现出不同的面部表情。品尝甜味时，新生儿的面部表情呈现放松状态；品尝酸味时，新生儿会撅起嘴巴；品尝苦涩的味道时，新生儿会张开嘴巴，嘴巴呈现出明显的拱形；品尝咸味时，新生儿的嘴巴则没有明显反应。事实上，刚出生的新生儿甚至讨厌咸味，而长到4个月左右时，他们会开始喜欢上咸味。

婴幼儿对各种味道的反应对于生存具有重要意义。为了生存，他们可以较快地喜欢上一种最初只是引起中性或消极反应的味道。例如对配方牛奶过敏的儿童可以很快喜欢上用以代替配方奶的豆乳或其他营养辅食。为减轻饥饿，婴幼儿可将一种以前并不喜欢的味道变为自己首选的味道。另外，他们还会基于胎儿期母亲的饮食习惯形成味觉偏好，如母亲在孕期常喝胡萝卜汁，孩子会对胡萝卜的味道产生一定偏好。

五、婴幼儿空间知觉发展

空间知觉是物体形状、大小、远近、方位等在人脑中的反应。0～3岁婴幼儿在空间知觉方面主要发展了知觉恒常性以及深度知觉。

（一）知觉恒常性

知觉恒常性是指即使感觉刺激在变化，但个体对物理世界的知觉仍保持不变。如果婴幼儿不具备知觉恒常性，会将处于不同距离、不同方位的同一物体知觉为不同的多个物体。大小知觉恒常性和形状知觉恒常性是两种主要的知觉恒常性。

1. 大小知觉恒常性

大小知觉恒常性是指无论在视网膜上成像大小如何变化，个体仍可把它看作是同一个物体。相关研究证明，出生1周的新生儿已具备大小知觉恒常性。

2. 形状知觉恒常性

形状知觉恒常性是指客体形状在一定范围内发生变化后，个体仍将它看作同一个形状。以面部知觉为例，不论对方用何种表情，脸部如何扭曲，个体仍能将他知觉为同一个人。

习惯化研究则指出，形状知觉恒常性在新生儿生命第一周已存在，远远早于婴幼儿能够主动用手旋转客体和从不同角度观看客体的时间，但对于不规则的图形，新生儿则无法产生形状恒常性。

（二）深度知觉

深度知觉是判断不同对象之间高低远近距离的一种能力。美国心理学家沃克和吉布森设计了经典的"视崖实验"来考察婴幼儿的深度知觉。"视崖实验"中的视崖由玻璃下方用红白格子布铺设的两种平面构成，一半平面紧贴着玻璃，即浅滩；另一半平面则在玻璃下方90 cm处，即深滩。研究者将6～12个月的婴儿放在玻璃板中间，请其母亲分别诱使婴儿爬过浅滩和深滩。实验结果显示，婴儿会从浅滩爬向母亲的方向，而拒绝爬向深滩一侧，研究表明此时期的婴儿已具备深度知觉。对2～4个月大的婴儿身处深浅滩时的心率监测表明，婴儿在深滩时心率减慢，表明其注意力集中，在浅滩时则无明显心率变化。以上表明，深度知觉能力可能出现在婴儿出生后最早的几个月中，但是对深度的恐惧则要到婴儿6个月之后才开始形成，而爬行经验是影响婴幼儿产生深度恐惧的重要因素。

第四节　0～3岁婴幼儿认知发展

认知发展是婴幼儿发展的中心任务。从信息加工的观点看，认知的发展过程就是人的信息加工系统不断改进的过程。婴幼儿认知发展的主要特点为具体形象性和不随意性占主导地位，抽象逻辑性和随意性初步发展。婴幼儿认知发展主要涉及注意、记忆和思维等方面的发展。

一、注意

（一）注意的概念

注意是人对一定事物的指向和集中。

（二）注意发展的表现

0～3岁婴幼儿认知发展中的注意发展是一个不断深入的过程，具体表现为以下几个方面。

1.注意的发生

相关研究证明，出生3天的新生儿就经常被窗外过往汽车的声音惊醒，说明新生儿已经注意到刺激的发生，产生了无意注意。几天之后，门外的汽车声已不再困扰新生儿，说明其已习惯汽车声，不再注意非新鲜的刺激。注意的产生和习惯化对婴幼儿具有积极作用：一方面可以使婴幼儿认识到环境中存在潜在的、重要的、危险的事情，另一方面使得婴幼儿不会在无意义的事情上浪费太多的精力。

2.有意性注意的发生

婴儿在1～2个月时，更多地注意单一的高对比度特征，进而开始注意环境的更多方面。在第一年中，婴儿可迅速转向并有效地注意新异和显眼的事件。随着向学步期的过渡，婴幼儿越来越倾向有意注意。此时，新奇事物的吸引力下降，但没有完全消失。玩玩具有助于婴幼儿持续注意的进步，如当婴幼儿堆积木时，必须调动有意注意的参与。

3.注意的转换

与注意一个刺激同样重要的是将注意力从一个刺激转移到另一个刺激的能力。随着年龄的增长，婴幼儿管理注意的能力逐渐增强，能更迅速地接收信息。习惯化研究表明，新生儿需要约4分钟来习惯化和恢复对新异视觉刺激的反应，因为他们很难将注意从有限的刺激中脱离出来。到4～6个月时，婴儿的注意变得更灵活，5个月的婴儿只需要几秒钟来接收复杂刺激，并且觉察其新异性。

4.注意的选择

新生儿对简单图案及人脸存在较强的偏好注意。婴幼儿注意的选择性主要表现在：偏好复杂的刺激物，偏好曲线胜于直线，偏好不规则的模式胜于规则的模式，偏好密度大的轮廓胜于密度小的轮廓，偏好集中的刺激物胜于分散的刺激物，偏好对称的刺激物胜于不对称的刺激物。1岁以后，由于经验的丰富及语言的发展，幼儿注意的范围有所扩大，但总体来说注意的时间较短。

二、记忆

记忆是婴幼儿成长过程中重要的心理活动之一，是婴幼儿心理活动在时间上得以延续的根本保证，也是经验积累或心理发展的重要前提。2～3个月的婴儿，当注意的事物从视野中消失时，他们能用眼睛去寻找，这表明婴儿已有了短时记忆。4～5个月的婴儿，能够记住给自己喂奶的人，并且能够对熟悉的人进行再认，但这时的记忆只能维持几天。

婴儿记忆力时间的长短随着月龄的增加而延长。1～3岁后随着语言的发展，幼儿的记忆力逐渐增强。

记忆是一种暂时的神经联系，与记忆物质的合成有关。记忆是信息被记录、储存和提取的加工过程。记忆包括再认和回忆（再现）两类。

（一）再认

下面从再认出现的时间、再认保持的时间与再认的情景性三个方面来说明婴幼儿再认发展的特点。

1. 再认出现的时间

研究证实，即使是新生儿也已具有记忆能力。研究者发现，婴幼儿能够从刺激中区分出新刺激，这暗示婴幼儿出现了有关旧刺激的记忆。出生几天的新生儿能够辨认出母亲的声音与气味，这是比较清晰的关于胎儿期学习记忆的证据。

研究者斯维尼等对出生24小时内的新生儿的研究发现，"崭新"的学习也可被保存下来。出生24小时的新生儿倾听某一词语并出现习惯化，一天之后，一半新生儿再次倾听相同的词语，另一半新生儿倾听一个不同的词语。若让所有新生儿再次听之前听过的单词，几乎所有新生儿都出现转头反应。不过，两天都接触相同词语的新生儿比倾听新词语的新生儿明显更迅速地适应这种状态，表明他们记住了这个词语的发音。

2. 再认保持的时间

采用操作性条件反射方法的研究表明，除了记忆时间短外，婴幼儿处理记忆的过程基本与儿童、成人一样。研究者科利尔等发现，通过接受两次训练（每次持续9分钟左右），婴儿学会通过踢蹬转动拴在脚踝上的铃铛，数天或数周后，2～6个月的婴儿再次看到转动铃铛时，踢蹬次数比第一次时更多，说明对转动铃铛的再认会引发他们最初的踢蹬记忆。

记忆时间长短随着儿童年龄的增长而增长。2个月的婴儿是2天，3个月的婴儿是1周，6个月的婴儿增加到2周，18个月的幼儿是13周。有证据显示，虽然婴幼儿对大部分事情的记忆只有相对较短的持续时间，如果过渡时期没有出现"提示物"，所有记忆迹象在几天内就可能消失。但是，对于忘记某个操作反应的3～6个月的婴儿，只需给予些微提醒——如晃动铃铛，婴儿即可恢复记忆。如果允许6个月的婴儿自己重新激活这些反应，如通过踢蹬来摇晃铃铛，即使只有几分钟也可使婴儿恢复记忆，而且记忆持续更长久，约可达17周。

3. 再认的情境性

婴幼儿初期的记忆高度依赖情境。当2～6个月的婴儿身处与训练时不同的情境时，如不一样的铃铛和反弹球，或不一样的房间，他们的记忆力非常差，9个月后，情境的依赖性下降，大一些的婴幼儿身处不同的房间时，即使铃铛的特征改变，也可以记住如何使它移动。随着婴幼儿运动能力的增强，他们能更多、更广泛地体验情境的频繁变化。这时，他们的记忆越来越独立于情境，他们可以将学会的反应更灵活地推广到相关的新情境中。

（二）回忆（再现）

对于婴幼儿回忆的发展特点，将从回忆时间与婴儿期健忘两个方面来进行阐述。

1. 回忆时间

再认是最简单的记忆形式，而回忆则具有挑战性，因为它需要在缺乏知觉支持的情况下记住某些事物。研究表明，到出生后第一年年末，婴儿能够进行回忆。1 岁的婴儿简短地观察成人摆弄一个新玩具后，一个月后他们出现对那些行为的模仿。其他研究显示，婴幼儿的回忆可持续更长的时间，1 岁时保持 3 个月，一岁半时保持 12 个月。长时回忆依赖于大脑皮层多个区域之间的联系，这些神经环路的迅速发展发生在出生后第 2 年。然而，一个令人困惑的发现是，大一些的儿童和成人却不能回忆起他们的早期经验。

2. 婴儿健忘期

人往往不能记起 3 岁以前的事情。这种无法回忆生命早期事件的现象被命名为婴儿健忘期。皮亚杰认为，由于婴儿大脑尚未发育成熟，因此早期事件不能被储存在记忆中。而弗洛伊德认为早期记忆已被储存，但由于情绪的打扰而被抑制。

一些研究结果表明，记忆可能从婴儿期开始一直持续存在，然而，记忆却不能被轻易或准确地提取出来。原因在于记忆可能受到其他信息的干扰，新信息可能取代或阻塞了旧信息，从而阻止了个体对旧信息的提取。其他研究者则认为儿童直到能用语言描述所经历的事情时对该事件的记忆才被储存。一个相关推测是，3 岁以上的幼儿和成人主要使用语言手段来储存信息，而 0～3 岁婴幼儿的记忆加工严重依赖于非言语技巧，如视觉影像和动作，这种不相容可能阻止了婴幼儿经验的长时保持。只有在 3 岁之后，他们才经常使用语言来表达他们的过去经验——这种存储模式增加了这些记忆在将来被顺利提取的可能性。

三、思维

皮亚杰认为思维发展是一个渐进过程，而不是突变的过程。婴幼儿思维的发展会经历过渡期，即在某个阶段婴幼儿行为的某些方面反映了下一个更高阶段的特征，而行为的其他方面仍然显现出当前阶段的特征。

人的思维发展大体上经历了四个阶段：1 岁以前主要靠感官认识世界和解决问题；1～3 岁为感知动作思维阶段；3～6 岁为具体形象思维阶段；7～18 岁从具体思维向抽象思维过渡，并逐渐成熟。1～3 岁是人类思维的初级阶段，该阶段有两个最基本的特征：一是思考问题和解决问题必须有动作；二是必须有伴随动作的对象或物体，如用长棍拨取到柜顶的玩具。3～6岁时出现新的思维方式，即具体形象思维。其特点是借助具体的表象、简单符号的表象及表象的联想去思考和解决问题。

第五节　0～3岁婴幼儿语言发展

语言发展与独立行走、工具使用一样，被视为在人类进化和个体发展历程中具有极其重要意义的能力之一。从出生起，婴幼儿就开始为说话做语音和词语理解方面的准备，1岁左右说出第一个有意义的词，直至理解一个完整的句子。

一、前语言交流

前语言交流是指通过声音、面部表情、手势、模仿和其他非语言的方式进行交流。如母亲发出 [a：] 声对女儿的 [a：] 声进行反应时，女儿会继续重复这个声音，引发母亲再重复几次，这是婴幼儿在与母亲进行前语言交流。[a：] 声虽然没有特殊意义，但这种交流使婴幼儿明白交流需要双方参与、轮流进行。

前语言交流最明显的表现是牙牙学语，即婴幼儿发出类似言语但没有意义的声音。通常开始于 2～3 个月，一直持续到 1 岁左右。大约 2 个月时，婴儿开始发出类似元音的声音，即咕咕声。大约 4 个月时，辅音增加进来，牙牙学语出现，婴儿在长串音节中重复辅音和元音的结合，如 [ba：-ba：-ba：] 或 [ma：-ma：-ma：]。到 7 个月时，牙牙语开始包括许多口语语音。8～12 个月的婴儿开始理解某些单词，教养者可以用言语帮助婴幼儿称呼正在看的东西。12 个月的婴儿开始出现含有儿童语言中的语音和语调模式的牙牙语。

对不同语言环境下的婴幼儿来说，牙牙学语是一种普遍现象，在牙牙学语时，婴幼儿会自发地生成每种语言中都存在的声音，而不是仅说他们所听到的话语。刚出生的婴儿以哭声提醒父母自己有了麻烦，父母帮他们解决困难，从而产生了交流。婴儿 4 个月以后，不再以哭声而是用手势、动作极有目的性地吸引母亲的注意。事实上，失去听觉但接触符号语言的听障幼儿也会以手而不是声音牙牙学语。

二、第一个词

大部分婴幼儿在第 10～14 个月时说出第一个单词。语言学家对于婴幼儿第一个单词的产生持有不同的观点。一些语言学家认为当婴幼儿可以理解单词，并发出与成人听说单词相近的声音时，如用 [ma：-ma：-ma：] 代表她想要的任何东西，第一个单词就产生了。另一些语言学家采用更严格的标准确认第一个单词的产生，他们提出只有当婴幼儿对人、事件按物体进行了一致性命名时，"第一个词"才真正产生。如只有当婴幼儿能反复在同一活动或情景中使用"妈妈"这个词,而不是用它来称呼其他人时,它才算得上是第一个词。

尽管语言学家对于婴幼儿第一个单词的确认意见不一致,但他们一致认为一旦婴幼儿开始使用语言,词汇量就会快速增长。最初,婴幼儿缓慢地增加他们的词汇量,速度是每个月1～3个词,1岁3个月时幼儿平均可掌握10个单词。在1岁半～2岁时,通常会发生一次词汇的爆发,许多幼儿每周增加10～20个新词。在1岁4个月～2岁时,幼儿掌握的词汇量从大约50个扩展到400个,在1岁半到2岁间的某个时候,幼儿开始能够将两个词结合起来使用。

三、词汇

婴幼儿早期词汇里的第一批单词一般与客体有关,既包括有生命的,也包括无生命的。最早的单词通常指向对婴幼儿重要的人如妈妈、爸爸,运动的物体如球、汽车,熟悉的行动如招手,熟悉的动作后果如脏、热等。在婴幼儿最初的50个词中,他们很少命名静止的东西,如"花瓶"。第一个单词常常是整字句,即用一个词代表一整个短语,对该词的理解需要借助于特定情境。

文化对儿童说出的第一批单词的类型会产生影响。例如,北美以英语为母语的儿童最开始易于使用名词,而中国说普通话的儿童则更多地使用动词。情绪也影响早期的单词学习,当伴有愉快情绪或强烈兴趣时,婴幼儿可以更快地学习某个单词。在第二年年末,幼儿能够用类似"高兴"这样的词来表达他们的情绪。

对于刚学会的某个单词,婴幼儿会过于狭窄地使用它们,这种现象称之为外延过窄,如1岁4个月的幼儿用"熊"来指代其抱着的泰迪熊。而婴幼儿使用单词时更常见的错误是过度扩展——用某一单词指代范围更广的一系列客体和事件,如幼儿用"汽车"一词指代公共汽车、火车和卡车。婴幼儿的过度扩展反映了他们对类别的敏感,他们倾向于将新词应用于一组类似的体验,如用"狗"来指代长毛的、四条腿的动物等。随着婴幼儿词汇和发音的不断进步,过度扩展逐渐消失。

婴幼儿在使用语言的风格上也存在个体差异。多数婴幼儿的语言具有指示型风格,他们使用语言主要是为了对客体进行标记。少数婴幼儿更倾向于表达型风格,使用语言主要是为了表达自己和他人的情感和需要,他们能使用更多的社交用语和代词,如"谢谢你""我喜欢它"和"我想要它",并以压缩的短语形式表达。不同风格反映了婴幼儿对于言语功能的早期看法。指示型儿童的词汇量增长更快,因为他们所用的语言包含了比社交用语更多的客体标签。

四、双语句

在1岁6个月左右,当幼儿掌握的词汇量接近200个时,他们开始结合两个词,将单个的词连成句子来表达一种想法，如"妈妈饭""拿鞋鞋"。因为这些词句与电报类似，即集中于携带重要内容的单词，省去不太重要的词，例如汉语中的"能"、英语中的"the"等，所以这些双语句被称为电报语。

双语句主要由简单的公式构成，例如，"想要＋×××"和"更多＋×××"，许多不同的词可以代替×××的位置。这些句子是基于婴幼儿自身经验的一些"公式"，具体包括："动作者＋动作"，如"妈妈睡觉"；"动作＋宾语"，如"扔球"；"拥有者＋拥有物"，如"我的小汽车"。每个婴幼儿都会发展自己的独特公式，来反映自己的经验，但是上述公式被不同国家的婴幼儿共同使用。

2岁左右的幼儿所使用的双语句的建构顺序与成人语法类似，即句子的主语置于句子最前面，后面跟动词，然后接宾语(如"明明扔球")。尽管最初并没有包括所有单词，但婴幼儿的言语常常使用相似的顺序，如"明明扔"或"明明球"来表达相同的想法，而不会出现"扔明明"或"球明明"，这样使成人更易理解。

双词组合的产生不仅为外界的事物提供了标签，同时也表明了它们之间的关系。例如，这种组合可能表明了对某物的拥有关系，如"妈妈钥匙"，或者反复发生的事件，如"狗叫"。有趣的是，大部分的婴幼儿的双语句并不代表需求，甚至不一定需要别人作出回应，它们通常仅仅是婴幼儿对于发生在身边事件的评价和观察。不过，婴幼儿很快就会超越双语句阶段，把双语句连接构成一个更完整的句子，如"爸爸踢"和"踢球"组合变成"爸爸踢球"。继而就能够用更长的句子进行表达。3岁幼儿的句子中包含10个或更多单词的情况很常见。比如，1岁半的时候，幼儿会说"给我冰淇淋"；到了2岁半的时候，幼儿会说"等我吃完冰激凌，我就去洗澡"。

五、理解与生成

在整个婴幼儿期，理解的发展比生成要快。在婴幼儿期，对单词的理解以每个月新增22个单词的速度增长，而婴幼儿一旦开始说话，单词的生成速度是每个月新增9个左右。大约1岁1个月的婴幼儿，从理解50个词左右到其生成50个词(大约1岁6个月)，需要5个月之久。例如，一个1岁半左右的幼儿可能会理解一系列复杂的指导语，如"从地上捡起你的衣服，把它放在沙发上"，但他们自己说话的时候可能还无法将两个以上的词语连接起来。

那么为什么婴幼儿理解早于生成？因为理解只需要幼儿再认单词的意义，生成则需要幼儿回忆或主动从记忆中提取单词以及它代表的概念。不能说出一个词并不意味着婴幼儿不理解它，如果我们仅仅关注婴幼儿说出的内容，那我们将低估他们的语言发展能力。

知识拓展

什么是语言发育迟缓

发育迟缓是指生长发育出现速度放慢或是顺序异常等现象。语言发育迟缓的宝宝与同龄孩子相比，在语言方面的发育水平明显滞后。一般情况下，宝宝在 9 个月左右时，都会咿咿呀呀地模仿大人说话，但是有的宝宝语言发育比较落后，到 10 个月时还不能咿呀学语，发音也不清晰。如果家长在宝宝发育迟缓的早期发现症状，须及早进行干预训练。

语言发育迟缓主要有以下症状：

(1) 过了说话的年龄仍不会说话，说话很晚；

(2) 开始说话后，语言理解困难和遵循指令困难，回答问题反应慢；

(3) 虽然会说话，但交流技能欠缺，只会用单词交流，不会用句子表达；

(4) 词汇和语法应用水平均低于同龄儿童。

语言发育障碍可能带来的危害：

(1) 影响孩子的后期智力开发；

(2) 影响孩子的学习能力；

(3) 影响孩子的社交能力。

导致语言发育迟缓的主要原因：

从生理病因方面讲，智力上有缺陷的孩子可能会出现说话晚或不会说话的情况。但是，孩子说话晚或不会说话并不代表其一定有智力缺陷。如果一个孩子多方面发展都明显落后于正常孩子，家长就要考虑孩子是否智力上有缺陷，临床上一般诊断为弱智、痴呆或智力低下等。另外，如果孩子的听力本身有问题，或声带、发音器官不正常，也会导致孩子无法正常发音。

从心理原因方面讲，在教育孩子的方法上，如果父母经常打骂、冷落孩子，或在孩子面前经常吵架，父母离异等，都会给孩子的心理造成严重的影响，使孩子的说话能力受到抑制，这也会导致孩子语言发育落后，临床上一般诊断为自闭症、情感障碍等。

第六节 0～3岁婴幼儿情绪情感与社会性发展

从出生时起，婴幼儿就是一个社会人，被包围在社会物体、社会刺激之中形成和发展着人的情绪情感、社会行为和关系等。社会性是作为社会成员的个体为适应社会生活所表现出的心理和行为特征。情绪与机体的生理需要联系，属于较为低级和简单的态度体验。对婴幼儿来说，情绪体验更是无处不在。比如，婴儿饿了会哭、舒服了会笑等。正如发展心理学家所说："婴幼儿的世界就是一个情绪的世界。"也有心理学家说："婴幼儿是情绪的俘虏，情绪＋营养＝健康成长的要素。"情感是人对其社会性需要是否得到满足而产生的内心体验。比如，对成人的依恋、理解、互相谦让等。对婴幼儿来说，社会性发展的内容主要包括情绪与情感、气质、依恋、同伴交往、自我意识等。

一、情绪与情感

（一）情绪和情感的定义

情绪是根据生理需要是否得到满足产生的对外界事物的反应，为人和动物所共有，具有情境性、暂时性和不稳定性。

情感则是人根据其社会性需求是否得到满足所产生的不同态度体验，仅为人类所有，具有稳定性和深刻性。

（二）情绪和情感的区别与联系

情绪是情感的外在表现，而情感是情绪的本质内容。情绪和情感都是一种态度、一种体验，但又有区别。一般来说，情感比较稳定和持续，如母爱、爱国等，外部表现不甚明显，持续时间较长；而情绪则是比较短暂的，是一种原始、简单的情感，外部表现明显，容易观察到，如新生儿饿了就哭，吃饱了就安静。情绪表达有面部肌肉运动模式（面部表情）、声调和身体姿态三种形式。0～3岁婴幼儿时期更多表现出来的是一种情绪体验。

（三）积极情绪和消极情绪

不同的情绪对人的身心健康、生活、学习有着不同的作用。那些能够带来幸福向上的感受，促使主体与他人建立良好关系的情绪状态是积极情绪，如快乐、爱、欣喜等。相反，那些不能使人感到幸福，使人与人之间的关系趋于紧张的情绪状态是消极情绪，如害怕、沮丧、愤怒、悲哀等。

保持积极的情绪对婴幼儿有重要意义，它对婴幼儿的成长发育有着积极的意义。首先，积极的情绪能促进婴幼儿的身心健康；其次，积极的情绪能促进婴幼儿智力的发展，是婴幼儿智力发展的催化剂；最后，积极的情绪有利于形成良好的性格。

当婴幼儿表现出消极情绪时，如大发脾气（愤怒）时，教养者应认识到婴幼儿也需要适当的情绪宣泄。因此，可以考虑采取三种处理办法：保持中立态度，即成人不表示态度，也没有批评；给婴幼儿换个环境，通过环境的改变转移他们的注意力和情绪；成人暂时回避，不正面冲突等。

（四）婴幼儿情绪和情感的特点

婴幼儿的抑制过程较弱，情绪是非常不稳定、短暂的。婴幼儿缺乏控制能力，常表现出过分强烈的情绪反应。随着年龄的增长，婴幼儿对情绪过程的自我调节能力日趋加强，情绪的冲动性减弱，稳定性逐渐提高，情绪情感从外露转变为内隐，但是总体来说，婴幼儿阶段的情绪是不稳定、易变化的。同时，婴幼儿语言发展相对滞后，也造成他们常常用身体语言表达自己的情绪和情感。

婴幼儿情绪和情感的特点具体表现为以下三个方面。

1. 易变性

"六月的天，孩子的脸，说变就变。"真实体现了婴幼儿情绪变化快的特点。情绪是有两极对立性的，如喜与怒、哀与乐等。婴幼儿的两种对立情绪常常在很短的时间内互相转换，比如，当婴幼儿由于得不到心爱的玩具而哭泣时，如果成人给他一块糖，他会立刻笑起来。这种破涕为笑、脸上挂着泪水又笑起来的情况，在婴幼儿身上很常见。

2. 易感性

婴幼儿的情绪容易被他人影响，容易被周围人的情绪感染。

3. 冲动性

婴幼儿的情绪非常外露，毫不掩饰，缺乏控制力。婴儿期和幼儿初期的孩子不能意识到自己情绪的外部表现。他们的情绪完全外露，丝毫不加以控制和掩饰。随着婴幼儿言语和心理活动有意性的发展，他们逐渐能够调节自己的情绪及其外部表现。

二、气质

气质是指在情绪反应、活动水平、注意和情绪控制方面所表现出来的稳定的个体差异。人生下来就表现出某些气质特点，有些婴儿安静，害怕陌生人；有些婴儿好动，喜欢热闹，不害怕陌生人。一个人的气质类型和气质特征是相对稳定的。气质对婴幼儿的社会行为有重要的预测作用。

（一）气质的类型

托马斯和奇斯把大部分婴幼儿归为以下三类。

1. 随和型婴幼儿

易适应环境的婴幼儿即随和型婴幼儿，40%的孩子会表现出这一气质特征。这类婴幼儿的吃、喝、睡等生理机能有规律，节奏明显，容易适应新环境，也容易接受新事物和不熟悉的人，他们的情绪一般是积极愉快的，爱玩，对成人的交往行为反应积极。由于他们生活规律、情绪愉快且能对成人的抚养活动提供大量的积极反馈，即正强化，因而容易受到成人最大程度的关怀和喜爱。

2. 困难型婴幼儿

难适应环境的婴幼儿即困难型婴幼儿，10%的孩子会表现出这一气质特征。他们突出的特点是时常大声哭闹，烦躁易怒，爱发脾气，不易安抚。在饮食、睡眠等生理机能活动方面缺乏规律性，对新事物、新环境接受很慢。他们的情绪总是不好，在游戏中也不愉快。成人需要费很大的力气才能使他们接受安抚，很难得到他们的正面反馈。由于养育这种孩子对父母来说较困难，因而在养育过程中容易使亲子关系疏远，需要养育者有极大的耐心和宽容。

3. 慢热型婴幼儿

较慢适应环境的婴幼儿即慢热型婴幼儿，15%的孩子会表现出这一气质特征。慢热型婴幼儿的活动水平很低，行为反应强度很弱，情绪总是消极，不甚愉快，但也不像困难型婴幼儿那样总是大声哭闹，而是常常很安静，遇到问题容易退缩，情绪低落。他们通常逃避新事物、新刺激，对外界环境和事物的变化适应较慢。但在没有压力的情况下，他们也会对新刺激缓慢地产生兴趣，在新情境中能逐渐地活跃起来。这一类儿童随着年龄的增长，随成人抚爱和教育情况不同而发生分化。

需要特别注意的是，另外还有35%的孩子不属于以上的任何一类，表现出独特的混合型气质特征。

（二）气质的稳定性

婴幼儿气质并非特别稳定的主要原因在于：

一是气质本身会随着年龄的增长而变化。早期的行为会被重组而整合成为一个更新、更复杂的系统。

二是某些行为的含义会随着孩子的发展而变化。虽然婴幼儿在学习和情绪发展方面的过程是相似的，但是其情绪情感表达和情绪情感状态有很大的个体差异。

个性也是情绪情感发展的一个方面，婴幼儿的个性与生俱来，个性是一种情绪和反应方式，在出生时就能表现出来。婴幼儿的气质表现为其如何在生活的世界里影响他人和受到他人的影响。个性随着时间的推移而发展，刚出生的婴儿只有气质，个性是其在生活和生长的过程中逐渐发展起来的。气质影响婴幼儿与其身处的世界的互动方式，包括基本情绪、行为方式、适应性、反应强度、坚韧性、专注性、适应能力、睡觉和饮食的规律性等。

三、依恋

依恋是婴幼儿与主要抚养者（通常是母亲）之间最初的社会性联结，是婴幼儿与抚养者之间的一种积极的情感联系。在婴幼儿的社会化过程中，依恋是情感社会化的一个重要标志。依恋是人的社会性最基本的表现形式和最早期的表现。

（一）依恋的关键期及其意义

依恋感形成和发展的最佳时期是婴幼儿时期，1岁前的婴儿都会与母亲或主要抚养者建立起依恋关系，这种关系能否稳定健康发展，取决于1～3岁依恋发展的关键期。

早期母婴依恋的质量对日后婴幼儿认知发展和社会性的适应都具有重要意义。这种情感联系在婴幼儿整个心理发展过程中（包括社会性、交往、情绪、情感、行为、心理健康及认知、智力等方面）都具有重要作用，是婴幼儿社会性发展的重要因素。

儿童对父母的依恋，有可能发展为对老师和同学的依恋。儿童对学校、家乡、民族、祖国以至对人类的依恋感的产生，与早期健康的依恋感的形成有密切关系。因此，一定要重视健康的依恋感的培养，让婴幼儿在依恋感发展的关键期建立温馨的亲子关系和和谐的人际关系，为他们今后高层次的情感发展奠定基础。

（二）依恋的分类

婴幼儿与主要抚养者的依恋主要包括三种类型：安全型、回避型和反抗型。安全型依恋是积极型依恋，回避型依恋和反抗型依恋均属于消极型依恋。

1. 安全型依恋

婴幼儿既乐于亲近和信赖主要抚养者，又对客观事物表示出极大的关注和探索欲望。这种依恋的安全感一旦建立，婴幼儿就会更加自由自在地去探索周围的新鲜事物，愿意尝试与他人交往，主动地适应社会。

2. 回避型依恋

婴幼儿缺乏依恋，与母亲或其他主要抚养者未建立起亲密的感情联结，称为回避型依恋。母亲离开或回来时很少哭叫；当母亲返回时，婴幼儿忽略或回避；当母亲把他抱起来的时候，婴幼儿不看母亲。

3. 反抗型依恋

婴幼儿既寻求与母亲或其他主要抚养者接触，又反抗他们的爱抚，即称为反抗型依恋。

每当母亲离开时，这类婴幼儿会大喊大叫，极度反抗。但当母亲回来时，他们又表现得非常生气，有时会把母亲推开。这类婴幼儿没有建立起依恋安全感，是典型的焦虑型依恋。

（三）依恋感的形成阶段

依恋感的形成可分为以下五个相互联系的阶段。

1. 无区别、无顾虑的依恋阶段（出生~3个月）

这个时期的婴幼儿还未对任何人（包括母亲）产生偏爱。婴幼儿会聆听所有人的声音，注视所有人的脸，看到人脸或听到人的声音都会微笑、手舞足蹈。所有的人对婴幼儿的影响是一样的，所有人与婴幼儿的接触，如抱他、对他说话，都能使他兴奋，同时使他感到愉快和满足。

2. 有选择的依恋阶段（3~6个月）

这个时期婴幼儿对母亲和他所熟悉的人及陌生人的反应是不同的。婴幼儿对人的反应有所区别，对母亲更为偏爱。

3. 母子依恋阶段（6~12个月）

从6~7个月开始，婴幼儿进一步对母亲的存在表示关注，特别愿意与母亲在一起，与母亲在一起时会特别高兴，而当母亲离开时则会哭喊不让离开，别人无法替代母亲使婴幼儿快乐。当母亲回来时，婴幼儿则马上表现得十分高兴。同时，只要母亲在身边，婴幼儿就能安心地玩耍和探索周围环境。

1岁左右的婴幼儿正处于母婴依恋强烈的时期，形成了专门对母亲的情感联结，表现为特别"缠人"。因此，"不能过多地抱婴幼儿，否则容易养成坏习惯"的观点是不对的。

除此之外，在此阶段的婴幼儿对陌生人的态度变化很大。见到陌生人，大多不再微笑、咿呀作语，而是表现得紧张、恐惧，有时甚至哭泣、大喊大叫，婴幼儿此时开始怯生。

4. 依恋扩展阶段（1~3岁）

1~3岁婴幼儿依恋行为开始向社交行为转化，突出表现为：吸引和保持成人对自己的注意，利用成人的帮助解决难题，领着或跟着小伙伴玩。比如，当母亲需要离开一段时间或距离时，婴幼儿会表现出可以理解，而不会大声哭闹，他可以自己较快乐地在一旁玩，相信过一会儿母亲就会回来。

（四）培养婴幼儿良好情绪情感的意义

1. 培养目标及意义

让婴幼儿充分感受爱，保持愉悦的情绪状态，在活动与游戏中体验积极情感。

2. 培养原则

(1) 动作轻柔、言语温和、笑容亲切、应答及时。

(2) 应有足够、积极、支持性的亲子交往,抚养者利用一切时机与婴幼儿进行目光、肢体、言语交流。给婴幼儿提供充足的与其他成人交往的机会,帮助婴幼儿建立起对周围人的亲近感、信任感和对周围环境及事物的可控感。

(3) 积极创造婴幼儿与同伴交往(包括冲突型交往)的机会,支持、帮助他们建立起与同伴主动交往的能力(人际交往能力),建立平等、互助、友爱的人际关系。

(4) 在日常生活、游戏和各种活动中,自然且随机地培养婴幼儿的人际交往能力。

(五)培养婴幼儿良好社会性行为的意义

1. 培养目标
让婴幼儿充分感受周围人的关爱,建立稳定的亲子依恋关系,培养婴幼儿社会交往的意识和能力。

2. 教育核心
培养婴幼儿初步的社会交往能力(也称为人际交往智能)。

3. 培养意义
良好社会性行为是智力开发的重要内容,是婴幼儿适应社会、全面认识社会的基础,能促进婴幼儿身心的健康发展,使婴幼儿成为身心健康、积极愉快的人。

四、同伴交往

婴幼儿期的社会交往主要发生在其与父母或其他关系密切的成人之间,不过与同伴的交往在1岁左右就已经悄然出现。同伴关系越早发生,越有益于婴幼儿社会意识及他人意识的萌生。在同伴关系上过于孤独的早期经验对于塑造友谊观念,体验他人的情绪,同情和理解他人,学会平等和公平相处,以及建立交往技能等社会适应性行为方面有不利影响。一般来说,大龄儿童或成人在社会交往技能上的缺陷,除自身性格原因之外,早期社会交往经验的缺乏是重要原因之一。

1. 同伴交往的行为阶段
婴幼儿早期的交往行为依照一个固定的程序进行,主要分为以下三个阶段。

第一阶段以客体为中心(6～12个月),交往集中在玩具和物品上,而不是针对同伴,婴幼儿之间互不理睬,偶尔互相触摸、微笑,发出声音和出现短暂的注意。

第二阶段出现了简单交往(1～1.5岁),此时婴儿交往具有了应答的特质,出现了婴幼儿之间互相注意、"对话"、给取玩具甚至模仿等动作。

第三阶段发生互补性交往(1.5～2.5岁),此时婴幼儿间出现了合作、互补和互惠行为。

2. 同伴交往的环境条件
1975年,美国心理学家鲍尔·伊克曼的研究表明:16～18个月和22～24个月两组幼儿的社会性游戏明显多于单独游戏；与同伴玩耍明显多于与母亲玩耍。可见，1岁半到2岁之间，只要给幼儿创设与同伴正常交往的机会，其社会性交往将飞速发展。需要注意的是，与同伴交往要求具备一定的环境条件。

3. 独生子女不参加社区活动的不利影响

如果独生子女不参加社区活动，会对其同伴交往行为系统的建立有不利影响，具体表现为：

(1) 会对同龄伙伴感到陌生；

(2) 不善于与同伴平等相处、和谐交流、共享玩具；

(3) 同情受伤害者，会产生内疚感等行为反应；

(4) 习惯于接受成人照顾，缺少施予的行为模式；

(5) 强烈地以自我为中心，社会交往技能的形成也被推迟。

4. 亲子依恋关系对同伴交往行为的影响

研究表明，良好的亲子依恋关系对婴幼儿与同伴的交往具有积极影响，父母与他人的交往行为为婴幼儿提供了榜样和经验。安斯沃斯曾指出，安全依恋关系给婴幼儿注入自我肯定感，自我肯定状态有助于婴幼儿与他人交往及掌握交往经验和技能。同时，父母与婴幼儿之间的平等交流、和谐共处与分享苦乐等，可增长婴幼儿在交往中的平等意识，能够在一定程度上弥补婴幼儿早期缺乏同龄伙伴的缺憾。

五、自我意识

(一) 自我意识的概念

自我意识是个体对自己存在的感觉，即认识自己的一切，包括认识自己的生理状况、心理特征以及自己与他人的关系。

(二) 自我意识的特征

个体要作为一个主体而起作用，必须具有两个基本特征：一是要有一种区别于他人的"分离感"；二是一种跨时间、跨空间的"同一感"。一般来说，婴幼儿自我意识的发展主要集中在自我认识方面，即认识自己，把自己与物体区分开，把自己与他人区分开。

(三) 自我意识的形成

刚出生的婴儿尚无自我意识，要产生自我意识首先要使各种反应系统化，必须区别他人和自己。主体自我先于客体自我出现，3个月的婴儿在观看自己与其他小朋友在一起的录像时，对同伴录像的注视时间更长，表明3个月的婴儿已经能够区分自己与他人，这是婴幼儿自我意识的萌芽。对身体的意识是自我意识发展的出发点，它是通过同外界的频繁接触以及与周围人的各种交往活动获得的。

（四）自我意识的发展

1. 自我意识发展概述

自我意识发展的首要方面是建立自身的认同感，即感觉到自己的身体在时间上和空间上都是同一的。获得认同感的必要条件是要实际地驱动身体各个部位，并注意到从身体各个部位反馈回来的感觉总是一致的，还要把自己的身体作为客体进行反复观察。发展的另一个方面是语言，由于人们总是用一个名字称呼婴幼儿，婴幼儿就知道自己的名字同别人不一样，因而他开始意识到自我的统一性。婴幼儿在获得名字的同时开始注意到自己在社会集体中的独立地位。

在婴幼儿出生的第二年，客体自我开始出现。研究者阿姆朗特丹在 1972 年对 88 名 8～24 个月的婴幼儿进行了著名的"点红实验"。实验者在婴幼儿的鼻子上点一点红，然后让婴幼儿照镜子，观察婴幼儿的反应。并对其中 2 名 12 个月的婴儿做追踪研究。研究发现，15～24 个月的幼儿开始对着镜子观察自己的身体，并尝试擦掉鼻子上的红点。研究者认为，这是婴幼儿出现自我意识的表现。18～24 个月的幼儿开始用语言标示出自我，如使用代词"我""你"来区别自己与他人，是客观自我形成的重要标志，属于婴幼儿自我意识的第一次飞跃。

2～3 岁开始，孩子的活动范围扩大，他们开始能把自己与他人进行比较，从而产生简单的自我评价。自尊心是由自我评价构成的。在婴幼儿的意识中，自尊心虽然模糊不清，但却是客观存在的。当被对他们有意义的人注意或接受，其自尊心会得到满足和提高；相反，就会灰心丧气或感到愤怒。埃里克森指出，幼儿到了 2～3 岁会表现出一种日益明显的倾向，即经常表现出探索行为，在探索过程中幼儿的自尊心迅速发展，他们迫切地想要表现自己。因此，要求自主是这个时期幼儿生活中的自我意识的显著特征。2～3 岁的幼儿特有的那种强烈的自我主张，以及对别人的帮助的拒绝态度，都表明幼儿自己同别人的意志之间的冲突。在冲突过程中，幼儿的自我意识变得越来越鲜明。

2. 自我意识的发展顺序

0～3 岁婴幼儿自我意识发展的顺序一般表现为自我认识－自我命名－自我评价，也就是由"主体我"发展为"客体我"，并且开始具有简单的自我评价能力。

1）自我认识

0～1 岁婴儿的自我发展主要集中在自我认识方面，即把自身和物体分开，把自己和他人分开，这标志着幼儿主体自我的产生。

2）自我命名

1～2 岁婴儿处于语言生成阶段，他们的语言逐渐由单词句向双词句发展，对语言的逐渐掌握加快了幼儿自我的形成。他们的自我发展主要集中在自我命名方面，即从用第三人称称呼自己逐渐向第一人称"我"转换，如幼儿称呼自己常常用别人称呼自己的方式如"宝宝吃糖""宝宝饿了"，或者自己的名字如"豆豆要……"，而再大一点，幼儿逐渐会用"我"来称呼自己。这表明幼儿已经完成从表象向抽象的飞跃，标志着幼儿客体我的产生和自我意识的形成。

3) 自我评价

2~3岁幼儿逐步具有一定的口语表达能力和思维能力，他们的自我发展主要集中在自我评价方面，开始逐步将自己与他人进行比较，这标志着幼儿简单的自我评价的产生。

六、情绪情感和社会性行为问题

（一）婴幼儿情绪情感发展的常见问题

在婴幼儿成长过程中，由于种种原因会出现各种问题。这类问题刚开始处于萌芽状态，只要成人注意观察、及时发现并疏导，就会帮助婴幼儿顺利解决问题，从而培养出积极向上的情绪情感和亲社会行为。否则就有可能使幼儿形成人格障碍，对其一生产生不良影响。

1. 分离焦虑

焦虑是一种预料到威胁性刺激又没能力去应付的痛苦反应，是处于失助状态下不能采取有效行为去对付威胁性刺激时所产生的情绪。婴儿6~7个月以后开始害怕陌生人，当婴儿与母亲或其他亲人分开时，还会表现出明显的不高兴，这种反应就是婴儿的分离焦虑。

心理学研究证明，分离焦虑一般出现在1周岁之前，即婴儿正在形成最初的社会性依恋的时期。在婴幼儿14~20周时达到顶峰，然后在整个婴幼儿期，其强度逐渐减弱。焦虑不安的婴幼儿通常会表现为：依赖性增强，不愿见陌生人，希望父母给他喂饭，常常哭泣等。当此类情况较多出现时，婴幼儿教养者应当仔细观察，找出并解除引起焦虑的原因。

一般来说，当教养者抱起感觉不适的婴幼儿，拥抱和轻轻摇晃可使婴幼儿安静下来，这种如同回到母体子宫里漂浮在羊水中的安全感可以改变婴幼儿肌肉的紧张状态，可使焦虑得到缓解和释放。但当1岁以内的婴儿出现分离焦虑时，成人（尤其是其主要抚养者，如母亲）要尽可能减少必须离开婴儿的次数，特别是要尽量减少婴儿独处的次数。如果必须离开，则尽量用婴儿听得懂的语言告诉他，"妈妈要离开一会儿，但会很快回来"。婴儿是能够明白成人的意思的，婴儿也是能够经受妈妈暂时离开的"痛苦"的。这时需要让婴儿逐渐相信妈妈离开后还会回来，那么婴儿的分离焦虑就会逐渐减轻。

2. 胆小

恐惧是人类天生的一种正常的情绪表达，它来源于面对陌生事物时的一种本能的自卫。

婴幼儿对新事物总会产生一种紧张感，但若经常性地表现出过度反应，恐惧感就会越来越多地积蓄在婴幼儿心中，使他们不敢与外界事物打交道，最终成为一个胆小的人。

婴幼儿的胆小常表现为：怕黑、怕高、怕水、怕见生人等。当婴幼儿表现出害怕时，成人也许觉得并不那么合理，但不可讥笑或吓唬他，而应亲近他、安慰他，比如，慢慢地跟他说话，轻轻地拍拍他或紧紧地抱住他。成人还可以预先告诉婴幼儿可能出现的变化，比如若婴幼儿害怕特别响的声音，那么走在铁路旁的时候，可以先告诉婴幼儿："来了一列火车，如果你不想听汽笛声，可以先把耳朵捂上。"这是让婴幼儿作决定，也是提供机会让他选择。但有的教养者会对婴幼儿说："快捂上耳朵，火车来了，汽笛声会吓着咱们了。"这样说等于告诉他害怕是对的，希望他这么做，这样不利于帮助婴幼儿克服恐惧。

3. 受挫

婴幼儿正在成长为一个有自主性、有个人爱好、会玩耍的独立个体，但由于心理或生理上的限制以及父母对他们不成熟的独立意识和要求的阻止，经常不可避免地遭受挫折，从而感受到不愉快的负面情绪。

婴幼儿受挫可能有多种原因，如活动受限、玩具操作或使用不熟练、同伴的粗暴对待或拒绝、身体或体能发育的局限等。虽然婴幼儿受挫是不可避免的，在挫折中也能增长知识和经验，但需要注意的是，对待婴幼儿，尤其是2岁以前的婴幼儿，不要进行专门的挫折教育，应尽可能让他们感到自己有能力应对一切。因此，成人应当允许婴幼儿控制自己的活动，即使确实不能做的事情也应采取讲道理说服、游戏等方式让婴幼儿接受，帮助婴幼儿建立与同伴交流的技能与习惯，为婴幼儿选择适宜的玩具和活动方式，鼓励他们完成力所能及的活动。

4. 爱哭

哭泣是婴幼儿沟通与表达的主要方式之一，意味着某种需要未被满足。一般来说，婴幼儿的哭在生理上代表饥饿、欲求未被满足、病痛、身体不舒服等；在心理上代表委屈、挫折、害怕、悲伤、不满、后悔、发泄、需要关心及注意等。但如果婴幼儿经常眼泪汪汪，就需要分析原因并找出相应的对策。

1) 产生原因

造成婴幼儿经常哭泣的因素，最常见的是以下两点：

(1) 教养者过分溺爱。一旦婴幼儿因为不合理的要求无法获得满足而哭泣时，教养者就满足他的要求。久而久之，哭泣就变成婴幼儿要挟成人的武器，进而成为一种习惯。

(2) 婴幼儿依赖性强。本身缺乏自信、依赖性强的婴幼儿大多比较内向、胆小，不敢表现自己，适应环境的能力较差，遇到事情往往不知所措，只好借着哭来表达情绪、博取别人的同情。

2) 教养方法

面对爱哭的婴幼儿首先要了解他的气质特性，再因材施教。哭本身并无好坏、对错之分，但经常泪眼汪汪，意味着他在气质上是属于比较退缩的婴幼儿，所以重点在于掌握正确的教养方法。

(1) 培养和引导婴幼儿正确的表达方式与沟通习惯。

(2) 找出婴幼儿大多在什么情况下哭泣，再指导他如何应对这些情况，引导他们用语言将心中的委屈、不高兴说出来，让他了解哭泣是不能解决问题的。

(3) 要多注意婴幼儿的健康情况，培养其积极、开朗的个性。例如，送他上早教机构，让他有年龄相近的玩伴、有结交朋友的机会，让群体生活帮助他建立社会性行为。同时也可以引导他在与同伴的相处中找到正确的模仿对象并丰富生活的经验。

(4) 成人应该把握机会，训练婴幼儿自己解决困难的能力。比如，当婴幼儿哭泣时，以关怀的口吻问他："遇到困难，哭能不能解决问题呢？""既然不能解决，宝宝就要动脑筋想办法去解决问题。"刚开始，可以给他提供一个可行的办法，例如，"小朋友抢你的玩具，而你又很想玩，你可以找一个他平常很喜欢的玩具，和他商量，与他交换啊！"这样慢慢地开导、训练他。婴幼儿学会如何解决问题后，就不会那么爱哭了。

(二) 婴幼儿社会性行为发展的常见问题

1. 依赖

依赖成人，对于婴幼儿来说是正常的现象，因为他们还没有独立的能力，吃、穿、住、行等需求只有依靠成人才能实现。但如果婴幼儿对父母或成人表现出过分的依赖，那么这便是一种心理问题。婴幼儿依赖行为的主要原因是家庭教育的偏差。例如，父母溺爱会造成婴幼儿以自我为中心，独立性差；父母离异，婴幼儿过早地遭受生活的挫折，也会因为成人对其独立性的苛求而出现变相依赖。另外，父母可能先是拒绝了婴幼儿的依赖性要求，而后由于心软又满足了婴幼儿的依赖要求，这样往往会使婴幼儿产生更加严重的依赖心理。

纠正婴幼儿的依赖缺点，可从以下三个方面入手。

(1) 根据年龄来培养婴幼儿的良好习惯。习惯是在生活中逐渐养成的，应根据婴幼儿的不同年龄对其提出不同的要求，使其能够完成力所能及的事情。例如，整理玩具、自主大小便、穿衣服等。

(2) 教会婴幼儿做事的方法。研究发现，许多婴幼儿之所以依赖性强，凡事不自己动手做，和其没有掌握方法、不会做有很大关系，而不是不愿做。所以，在培养婴幼儿动手能力时要注意教给婴幼儿具体的方法，不能只提出要求。

(3) 耐心最重要。过度依赖的习惯并不是一两天形成的。同样，纠正这一习惯、培养自主独立的好习惯也需要较长时间。在这个过程中，耐心很重要。千万不能急躁地说"不是这样""那样不行"之类的话，这会使婴幼儿失去信心；也不要一看到婴幼儿不行，就急于代劳，那样会前功尽弃。

2. 退缩

有退缩行为的婴幼儿主要表现为不自信，对周围的环境缺乏安全感，不敢主动和周围同伴一起玩。

1) 产生原因

(1) 对婴幼儿过分照顾、过分溺爱，使婴幼儿变得软弱。

(2) 封闭式教养，总是将婴幼儿封闭在家庭的小天地里。

(3) 驯服式教育，要求婴幼儿一贯顺从、听话。

(4) 与不良的家庭环境有关。过于沉闷、冷清的家庭环境，容易养成婴幼儿退缩的性格。

(5) 与家长的性情有关。婴幼儿的父母过于内向，会影响婴幼儿的性格。

2) 教养方法

(1) 实行开放式教育，放手让婴幼儿去锻炼，多走出家门，多接触和感受外面的世界，并积极关注婴幼儿迈出克服"退缩"障碍的第一步，及时赞扬他的勇气和能力。

(2) 让婴幼儿过集体生活，鼓励婴幼儿在集体中表现自己。

(3) 为退缩的婴幼儿创设同伴积极接纳的环境气氛。因为来自同伴的接纳、信任和鼓励是对退缩的婴幼儿最大的支持与认同。

(4) 培养婴幼儿的勇气，帮助婴幼儿逐渐从"害怕"的阴影中走出来。

3. 任性

随着婴幼儿一天天长大，开始学会说话和表达意愿。当婴幼儿不停地要这要那，而成人不及时予以满足时，他们就会哭闹不休，表现得较为任性。这实际上是婴幼儿进入心理"第一反抗期"和萌发"自我"意识的标志。

教养者对婴幼儿的需要应有所限制，应坚持原则，再哭再闹也没用。教养者的态度不能随意改变，如果婴幼儿明确知道什么可以做、什么不可以做，他们就会感到平静和安全。况且，限制是现实世界的一部分，婴幼儿生活在这个世界上就必须学会正确接受各种限制。

教养者要把不能碰的东西摆放在婴幼儿够不到的地方，而且要向婴幼儿讲明为什么不能碰。如果看到婴幼儿正在摆弄某件贵重物品，可以通过转移注意力的方法，拿个他感兴趣的小玩具或其他新奇的东西把贵重物品换过来。

教养者要为婴幼儿的任性行为想出解决办法，而不是一味地制止他。如果不希望婴幼儿在客厅墙上画画，可以在墙上挂上大幅画纸，让婴幼儿随意涂鸦，这时的婴幼儿会充分发挥想象，尽情挥洒。教养者在说"不"的时候态度要坚决，否则婴幼儿马上会感受到教养者的犹豫不决，便会更加要按自己的意愿去做。只有以不容置疑的口吻予以否定，婴幼儿才会听从教养者的意见。如果婴幼儿过于任性地大吵大闹，千万不要姑息，即使是再小的婴幼儿，也要慢慢教他学会尊重家庭其他成员的意见。

4. 霸道

婴幼儿会因为自身的霸道而影响以后进入托儿所或幼儿园和其他小朋友过集体生活，会不受他人欢迎，以致影响人际关系。如不及时给予适当的辅导与纠正，年龄越大越难改正。

1) 行为表现

(1) 有些幼儿会独霸自己的玩具或物品，不愿和其他幼儿分享，也不会和同伴轮流玩。

(2) 有些幼儿只要是他想得到的东西，会采用最直接的方式——抢夺来获取。

(3) 有的幼儿会执着于事情的程序，不懂得变通。

(4) 有的幼儿对自己要做的事情比较执着，父母或旁人不能代劳，凡事都要自己控制。

(5) 有的幼儿在遇事不如意时，便会采用大哭大闹的方式来表达。

2) 产生原因

(1) 父母溺爱。婴幼儿要什么有什么，凡事有求必应，如此逐渐养成婴幼儿予取予求的霸道行为。

(2) 年龄因素。婴幼儿在 1 岁以后，开始有自己的想法，同时也想摆脱他人束缚，由自己决定怎么做，因此会开始出现"不要"的字眼、"不要"的动作和"不要"的行为。现在的婴幼儿大都比较早熟，大约在 20 个月时就会出现很强烈的自我意识，这种霸道的行为会持续到 3 岁左右。

(3) 排行因素。一般来说，独生子女或排行较大者较常会有霸道的行为。

(4) 模仿。就社会学观点来说，婴幼儿深受父母以及大众传播媒体影响，如电视、卡通片等。如果父母本身很霸道，婴幼儿发现父母这种行为，往往会耳濡目染。

3) 教养方法

(1) 不予理睬。需要注意的是，必须先确定婴幼儿是无理取闹，没有任何的病痛。

(2) 引导婴幼儿发泄过剩的精力。平时多让婴幼儿多运动，从事体力上的活动。

(3) 不轻易安抚。事先应与婴幼儿共同商订原则，待婴幼儿了解、赞同之后，确立的原则就要坚持且切实执行。

(4) 给婴幼儿安全感。

(5) 引导和鼓励婴幼儿良好的行为。当婴幼儿良好的行为出现时，要鼓励、称赞他，强化他这种行为。

(6) 帮助婴幼儿建立人际关系。多带婴幼儿去属于他们的社交场合，参加社交活动。

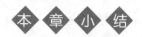

本章详细介绍了0～3岁婴幼儿身心发展的特点。详述了0～3岁婴幼儿动作发展、感知觉发展、认知发展、语言发展、情绪情感与社会性发展的规律及特点，阐释了0～3岁婴幼儿情绪情感和社会性行为问题的处理方式。

 思考练习

一、简答题

1. 从大脑发育和身体发育两个方面，简述0～3岁婴幼儿生理发展的一般规律。

2. 简述0～3岁婴幼儿粗大动作和精细动作的含义及各方面的发展规律。

3. 简述0～3岁婴幼儿注意、记忆、思维三方面的认知发展规律。

4. 简述0～3岁婴幼儿语言发展的规律特点。

二、论述题

1. 论述0～3岁婴幼儿视觉、听觉、触觉、痛觉、嗅觉、味觉、空间知觉这几方面的感知觉发展规律。

2. 详细论述0～3岁婴幼儿情绪情感与社会性发展的特点，举例说明对其情绪情感和社会性行为问题的教养方式。

第三章　新生儿的保育与教育

学习目标

1. 了解新生儿的生长发育规律。

2. 了解新生儿的生理特点。

3. 了解新生儿的喂养构成及要求。

4. 了解新生儿的抚触顺序和身体各部位的抚触方法。

5. 掌握握头交叉环抱式、足球式(握头腋下挽抱式)、扶腰臀抱篮式和侧卧式这四种喂奶姿势。

6. 掌握新生儿的日常护理方法,包括身体保暖、脐部护理、囟门护理、生殖器护理、沐浴、眼耳口鼻及指甲的护理。

7. 掌握新生儿睡眠护理的注意事项。

8. 掌握新生儿感知、运动、语言和社交四种能力的训练内容及方法。

关键词

新生儿　吮吸反射　定向反射　防御反射　母乳喂养　新生儿抚触

知识结构图

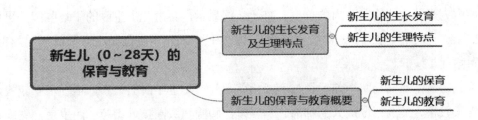

第一节　新生儿的生长发育及生理特点

从娩出脐带结扎开始到出生后 28 天的婴儿叫新生儿。出生后 28 天这段时间称新生儿期，这段时期是婴幼儿生长发育的一个重要阶段。

一、新生儿的生长发育

（一）身体的生长发育

新生儿的体型具有头大、身长、四肢短的特点。其头部占身长的 1/4，皮肤红润，表面覆盖一层胎脂，头发分条清楚。我们可以从新生儿的身高（身长）、体重、头围、胸围、骨骼发育等几方面来了解新生儿身体的生长发育情况。

1. 身高（身长）

统计数据显示，新生儿出生时的平均身长，男孩为 50.4 cm，女孩为 49.8 cm。出生后的第一个月身长可增长 4～5 cm，这是婴幼儿身高增长最快的阶段。

2. 体重

统计数据显示，新生儿出生时的平均体重，男孩为 3.3 kg，女孩为 3.2 kg。出生后几天，体重相比刚出生会略有减轻，从第二周开始恢复，之后体重会迅速增长。正常足月出生后的第一个月体重通常增加 1～1.5 kg。

3. 头围

头围是自眉弓上方经枕后结节绕头一周的长度。统计数据显示，新生儿出生时的平均头围，男孩为 34.3 cm，女孩为 33.9 cm。头围过大或过小都需要到医院做进一步检查，以排除异常情况（如脑积水、小头畸形等）。正常足月出生后的第一个月头围能增加 2.3 cm，可达 36～37 cm。

4. 胸围

胸围为平乳头线绕胸一周的长度。统计数据显示，新生儿出生时的平均胸围，男孩约为 32.7 cm，女孩约为 32.6 cm，一般都比头围小 1～2 cm。胸围在出生第一年增加迅速，平均可增加 12 cm。

婴儿的胸部呈圆筒状，前后径与横径相差无几，随着年龄的增长，横径增长较快，前后径增长较慢，逐渐形成成人的胸部。一岁时，胸围和头围接近相等；两岁后，胸围超过头围。

5. 骨骼

新生儿的骨骼非常柔软，骨骼的成分中无机盐含量较少，水分含量较多，血管丰富。其构造与成人不同，骨骼弹性比成人好，但硬度比成人弱。新生儿阶段骨骼的特点是不易折断但极易弯曲变形，由于骨骼较软，支撑力量较弱，因此，其骨骼是很难支撑身体甚至头部的重量的。

（二）无条件反射

新生儿生来具有一定数量的无条件反射——本能行为，这些行为可帮助新生儿适应新的生存条件。在无条件反射的基础上，婴幼儿逐渐建立起各种条件反射。新生儿的无条件反射主要包含以下几种。

1. 吮吸反射

新生儿躺在妈妈怀里，小脑袋会向妈妈的胸部转过去，如果妈妈轻轻地抚触宝宝小脸的左侧，特别是嘴角，宝宝会本能地将脑袋转向左方，张开小嘴准备吮吸。妈妈把奶嘴或乳头放进宝宝嘴里，宝宝马上就会用力吮吸。这些都是宝宝天生的能力，获取食物是人的本能需求。在出生仅半小时、醒着的新生儿身上都可观察到这种反射。

2. 定向反射

相关研究表明，在出生后 1～3 天，强光源已能使新生儿转头。例如，在晴天时，产房婴儿室里的大多数新生儿都像向日葵一样面向阳光。同样发现，出生头几天的新生儿已能追踪缓慢移动的光源，这就是定向反射。

3. 防御反射

新生儿出生最初几天，皮肤遇到强烈刺激（如针扎）时会出现保护性收缩；物体突然出现在面前眼睑会闭合；光的亮度猛增，瞳孔便会收缩等。这些反应均为防御性反射，在于避开刺激物或者限制其影响。

4. 抓握反射

每当触摸新生儿的手掌时，他就会弯曲手指并抓紧触碰到手心的物体。这种抓握十分牢固，如果紧握一根悬挂的小棒，新生儿可以使自己的身体悬空片刻。一般在出生后 3～4 个月之内这种抓握反射会消失，而被婴儿的自主性抓握所取代。

5. 惊跳反射

面对突如其来的噪声刺激，或者被猛烈地放到床上，新生儿会立即把双臂伸直，张开手指，弓起背，头向后仰，双腿挺直，这种反射称为惊跳反射。这种反射一般在出生后 3～5 个月内消失。

6. 巴宾斯基反射

每当触摸新生儿的脚底时，他的脚趾会呈扇形展开，脚会向里弯曲。婴儿半岁以后，这种反射逐渐消失。因为这种反射由法国神经科医生巴宾斯基发现，故命名为巴宾斯基反射。

7. 行走反射

托住新生儿的腋下，使其直立，让他的光脚板接触平面，他就会做迈步的动作，看上去很像动作协调地行走。这种反射在出生后 8 周左右消失。

8. 游泳反射

在水下分娩的婴儿，可在水中游泳且不呛水。当把新生儿俯卧放在水里，他的四肢即做类似游泳的动作。在水中，他肺部的管道会自动关闭，张嘴、睁眼睛，用手和脚来游动。

可见，新生儿的反射动作也可作为评估宝宝身体健康状况的参考，如果宝宝出现相对应的反射问题，极有可能是因为神经病变。如没有出现惊吓反射或者不明显，抚育者要注意宝宝的听力问题。如果宝宝某些反射动作出现的频率和反应过于频繁、剧烈，或该消失时未消失，都属于异常状况，可能与宝宝脑部及中枢神经的病变或某些疾病有关，必要时，应让宝宝接受小儿神经科医生的评估与诊治。

二、新生儿的生理特点

（一）神经系统

新生儿的头相对较大，其重量占体重的 1/10(而成人仅占 1/50)。脑沟和脑回尚未完全形成，而脑干及脊髓的发育较完善，因此新生儿有不自主和不协调的动作。

新生儿大脑皮层兴奋性低，易疲劳，每天睡眠时间为 18～20 个小时，一昼夜觉醒时间仅 2～3 小时，除吃奶、大小便外，都处于睡眠状况。他通常会一次性睡 2～4 小时，然后饥肠辘辘地醒来。刚开始的时候，他会不分昼夜地吃奶，不分昼夜地睡觉，逐渐地晚上会比白天睡的时间稍微长一些。随着月龄的增长，其活动时间会逐渐增加，睡眠时间则相对减少。

新生儿的睡眠结构分化不太完善，分为活动睡眠 (Active Sleep，AS)、安静睡眠 (Quiet Sleep，QS) 和不定型睡眠 (Indeterminate Sleep，IS) 三期。活动睡眠和安静睡眠分别相当于快速动眼期 (Rapid Eye Movement，REM) 和非快速动眼期 (Non-Rapid Eye Movement，NREM)，不定型睡眠是睡眠发育尚不成熟的标志。

（二）感觉系统

1. 视觉

刚出生的新生儿，他眼前的一切都是模糊的，刚刚睁开眼睛，会对光线有反应，但视野只有 45° 左右，视力只有成人的 1/30。这个阶段，新生儿能分辨出简单的形状和对比明显的图案，由于新生儿的虹膜对强烈的光线非常敏感，所以要提防闪光灯和阳光。出生后不久，当运动的物体（如人脸或红球）在新生儿眼前 20 cm 左右处移动时，即能引起眼球和（或）头部的转动，其目光在追随物体时，眼睛有共轭功能。

2. 听觉

出生后不久的新生儿对不同频率的声音有不同的反应，而且对声音有定向能力。新生儿的听觉在出生后数天内随外耳道液体被吸收而提高，对突发的、大的声响会惊跳。

3. 味觉

味觉在新生儿的所有感觉中是最发达的，新生儿在出生一周左右就能分出甜、苦等不同味道，而且特别喜欢甜味。

4. 嗅觉

新生儿嗅觉较弱，但遇到强烈刺激的气味时，也会作出反应，刚出生的新生儿就能区别出自己母亲与其他母亲母乳的气味。

5. 触觉

新生儿触觉最敏感的部位是嘴唇及嘴唇的周围，一旦嘴唇接触到东西就会去吸吮。哭闹的新生儿，如果你握住他的双手，或将他抱起，即可使他平静。

6. 皮肤

新生儿的皮肤感觉非常敏感，食乳和洗澡时的温度太热或太凉时都会用哭泣表示反抗。

（三）循环系统

新生儿的心率较快，一般为 120 ～ 140 次 / 分，熟睡时可减至 70 次 / 分，哭闹时可达 180 次 / 分。

新生儿的血压的收缩压为 6.1 ～ 10.7 kPa(46 ～ 80 mmHg)。

少数新生儿出生后 1 ～ 2 天在心脏前区可闻及心脏杂音，这与动脉导管未关闭有关。

（四）呼吸系统

新生儿出生后立即开始呼吸，由于呼吸中枢发育不成熟，肋间肌较弱，呈腹膈式呼吸，呼吸浅快，节律不匀，呼吸每分钟 40 ～ 60 次，脉搏每分钟在 120 次左右。早产儿呼吸中枢及呼吸肌发育更不完善，常出现呼吸暂停或吮奶后有暂时性青紫。新生儿鼻腔发育尚未成熟，几乎无下鼻道。鼻黏膜部位的血管及淋巴管比较丰富，故轻微炎症便使原已狭窄的鼻腔更狭窄，而引起呼吸困难、拒哺及烦躁现象。

（五）消化系统

新生儿的胃呈水平位，贲门括约肌发育较弱，而幽门括约肌发育较强，胃底发育较差，胃容量小（出生时 30 ～ 35 mL，2 周时 60 ～ 70 mL，1 个月时为 90 ～ 105 mL），因此容易引起溢乳或呕吐。新生儿胃解脂酶含量较低，但母乳含有解脂酶；其胃酸酸度较低，酪蛋白宜在低酸度的环境中被消化，因此，新生儿对乳类特别是人乳消化良好。新生儿肠道的蠕动较快，下部尤甚。出生时吸入的空气 2 小时内就能到达回肠，3～4 小时到达直肠。其肠道相对比成人长，肠道与身长之比约为 1∶6(成人为 1∶4)。肠系膜也较长，肠壁肌层薄，易出现蠕动功能紊乱而引起呕吐、腹胀，甚至引发肠扭转、肠套叠。

大多数新生儿在出生后 12 小时开始排出黏稠、黑色或墨绿色的胎粪。胎粪系胎儿肠黏液腺的分泌物、脱落的上皮细胞、胆汁、吞入的羊水或产道的血液等的混合物，无臭味，出生后 2～3 天内可排完，以后转为黄色粪便。如果新生儿出生后 24 小时仍不见胎粪排出，则应检查有无消化道畸形。新生儿肝脏葡萄糖醛酰转移酶活性较低，这是引起新生儿生理性黄疸的原因。

（六）泌尿系统

新生儿多于出生后数小时至 24 小时内开始排尿，如出生后 24～28 小时不排尿，应仔细寻找原因。新生儿出生后前几日，因液体摄入量少，每日排尿仅 4～5 次，1 周以后，进水量增多，而膀胱容量小，每日排尿可达 20 次。如果新生儿 2 天仍未排尿，就需要查找原因，应检查其有无尿道畸形。新生儿肾小管短而发育不良，回吸收及分泌功能有限，若排出同等量的溶质，新生儿所需水分比成人多 2～3 倍。

（七）皮肤与黏膜

刚出生的新生儿皮肤上有一层灰白色的胎脂覆盖，它由皮脂腺的分泌物和脱落的表皮组成，对皮肤有保护作用，出生后数小时会逐渐被吸收，因此不必强行擦洗。但头皮、耳后、腋下及腹股沟等皱褶处的血迹和胎脂宜轻轻擦去。新生儿皮肤角质层薄嫩，血管丰富，易擦伤导致皮肤感染，严重者易扩散为败血症。因此，新生儿皮肤清洁护理要十分注意。

（八）体温调节中枢

新生儿的体温调节中枢功能不够完善，出生后的环境温度低于子宫内温度，其体温可因热量的丧失而下降。一般出生后 1 小时内可下降 2～3℃，然后逐渐回升并波动在 36～37.2℃。由于新生儿神经中枢发育未成熟，体温调节功能差，因此体温不稳定，易受外界环境影响。外界温度过高可致脱水热；反之，则可引起新生儿硬肿症或肺炎。

（九）免疫系统

新生儿特异性免疫功能未发育成熟，虽然新生儿可通过胎盘和母乳从母体获得一些抗体，对麻疹、白喉等传染病有免疫力，但其他免疫球蛋白不能通过胎盘获得，细胞免疫功能尚不完善，故新生儿易感染。因此，预防新生儿感染极为重要。

第二节　新生儿的保育与教育概要

一、新生儿的保育

新生儿从母体初降人间，需经历从寄生到独立、从温室到冷热多变、从无菌到有菌、从刺激很少到各种刺激的巨大的环境变化。新生儿身体各器官系统的功能尚不成熟，对外界环境适应性差，抵抗感染能力弱，极易患各种疾病。此时期是生命最脆弱的时期，需要抚育者的精心照料才能让新生儿健康成长。

（一）喂养与饮食

1. 母乳喂养

1) 营养状况

母乳营养价值高，不仅含有适合婴儿消化吸收的各种营养物质，且比例合适。母乳中含有免疫球蛋白（初乳中尤多）和乳铁蛋白，通过母乳婴儿能获得免疫因子，增强自身的抗感染能力，减少疾病的发生。母乳中含有医学上称为 DHA 和 AA 的两种脂肪酸，这两种脂肪酸能够有效促进婴儿大脑发育，提高婴儿智商。母乳中含有乙型乳糖，间接对大肠菌有抑制作用，因此，母乳喂养的婴儿很少发生腹泻及呼吸道感染等儿科常见感染性疾病。母乳是新生儿的最佳食物。

正常分娩的健康母亲于产后 0.5 ～ 1 小时内可尝试喂哺健康的足月儿。新生儿期只要母亲感到奶胀或小儿饥饿哭吵即可喂乳，一般每日喂哺 10 ～ 12 次。喂哺时两侧乳房轮流，先从一侧开始，一侧乳房排空后，再喂另一侧，每次哺乳应尽量让婴儿吸奶到满足为止，时间一般 15 ～ 20 分钟为宜。喂哺完毕，将婴儿抱直，头部靠在母亲肩上，轻拍背部促使胃内空气排出，然后保持右侧卧位，以防吐奶。母乳中维生素 D 含量较低，可适当补充富含维生素 D 的制剂，尤其是在寒冷的北方冬、春季和南方梅雨季节，这种补充对预防维生素 D 缺乏尤为重要。此外，母乳喂养应坚持到婴儿满 6 个月，力求使母乳为婴儿提供足够能量。

2) 喂养要求

(1) 喂奶次数。对于纯母乳喂养的婴儿,提倡按需哺乳。按需哺乳的好处很多。一方面,按需哺乳可以促进妈妈乳汁的分泌。通过婴儿频繁地吸吮乳头,反射性地刺激催乳素的分泌，这样还能使新生儿体重和身高快速增长。另一方面，按需哺乳可以增加母子感情。按需哺乳使妈妈在情绪上得到满足，心灵上能得到安慰，为自己能哺育下一代而自豪，同时也能增强新生儿对母亲的依赖和感情。

一般来说，出生一周的新生儿每天需哺乳 10～12 次，两周后哺乳次数可比刚出生时适当减少，平均每天 8～10 次。

(2) 喂奶姿势。喂奶主要有四种姿势，即扶腰臀抱篮式、握头交叉环抱式、足球式 (握头腋下挽抱式) 和侧卧式，如图 3-1 所示。婴儿出生最初几周的哺乳，母乳喂养专家推荐使用两种姿势：握头交叉环抱式和足球式。一旦母亲感觉哺乳很舒适了，还可以采用扶腰臀抱篮式或者侧卧式的哺乳姿势。母亲要正确选择好自己的母乳喂养姿势，主要靠反复尝试和练习。

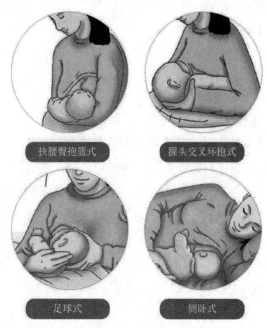

图3-1　喂奶姿势

2. 人工喂养

母亲由于各种原因不能喂哺婴儿时，出生后就完全用其他食品代替母乳的喂养称为人工喂养。人工喂养的食品一类是动物乳及乳制品，另一类是以黄豆为主要原料的代乳品。各种代乳食品不含免疫物质，因此人工喂养儿发病率高于母乳喂养儿。

在人工喂养时，应为婴儿选择合适的奶瓶、奶嘴，并采用正确的喂养姿势 (如图 3-2 所示)。奶瓶、奶嘴的清洗和消毒至关重要，每日一次集中煮沸消毒。奶的温度应适宜，不能过冷或过热，一般可将冲调好的奶液滴在手腕内侧或手臂上，以感觉不烫、温热为适度。

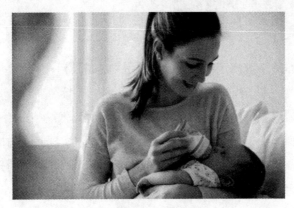

图3-2　人工喂养

3. 混合喂养

混合喂养是指在母乳分泌不足或其他原因不能完全由母乳喂养的情况下，需要以其他乳类、配方奶粉或其他代乳品来补充喂养婴儿。混合喂养虽然不如母乳喂养好，但要比完全人工喂养好，婴儿能每天吃到 2 ～ 3 次母乳对其健康有很多好处。混合喂养的补充数量应根据婴儿的食欲情况来定，原则是以婴儿吃饱为宜。

（二）日常护理

1. 身体保暖

新生儿皮下脂肪单薄、汗腺发育不全，保暖能力、排汗和散热能力都较差，再加上大脑体温调节中枢发育不完善，使其体温不稳定，容易受到环境温度的影响而变化。新生儿身体保暖要特别注意以下几个方面：

(1) 注意室温，室温最好控制在 20 ～ 24℃。

(2) 根据天气变化准备好适宜的衣服被褥，避免因过分保暖引起汗疱疹、脱水热等。

(3) 天气寒冷时可用热水袋进行保暖，但一定注意热水袋中的水不可太热，而且热水袋不可与新生儿的身体直接接触，以免烫伤，最好用布将热水袋包好，并放在距新生儿脚 20 ～ 30 cm 处，经常更换热水袋中的水，以保持一定的温度。

2. 脐部护理

新生儿的脐带一般在出生后 3 ～ 10 天脱落。即将脱落的脐带是一种坏死组织，如果不进行护理，则新生儿很容易感染上细菌，轻者可造成新生儿的脐炎，重者还会导致败血症和死亡。

1) 脐带未脱落之前的护理

(1) 在护理脐带部位时一定要洗手，避免手上的细菌感染新生儿脐部。

(2) 在脐带脱落前，洗澡时不要让脐带沾水。如果让新生儿游泳，一定要给他贴上防水贴。

(3) 脐带及其周围皮肤要保持干燥清洁，特别是尿布不能盖到脐部，以避免尿液或粪便沾污脐部创面。

(4) 使用聚乙烯醇醚络碘溶液而不是用紫药水擦拭脐带。因为紫药水的干燥效果仅限于表面，而聚乙烯醇醚络碘溶液的干燥效果是从里到外干燥。

(5) 每天用聚乙烯醇醚络碘棒擦拭两遍脐带，早晚各一次。在擦拭的时候，一手提起脐带结扎部位的小细绳，一手用聚乙烯醇醚络碘棒充分地擦拭脐带与肉连接的地方。这时候要注意，如果聚乙烯醇醚络碘棒脏了，就要及时换掉，不要用脏的聚乙烯醇醚络碘棒反复擦拭脐带，这样会引起脐带感染和发炎。

2) 脐带脱落之后的护理

(1) 每天彻底清洁小肚脐。

(2) 保持肚脐干爽。

(3) 不要让纸尿裤或衣服摩擦脐带残端。

(4) 如果宝宝的脐带两周后仍未脱落，要仔细观察脐带的情况，只要没有感染迹象，如没有红肿或化脓，没有大量液体从脐窝中渗出，就无须担心。

(5) 可以用酒精给宝宝擦拭脐窝，使脐带残端保持干燥，加速脐带残端脱落和肚脐愈合。

3. 囟门护理

囟门相当于新生儿脑颅的窗户，若长时间不清洗，则会堆积污垢，容易引起婴儿头皮感染，严重时可导致病原菌穿透没有骨结构的囟门从而引发脑膜炎、脑炎等疾病。清洗囟门时手指应平置在囟门处轻轻揉洗，不应强力按压或挠抓。如果囟门处有污垢不易洗掉，可先用麻油或其他植物油浸润 2～3 小时，待这些污垢变软后再用无菌棉球按照头发的生长方向擦掉。囟门清洗可在新生儿洗澡时进行，可用婴儿专用洗发液但不可用强碱性肥皂，以免刺激头皮诱发湿疹。

4. 生殖器护理

1) 女婴生殖器的护理

(1) 给女宝宝擦屁股时一定要注意从前往后，避免粪便污染尿道造成感染。

(2) 平时用清水冲洗即可。先用拇指和食指轻轻分开大阴唇，自上往下冲洗，不要清除大阴唇内所有分泌物。粪便残留可用棉签或软布轻轻擦拭掉。

(3) 不要用沐浴液或婴儿皂清洗外阴，以免削弱外阴的自洁能力。

(4) 勤换尿布、尿裤、内裤，不穿开裆裤。

(5) 婴儿尿布衣物等要单独清洗，不可与成人衣物混洗。

(6) 清洗时不要遗漏大腿根部。大小便都有可能流到大腿根部，这个部位一定要擦拭干净、保持干爽，否则容易发生尿布疹。

2) 男婴生殖器的护理

(1) 给男婴擦屁股时不要忘记擦阴茎和阴囊内侧，污垢很容易藏匿在阴茎和阴囊的内侧皮肤褶皱里。尤其是婴儿大小便后，要仔细擦拭干净。

(2) 洗澡时注意清洗皮肤褶皱处，切勿用力拉扯包皮，也不要用力拉扯阴囊。

(3) 男婴三岁以前，包皮和龟头是粘连的，清洗时不要上翻包皮。三四岁以后，包皮和龟头会逐步分离，清洗时可以上翻包皮。

(4) 勤换尿布、尿裤、内裤，不穿开裆裤。

(5) 婴儿尿布衣物等要单独清洗，不可与成人衣物混洗。

(6) 清洗时不要遗漏大腿根部。

5. 沐浴

新生儿的新陈代谢非常快，因此，应保持新生儿皮肤的清洁滋润，避免皮肤疾病。胎儿出生前在母体内的羊水中度过，多数婴儿对于水有天然的亲近感，他们在洗澡时能表现出对沐浴的喜爱。因此，给新生儿沐浴的时候要和他一起享受这种乐趣。一般来说，给新生儿洗澡的最佳时间是在喂奶之前。因为洗完澡后他们通常会感觉到饥饿，吃完奶后，就能愉快地入睡。反之，在喂奶之后沐浴，可能会影响新生儿的睡眠。适宜的洗澡水温为 $32 \sim 38℃$，成人可以用手肘来测试水温，觉得温暖舒服即可。

6. 眼耳口鼻及指甲护理

除沐浴之外，抚育者还应经常用柔软的毛巾和清水给新生儿清洗脸部。新生儿的外耳和耳朵眼入口处要注意擦拭，尤其是皱褶处，而耳朵眼内部不需要特别清洗。新生儿的眼睛不需要特别的护理，其泪水会一直冲洗他们的眼睛。新生儿的口腔一般也不需要特别的护理，可以让他们适当地喝一些白开水保持口腔清洁。一般来说，新生儿会通过打喷嚏或者揉鼻子的方式排出鼻子里的黏液。但是，如果空气比较干燥，婴儿的鼻孔里可能会积累很多干鼻痂，影响他们的呼吸。这时候，要先用湿毛巾把干结的鼻痂泡软，再轻轻擦拭。如果婴儿的手指甲常将自己的皮肤抓伤，可以趁着他睡着时为其修剪指甲，也可为他戴上婴儿专用的棉布手套。

（三）睡眠护理

新生儿的睡眠时间是成人的 2 倍，每天有 $18 \sim 22$ 小时是在熟睡之中。新生儿离开母体时，他的中枢神经系统发育不成熟，容易兴奋，又容易疲劳，因此睡眠对他的中枢神经系统的发育和成熟是很重要的。新生儿睡眠不足，会烦躁不安，食欲不好，体重不增，抵抗力降低，由于本身免疫功能差，就会导致经常生病。

1. 睡前准备

(1) 放下窗帘，提供光线较暗的、安静的环境。

(2) 保持室内空气流通、新鲜。

(3) 室温适宜 (冬天 18 ～ 22℃；夏天 26 ～ 27℃)。

(4) 婴儿床软硬适中，选择木板床利于脊柱发育；根据季节选择厚薄适中的被子。

(5) 关上窗，脱去新生儿外衣。

(6) 保证新生儿睡前情绪稳定，不过度兴奋。

2. 睡觉时

新生儿熟睡后，保持室内通风，光线稍暗。夜间照料宝宝的时候，也要选择暗的夜光灯，最好选择蓝色的，不选择黄色的，或者用手电筒，用完了要赶紧关上。注意观察睡眠中的新生儿，出汗要及时擦干，避免吹风后着凉。对于仰卧的孩子，特别留意避免无关的衣物等盖住孩子的口鼻或勒住颈部；对于俯卧的孩子，留意不要将孩子的口鼻埋在枕头里阻碍呼吸。还要注意婴幼儿由于吐奶造成器官堵塞。

 资料链接

宝宝睡多久才合适？

每个宝宝睡眠时间的个体差异很大。比如，有些宝宝会一次睡很久，有的则精神头大，不愿意睡很久；早产的宝宝因为成熟度比足月的低，所以需要睡眠的时间更长。一般来说，随着月龄变大，宝宝睡眠的时间就会逐渐变短。新生宝宝每天的睡眠时间大约有20个小时，2个月的宝宝每天睡眠约18个小时，4个月时每天约睡16个小时，9个月时约睡15个小时，1周岁左右睡13 ～ 14个小时就可以了。

其实父母也不必严格按照上述一般要求去卡宝宝的睡眠时间，如果宝宝吃得好，比较开心，每天也不打蔫，那么即使睡的时间达不到一般要求也不用太担心。

怎样应对新生儿哭闹、睡眠不好

1. 吮吸

不论是乳房、瓶子、婴儿自己的手指还是奶嘴，吮吸总是能起到安抚作用。

2. 按摩

各种轻拍和按摩都能使婴儿平静下来，但在满月之前不要按摩他的肚子，避开脊骨，避免使用坚果类油 (如杏仁油)。

3. 音乐

有节奏的声音或音乐能帮助安抚新生儿，甚至洗衣机或吸尘器的嗡嗡声也能帮助他平静一些。

---

4. 运动

在手臂或摇篮里摇动婴儿，或者把他放在婴儿车里推动。

5. 新鲜空气

带婴儿出去走走，即使哭喊没有因此停止，多呼吸新鲜空气对宝宝也有好处。

6. 嗳气

一些婴儿在嗳气（呃逆）之后会感觉好点，所以尝试让婴儿自然地竖靠在你肩膀上，然后轻拍他的背。

7. 洗澡

一个暖水澡能立即使一些婴儿平静，但是要注意这也可能会有反作用。

8. 安抚

带婴儿去更安静的房间，用温柔的搂抱和轻声的吟唱来安抚他。

（四）新生儿抚触

新生儿抚触是通过触摸新生儿的皮肤和机体来刺激新生儿感觉器官的发育，增进新生儿的生理成长和神经系统反应，并增加新生儿对外在环境的认知，同时还能加深亲子之间的浓厚感情。相关研究结果显示，经过触摸后的新生儿，体重平均增加10%，患先天性贫血的概率降低，感官和神经发展较好。对新生儿的抚触开始得越早越好。

1. 抚触顺序

新生儿抚触一般按照头部—胸部—腹部—上肢—下肢—背部—臀部的顺序依次进行。

2. 抚触方法

1）头部

用两手拇指指腹从眉间向两侧滑动；两手拇指从下颌上、下部中央向外侧、上方滑动，让新生儿上下唇形成微笑状；一手托头，用另一只手的指腹从前额发际向上、向后滑动，至后下发际，并停止于两耳后乳突处，轻轻按压。

2）胸部

两手分别从胸部的外下方（两侧肋下缘）向对侧上方交叉推进，至两侧肩部，在胸部划一个大的交叉，注意避开新生儿的乳头。

3）腹部

食指、中指依次从新生儿的右下腹至上腹再向左下腹移动，呈顺时针方向画半圆，注意避开新生儿的脐部。

4）四肢

两手交替抓住婴儿的一侧上肢从腋窝至手腕轻轻滑行，然后在滑行的过程中从近端向远端分段挤捏。对侧及双下肢的做法相同。

5）手和足

用拇指指腹从婴儿手掌面或脚跟向手指或脚趾方向推进，并抚触每个手指或脚趾。

6）背部和臀部

以脊椎为中分线，双手分别放在脊椎两侧，从背部上端开始逐步向下渐至臀部。婴儿呈俯卧位，两手掌分别于脊柱两侧由中央向两侧滑动；以脊柱为中线，双手食指与中指并拢由上至下滑动四次。

二、新生儿的教育

新生儿的生长发育很快，其感知能力、运动能力、语言能力、社交能力都会迅速发展。新生儿感觉灵敏，具有非凡的模仿和辨别力，对新奇的事物特别感兴趣，尤其是喜欢有生命的东西，有自己的喜怒哀乐，大脑已具备了接受外界良好刺激的条件。早期教育应从新生儿开始，可使其大脑获得足够的刺激，并在功能和结构上更趋完善，促使潜在能力得到较好发挥。

（一）感知能力训练

新生儿自出生，其视觉、听觉、嗅觉、味觉和触觉已开始运作，对光线、噪声、触碰有反应。

1. 视觉训练

视觉是宝宝对这个世界最为直接的认知窗口。新生儿刚出生时，对光线就会有反应，但眼睛发育并不完全，视觉结构、视神经尚未成熟，视力只有成人的 1/30。他能追着眼前的物体看，但视野只有 45°左右，而且只能追视水平方向和眼前 20～25 cm 的人或物。新生儿偏爱注视较复杂的形状和曲线，以及鲜明的对比色。活跃的视觉活动有利于新生儿的记忆力和智力发育，训练新生儿的视觉能力可以参考以下方法。

1）对视法

新生儿最喜欢看妈妈的脸。当妈妈注视他时，他会专注地看着妈妈的脸，眼睛变得明亮，显得异常兴奋，有时甚至会手舞足蹈。个别新生儿和妈妈眼神对视时，甚至会暂停吸吮，全神贯注地凝视妈妈，这是人类最完美的情感交流，也是最基本的视觉能力训练。

教养者平时可以多跟新生儿玩藏猫猫的游戏，训练时妈妈可用一条薄纱布轻轻盖住新生儿的眼睛（注意时间不能太长），然后妈妈把脸躲到一旁，一边跟新生儿说"妈妈在哪儿？"，一边迅速将薄纱布从新生儿的眼睛上拿开，把脸凑近宝宝的脸说："妈妈在这儿呢！"

2) 静态玩具注视法

一般情况下，当新生儿睡醒后，他会睁开眼睛到处看，这时可以为他准备几幅挂图，最好是模拟妈妈脸的黑白挂图，也可以是条纹、波纹等图形。将黑纸与白纸各一张出示在出生后 10 天左右的新生儿面前，眼与纸的距离为 15 ～ 20 cm。先看黑纸，再看白纸，各注视半分钟。然后将黑纸白纸同时出示，让新生儿同时注视两种不同颜色的纸，训练眼球在两张纸之间来回移动。由于新生儿对新奇的东西的注视时间比较长，对熟悉的东西的注视时间短，因此每隔 3 ～ 4 天就要换一幅图。新生儿醒后，可以抱着他观看室内墙壁上的大幅彩色画。婴儿床边可以挂些玩具，空中可悬挂彩球。悬挂的玩具品种可多样化，还应该经常更换种类和位置，悬挂高度以 20 ～ 35 cm 为宜。

3) 迷你手电筒法

大多数新生儿不仅喜欢看爸爸妈妈的脸，也喜欢看亮光，可在房内挂光亮适度、柔和的乳白色灯或彩灯，光线不要直射新生儿的脸，可以一会开灯，一会关灯，以锻炼瞳孔扩大与缩小的功能。两周后可用红布包住手电筒，将亮光对准新生儿眼上方 15 ～ 20 cm 处，沿水平线向左右或前后方向慢慢摇动数次，进行视觉训练。训练时视角仅限于正前方 45°范围，注视时间仅几秒。待新生儿满月后，视角可扩大到正前方 90°范围，注视时间也可适当延长。新生儿长到一个月大时，如果你慢慢将手电筒往旁边移动，他们的视线会追随你的动作，一般要等长到三个月大以后，新生儿才能完成左右 180°捕捉物体的动作。

4) 动态玩具追视法

培养新生儿练习追视，他们喜欢左顾右盼，极少注意正前方的东西，所以抚育者可以拿些玩具在新生儿眼前慢慢移动，新生儿的眼睛与追视玩具的距离以 20 cm 为宜。可将彩球悬挂在新生儿胸上方，距离其眼部 20 ～ 25 cm 处，逗引新生儿注视。一周后，将彩球在新生儿眼前从左到右移动，再从右到左移动，训练其视线随物移动。两周后将球放在新生儿眼前上下移动，并继续向左右移动。满月时，将球放在新生儿眼前做 360°转圈，训练其视线随球转动 360°。训练追视玩具的时间不能过长，一般控制在每次 1 ～ 2 分钟，每天 2 ～ 3 次为宜，否则会引起宝宝的视觉疲劳。除了用玩具训练宝宝学习追视外，妈妈还可以用自己的脸引导宝宝进行追视。妈妈把脸一会儿移向左，一会儿移向右，让宝宝追着妈妈的脸看，不但可以练左右转脸追视，还可以练习向上方的追视，甚至环形追视，这样不但锻炼了宝宝的视觉能力，也使宝宝的颈部得到了锻炼。

2. 听觉训练

现代科学证明，胎儿在妈妈体内就具有听的能力，并能感受声音的强弱、音调的高低和分辨声音的类型。因此，新生儿不仅具有听力，还具有声音的定向能力，能够分辨出发出声音的地方。新生儿喜欢柔和、缓慢的声音，表现为安静、微笑；对于尖锐的声音则表现为烦躁不安。新生儿对有节奏的声音更为敏感，可能与胎儿期天天听到母亲有节律的心跳有关，它给予新生儿一种安全感。所以，在新生儿期进行宝宝的听觉能力训练是切实可行的。训练新生儿听力时，可使用以下方法。

1) 音响玩具法

可供宝宝进行听觉能力训练的音响玩具品种很多，如各种音乐盒、摇铃、拨浪鼓，各种形状的吹塑捏响玩具，以及能拉响的手风琴等。在宝宝清醒时，爸爸或妈妈可在宝宝耳边轻轻摇动玩具，发出响声，引导宝宝转头寻找声源。进行听觉训练时，要注意声音要柔和、动听，声音不要持续很长时间，否则宝宝会失去兴趣而不予配合。也可在新生儿头部两侧摇铃，节奏时快时慢，音量时大时小。先不要让新生儿看到摇铃，观察其对铃声有无反应；再训练新生儿根据铃声用眼睛寻找声源，每天进行 2 ～ 3 次。在检验新生儿听力的同时，还可提高其视知觉能力。

2) 音乐欣赏法

人的左脑负责语言及逻辑思维，而右脑用来感受音乐。在宝宝学会说话之前，优美健康的音乐能不失时机地为宝宝右脑的发育增加特殊的"营养"。选择的音乐要优美、轻柔、明快。中外古典音乐、现代轻音乐和描写儿童生活的音乐，都是训练宝宝听觉能力的好教材。最好每天固定一个时间段播放一首乐曲，一次 5 ～ 10 分钟为宜。播放时先将音量调到最小，然后逐渐增大音量，直到比正常说话的音量稍大即可。

除以上两种方法外，还可通过日常的生活，让新生儿听到各种不同的声音以锻炼他的听力。帮助新生儿逐渐区分不同的声响，给新生儿一个有声响的环境(家人的日常活动会发出各种声音，如走路声、开门声、流水声、炒菜声、说话声和外界的杂声等)。另外，教养者最好能和新生儿多说话，亲切温馨的话语能让婴儿感觉到情感的交流。

3. 触觉训练

刚出生的新生儿的触觉在身体的某些部位已发育得很好，像前额、眼、口周、手掌、足底等部位的触觉已经相当敏感，如触及小儿口唇及舌尖时即可引起吸吮动作。进行新生儿触觉训练时可使用以下方法：

(1) 每次换尿布或哺乳的时候，可以轻轻抚摸宝宝的皮肤，宝宝会觉得很愉快，这也是最简单的触觉训练。婴儿喜欢柔软而不是粗糙的感觉，不喜欢被粗鲁地摸抱。

(2) 宝宝睡醒后，轻轻抚摸宝宝全身皮肤。还要经常用温暖的手抚摸宝宝的脸颊、手心、背胸腹部以及脚底的皮肤，这会使宝宝感受到安全和温暖，每天 2 ～ 3 次，每次 5 ～ 10 分钟即可。抚触宝宝时不仅要注意手法，还要控制好时间，不要超过 30 分钟；当宝宝不配合时，马上停止，让宝宝休息。

(3) 宝宝吃奶的时候妈妈可以给宝宝一根手指让他练习抓握。宝宝醒着时，可以给宝宝一些诸如卡片、苹果、软布或轻巧的玩具等，让宝宝抓握。这样可以让他感受不同物体的质感，还可以锻炼宝宝的手部肌肉和手的灵巧性。

（二）运动能力训练

新生儿已有一定活动能力，如会将手放到口边甚至伸进口内吸吮。四肢会做伸屈运动，表现为转头、手上举、伸腿等类似舞蹈动作。进行新生儿运动能力培养时可从以下几方面进行。

1. 头部训练

使新生儿仰卧在床上，用新生儿感兴趣的色彩鲜艳、会发出声响的玩具，在其头部左侧或右侧、距离其眼睛 30 cm 远的地方逗引新生儿，使新生儿头部侧转注意玩具。慢慢移动，让新生儿的头随玩具转动，朝左朝右各转动 90°。

2. 手指抓握能力训练

抚育者将自己洗净的食指放进新生儿手掌里，使宝宝抓握，然后抽出来再塞进去，反复数次，以训练宝宝的抓握能力。也可以换用圆形光滑的小木棍让宝宝抓握。

3. 收缩脚掌训练

父母用手指或其他物体触碰新生儿脚心，使宝宝自动收缩脚掌，反复进行 4～6 次，以活动宝宝腿部的肌肉。

4. 游泳训练

新生儿脐带脱落后，若恢复得很好，可在 2 或 3 周后进行游泳训练。洗澡时将新生儿放在较大的浴盆里，用一手掌托住腹部，另一手托住下颌，让宝宝平趴在水中，露出头部，四肢自由活动，推动身体在水中移动。

（三）语言能力训练

新生儿处在语音的敏感期，语言教育的主要目标是培养婴儿对语音的感知，努力促进婴儿发出各种音节。婴儿最初掌握的语言是从日常生活中模仿成人得到的，因此，抚育者一定要为婴儿创造一个良好的语言环境。新生儿清醒后为了放松会啼哭，在感到饥饿、痛苦、不舒服时会发出哭声。除啼哭外新生儿还会从喉咙里发出细小的喉声。新生儿语言训练可从以下几个方面进行。

1. 讲话

抚育者给宝宝喂奶、换尿布、穿衣服、洗澡以及和其玩耍时，都可以与他们进行交谈。例如，当宝宝哭时，妈妈要用温和亲切的语调哄他，如"宝宝怎么了？宝宝不哭，妈妈在这儿"，并观察宝宝的反应；在喂奶时，轻轻呼唤宝宝的乳名，反复对他说："宝贝饿了，妈妈给你喂奶来了！"无论给宝宝做什么事，都要用柔和亲切的声音、富于变化的语调与宝宝讲些"悄悄话"。这样一来，宝宝就会时时刻刻被语言包围着，感受着语言的刺激，这对其语言能力的发展是非常有好处的。

2. 逗笑

从出生第一天起，父母就要经常逗新生儿笑。新生儿会在大人逗乐时报以微笑，而且与自己在睡觉时脸部肌肉收缩的笑不同。大人逗乐是一种外界刺激，婴儿以笑来回答，是宝宝学习的第一个条件反射。相关研究表明，越早出现逗笑的婴儿越聪明。

3. 回声引导发音

在新生儿啼哭之后，父母发出与宝宝哭声相同的声音。这时宝宝会试着再发声，几次回声对答，宝宝喜欢上这种游戏似的叫声，渐渐地宝宝学会了叫而不是哭。这时父母可以把口张大一点，用"啊"来代替哭声诱导宝宝对答，渐渐地宝宝发出第一个元音。如果宝宝无意中出现另一个元音，无论是"噢"或"咿"，都应以肯定、赞扬的语气，用回声给宝宝以巩固强化，并且应当进行成长记录。

（四）社交能力培养

部分家长认为宝宝还小，是不需要和他人进行过多交流和沟通的，这种观念是不对的。人际交往也是早期教育的一部分。宝宝和大人一样，也需要和他人进行良好的交往。每个人都不是一出生就会与他人相处的，社交经验需要一点点积累。只有通过与环境的相互作用，才能让宝宝得到好的发展。新生儿社会交往能力的培养可采用以下几种方法。

1. 关注新生儿

出生后，新生儿最先认识的是妈妈，他会盯着妈妈的脸看，对周围的世界充满好奇，但最让他感兴趣的是妈妈的说话声。因此妈妈要多关注新生儿，要多跟宝宝说话，妈妈温柔的语调能让他们感到安全和幸福。

2. 满足新生儿的合理需要

新生儿哭时，如果能得到妈妈及时的关注，会让他们觉得自己很重要。妈妈或其他抚育者要学会主动识别不同哭声，满足新生儿的需要。有时宝宝的需要已经满足了，但他们还是不停地哭，这可能是因为过度兴奋，或吃得太饱、精力旺盛造成的。

3. 建立合理的作息时间

新生儿出生后，抚育者的主要任务就是设法帮助他们适应周围的生活环境，用极大的耐心调整他们的生物钟，帮助他们逐步建立有规律的作息时间。

4. 建立最初的亲子交流

抚育者尤其是妈妈要多与新生儿进行交流。宝宝学会的第一件事就是将妈妈的音容笑貌与满足自己生理需要和安全需要联系在一起。这时，妈妈应通过适当刺激宝宝感官的方式，如微笑、爱抚等，来帮助和鼓励宝宝学习。最初几周，妈妈可以运用物品与新生儿互动，如使用会发出声音或音乐的玩具、毛绒玩具或不会摔破的镜子等逗乐宝宝。妈妈的情绪以及与周围环境的互动，都会影响宝宝的社会交往能力。

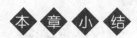

本　章　小　结

本章详细介绍了新生儿的保育与教育。首先详述了新生儿的生长发育及生理特点，介绍了新生儿的喂养构成及要求，尤其是介绍了握头交叉环抱式、足球式（握头腋下挽抱式）、扶腰臀抱篮式和侧卧式这四种母乳喂养姿势及方法；然后从身体保暖、脐部护理、囟门护理、生殖器护理、沐浴、眼耳口鼻及指甲的护理几方面介绍了新生儿的日常护理方法；接着介绍了新生儿的抚触顺序和身体各部位的抚触方法；最后详细阐述了新生儿感知、运动、语言和社交四种能力的训练内容与方法。

 思考练习

一、简答题

1. 简述新生儿身体的生长发育规律。

2. 简述新生儿的吮吸反射和防御反射。

3. 简述新生儿感觉系统的生理特点。

4. 简述新生儿的喂养构成及要求。

5. 简述母乳喂养包括哪几种喂奶姿势。

6. 简述新生儿的抚触顺序和身体各部位的抚触方法。

二、论述题

1. 详细论述新生儿的日常护理方法。

2. 详细论述新生儿感知、运动、语言和社交四种能力各自的训练内容与方法。

第四章　婴儿的保育与教育

学习目标

1. 了解婴儿的生长发育规律。

2. 了解婴儿注意、记忆、思维、情绪的发展规律。

3. 从粗大动作和精细动作两个方面，理解婴儿的动作发展规律。

4. 理解婴儿感知觉的发展规律。

5. 理解婴儿语言发展的三个阶段各自的规律特点。

6. 掌握三种不同类型婴儿的气质特点。

7. 掌握婴儿身体器官的保育和体格锻炼的方法。

8. 掌握保障婴儿安全应该注意的问题。

9. 掌握婴儿辅食添加的时间与原则。

10. 掌握婴儿感觉器官、动作、语言、社会适应性的训练内容与方法。

关键词

婴儿　简单音节阶段　连续语音阶段　言语模仿阶段　思维萌芽　日光浴

知识结构图

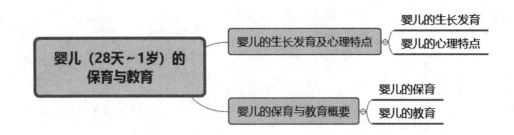

第一节 婴儿的生长发育及心理特点

婴儿期是孩子一生中生长发育最快的时期。婴儿期有着突出的三大变化：吃奶→断奶→吃普通食物；躺卧状态→用手操作物体→直立行走；完全不能说话→能掌握一些简单的词。

正确认识婴儿的生长发育和心理特点，根据婴儿生长发育和心理特点，创造适合其生长发育的有利条件，实施科学的保育和教育，可以使婴儿发展的潜力得到最大限度的发挥。

一、婴儿的生长发育

孩子出生后 28 天至 1 周岁，被称为婴儿期，也有相关学者称之为乳儿期。婴儿期是人生中生长发育的第一高峰期，婴儿的身高和体重成倍增长，大脑也快速发展，开始出乳牙，能坐，会爬并开始学步。

（一）身体的生长发育

1. 身高（身长）

1 岁以内婴儿身高（身长）增长很快，前 3 个月每月可增长 3.0～3.5 cm，以后增长速度逐渐减慢，婴儿期平均每月身高增长 2～3 cm。前半年大约可增长 16 cm，后半年增长 8～9 cm。1 岁时的身高（身长）约为出生时的 1.5 倍，此时的身高为 75 cm 左右，但因先天差异和后天养育环境的不同，每个婴儿也有一定的区别。

2. 体重

1 岁以内的婴儿体重增长很快，但此期间婴儿的体重增长会不平衡，前 6 个月增加体重快，后 6 个月增长体重比前 6 个月慢一些。在正常养护条件下，前 3 个月，婴儿平均每月增重可达 700～800 g，以后逐渐减慢，后半年平均每月增重 250 g，全年平均每月增加 500～600 g。因此，婴儿出生后 4～5 个月时，体重可达出生时的 2 倍，1 岁时可达出生的 3 倍或稍多。婴儿到 12 个月时体重为 10～10.5 kg。为了准确掌握婴儿体重增长变化是否正常，可以进行测量和计算（详见第二章）。

3. 头围

婴儿 1～3 个月内头围增长最快，一般可增加 5～6 cm，以后增长速度逐渐变慢，1 岁时，男孩的头围约 46.0 cm，女孩约 45.5 cm。头围的大小和脑的发育密切相关，脑发育不全时，头围增长缓慢；脑积水可使头围增长过快。

4. 胸围

婴儿的胸围在第一年增长最快，1岁时胸围可比头围大。以后，头围和胸围的差距逐渐增加。

5. 脊柱

1岁以前是宝宝脊柱发展最迅速的时期。新生儿的脊柱非常柔软，几乎完全是直的。孩子出生后3个月能抬头，颈部的脊柱向前凸出，形成第一个弯曲。6个月时婴儿会坐起，胸部脊柱向后凸出，形成第二个弯曲。到1岁婴儿会行走时，腰部脊柱向前凸出，形成第三个弯曲。第四个弯曲为骶曲。脊柱的四个生理性弯曲如图4-1所示。脊柱在发育中形成的弯曲有助于保持身体的平衡。婴儿期的脊柱有弹性，在取卧位时这些弯曲则会变直。到6～7岁以后脊柱弹性逐渐减少，脊柱的弯曲会逐渐固定。

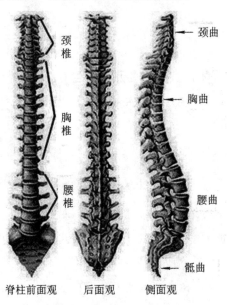

颈椎 胸椎 腰椎

颈曲 胸曲 腰曲 骶曲

脊柱前面观　　后面观　　侧面观

图4-1　脊柱的四个生理性弯曲

6. 牙齿

人一共会长出20颗乳牙和32颗恒牙。在乳牙萌出时间方面，个体差异较大，大部分婴幼儿从6个月开始长牙，12个月以后出牙称为出牙延迟。正常情况下，婴幼儿在1周岁时有6～8颗乳牙，全副乳牙在2～2.5岁出齐。最早长出的是下方的中门齿（前牙），之后是上方的中门齿，然后是侧切牙，再后来是第一恒磨牙（前磨牙）和犬齿，最后是第二大臼齿（后磨牙）。乳牙生长顺序如图4-2所示。可用如下公式推算6个月到2岁的婴幼儿正常情况下应出牙的数目：

$$牙齿数 = 月龄 - 4(或6)$$

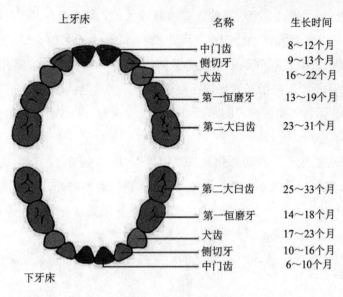

上牙床	名称	生长时间
	中门齿	8～12个月
	侧切牙	9～13个月
	犬齿	16～22个月
	第一恒磨牙	13～19个月
	第二大臼齿	23～31个月
	第二大臼齿	25～33个月
	第一恒磨牙	14～18个月
	犬齿	17～23个月
	侧切牙	10～16个月
下牙床	中门齿	6～10个月

图4-2 乳牙生长顺序

（二）动作发展

婴儿期的运动机能已有了较好的发展，婴儿的动作包括躯体粗大动作和手指精细动作。婴儿动作发育是神经系统发育的一个重要标志，与心理、智能密切相关。动作发育规律主要是自上而下（如抬头—坐—站—走），由近及远（如抬肩—伸手—手指取物），由不协调到协调，由正面动作到反面动作（如先能握物，后能随意放下）。

1. 粗大动作的发展

随着大脑质层下的纹状体的成熟和肌肉的发育，婴儿出现了抬头、挺胸、坐、爬、立、走等活动。婴儿出生后第1个月月末，头能运动，俯卧位时能做短暂抬头动作。2个月时可以抬头，俯卧位时抬头45°，竖头片刻。3个月俯卧位时能抬头45°～90°，可用肘支撑抬起胸部，竖头较稳，可自如地转头。4个月时开始翻身，从仰卧位至侧卧位，扶着婴儿的躯干，他们能够坐起。婴儿5个月时能背靠物坐片刻，翻身从仰卧位到俯卧位。6个月的婴儿能独立坐着，能由仰卧位翻身转为俯卧位。7个月的婴儿能坐得很稳，能连续翻滚。8个月的婴儿可用双上肢向前爬。婴儿9个月时能扶着大人的手或扶物站立。10个月的婴儿开始扶物迈步。11个月，婴儿可独自站立片刻。12个月，婴儿能牵着手走路，有的能独走几步。一般来讲，在10～15个月期间，婴儿学会独立行走都属于正常。但如果婴儿到了1岁半仍然不能独立行走就需要去医院进行专门的检查了。

2. 精细动作的发展

1个月婴儿的双手经常呈握拳头状，偶尔稍有松开；2个月时，婴儿双手握拳时常松开；3个月时，婴儿双手握拳松开时间长，拇指一般不呈内收状，可以握住较大的球状物；4

个月时，婴儿见物会伸手抓，会把玩具放入口中；5 个月时，婴儿会用两手抓物，会用手摸、敲、打东西；6 个月时，婴儿开始会把玩具互相换手；7～8 个月时，婴儿会玩拍手游戏，能抛掷、滚动玩具，大拇指和其他四指能分开对捏；9～10 个月时，婴儿会用拇指和食指对捏，取小件物品，如用拇指和食指捏小豆子的动作非常熟练，会把一件玩具放进另一件东西中，会在许多玩具中找到想要的东西；10～12 个月时，婴儿会用手盖上或打开盖子，会用手翻书。

综上，评价婴儿的生长发育可以概括为"三好"，即"生活好，看上去好，智力好"。"生活好"为吃奶、喂饭时食欲好，睡觉深沉不爱醒，睡醒后精神好，玩得开心，比较活泼，很少生病。"看上去好"为从外表上看，头发黑亮，皮肤细腻富有弹性，小脸红扑扑；"智力好"表现为眼神灵活，能懂得大人语言，会表示各种需要。

二、婴儿的心理特点

在婴儿期，孩子的心理随着动作的发展、语言的发展而逐步产生并发展。

（一）感知觉的发展

新生儿已具备各种感觉，但这些感觉基本上是为无条件反射服务的。随着神经系统，特别是大脑机能的发展，在日益多样、丰富的环境刺激下，婴儿的感知觉开始迅速发展。

1. 视觉

婴儿出生后 1 个月目光可随发光的物体移动。2 个月的婴儿能协调地将两眼固定在物体上，并能注视眼睛前约 25 cm 处物体的运动。3 个月的婴儿可以比较长时间地注视较近的成人的面孔，可以用视觉分辨自己熟悉的人，如看见母亲后可以出现喜欢的神情。4 个月的婴儿对颜色有分化反应，特别是红色的物体最能引起宝宝的兴趣。婴儿 5 个月时对自己熟悉的事物有了视觉分辨能力，如进食前看到奶瓶或看到妈妈的乳房时显得很高兴。6 个月起，婴儿可注意远距离的物体，如车辆、行人、太阳、月亮等。8～9 个月时，婴儿开始出现视深度感觉，能看到小物体。12 个月时，婴儿能够区别各种图形，对展示的图片有兴趣。相关研究表明，婴儿具有视觉偏好，他们对具有轮廓线、复杂化和曲度感的事物感兴趣，如他们凝视人脸图片的时间几乎是其他任何图片的两倍。在两三个月时，婴儿便能获得一个物体在多远、多深地方的空间知觉，支持这个结论的最有力证据是本书第二章介绍的视崖实验。

2. 听觉

宝宝出生后只需几十分钟就能听到声音。新生儿期便能感受不同方位发出的声音，并且向声源方向转头。出生后三四个月，婴儿就能倾听音乐的声音，并且在听到乐音（如催眠曲）时产生愉快的情绪，而对于强烈的声音则会表示出不快。从第 4 个月起，婴儿能辨别成人发出的声音，如听见母亲说话的声音就高兴起来。婴儿 6 个月时能区分爸爸妈妈的声音，叫其名字已有回应。9 个月时，婴儿逐渐可以根据不同的声音来调节、控制自己的行动，学会倾听声音，并对不同声音作出不同的反应，而不再是立即寻找声音的来源。婴儿 12 个月时可以控制对声音的反应，这说明婴儿期的听觉和视觉之间开始逐渐建立起协调关系。感知发育和婴幼儿的语言发育直接相关，听力障碍如果不能在语言发育的关键期内或之前得到确诊和干预，则可因聋致哑，严重影响孩子的语言发育。

3. 嗅觉和味觉

嗅觉和味觉也出现得较早。新生儿大约在第 1 个月就可因香味引起食物性的条件反射，闻到乳香味就会寻找乳头。婴儿出生后第 2 个月就能比较明确而精细地区别酸、甜、苦等不同味道，能对不同的味道作出不同反应。婴儿生来就喜欢甜的味道，对甜的味道有积极的反应，而对苦和酸的东西产生一种特有的消极的表情，如皱眉、闭眼、张嘴等。喝惯了母乳的新生儿，在刚刚换喝牛奶的时候，往往会拒绝。

4. 触觉（皮肤觉）

婴幼儿触觉（皮肤觉）很早就开始出现。婴儿从很小的时候起，就能对跟身体接触的褯裸或被褥的任何不舒服的刺激表示强烈的反应，特别敏感的是嘴唇、手掌、脚掌、前额、眼帘等处。例如，在物体接触嘴唇的时候，婴儿就立刻抓握物体等。在温冷觉方面，婴儿的感受性也比较敏锐，如在洗澡的时候，如果水太冷或太热婴儿会大哭起来。喝牛奶的婴幼儿，如果牛奶太冷或太热，会加以拒绝。在痛觉方面，婴儿如遇到痛刺激，能立刻引起全身或局部的反应。有心理学家提出婴儿的"皮肤饥饿"理论，认为新生儿在很小的时候，皮肤具有"饥饿感"，只要成人轻轻抚摸或抱起来，他就会感到安全和解除"饥饿感"。这就是为什么通常当小孩子哭的时候，把他们抱起来，哭声即止。

（二）语言的发展

婴儿期是人的语言发生期，又称为前言语期，包括发音和学语。婴儿经历的语言发展过程大致可以分为以下三个阶段。

1. 简单音节阶段（0 ~ 3 个月）

在此发展阶段，婴儿通过听、看、"说"、哭闹等与外界、成人沟通，此阶段婴儿的语言的发展具有以下规律。

(1) 婴儿听觉较敏锐，对语音较敏感，具有一定的辨音水平。从刚一出生，婴儿就开始了对语言的内在吸收性学习。婴儿首先学会将语言和自然界中、生活中的其他声音区分开，并获得辨别不同话语声音的感知能力。婴儿更喜欢听人的语音，满月时，他们听到妈妈的说话声能停止哭泣；2 ~ 3 个月的婴儿听到成人说话的声音会主动转头寻找。

(2) 与成人面对面进行"交谈"等交流时，婴儿产生交际倾向，会作出相应的动作反应。

这一阶段的婴儿喜欢面对面的"言语"交际,偏爱母亲和高频率的声音,如果有人对他说话,他会用微笑、动动嘴巴、转头、吵闹、尖叫或者其他快活或痛苦的神情作出反应,身体也会有相应的活动。

(3) 能发出一些简单的音节,多为单音节。0～3个月的婴儿发声以哭为主,可以发出 a、o、e 等音,能够从喉咙里发出细小的喉音,偶尔吐露 ei、ou 等声音。3个月时能发出拖长的单元音,或连续两个音,如"啊咕""啊呜"等,此时发声更加自如,喜欢与人对答。

2. 连续语音阶段(4～8个月)

在此阶段,婴儿能发出一连串近似词的音节,出现"语音玩弄"和"小儿语"现象,能辨别语气语调和音色变化,此阶段婴儿的语言的发展具有以下规律。

(1) 经常发出连续的音节,出现"语音玩弄"现象。4个月的婴儿的眼睛会盯着成人说话的嘴;发声能持续15～20分钟,能发出一连串类似音节的声音;当出现无意识的发音时,如"妈妈妈妈妈妈",会不停地叫着玩,这就是"语音玩弄"现象。

(2) 与成人交往中出现学习交际"规则"的雏形。婴儿到7～8个月后,对一些特定的语音能作出相对稳定的反应,如听到叫自己的名字能回头或以笑来回应,听到"再见"会摆手,听到"欢迎"会拍手等。这是婴儿语言条件反射的建立,它使孩子有了与成人沟通、交往和学习语言的可能性,同时也是交际规则的学习。

(3) 能辨别一些语调、语气和音色的变化。8个月左右的婴儿会看或指向物品所在的地方;一口气能说出几个语音,能说"ma-ma""ba-ba",但经常无所指;能从各种声音中分辨出熟悉、有意义的声音,如妈妈的说话声。

(4) 能够理解简单的词、手势和命令,理解具有情境性。7～8个月的婴儿听到"妈妈"的声音时会看母亲,听到"爸爸"的声音时会看父亲;如果大人边念儿歌边做相应的动作,宝宝能记住,也会学着做相应的动作;有意识地模仿语音,并以此为乐;听到大人说"不"会停止活动;会用点头或伸手表示"要",用摇头或皱眉表示"不要";开始能表达自己,而不是单纯模仿;手势语发展很快。

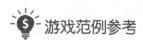 游戏范例参考

0～8个月婴幼儿语言游戏范例

妈妈的悄悄话

【游戏方法】

(1) 喂奶是宝宝与妈妈沟通的最佳时机。妈妈应在宝宝吸奶时,跟他亲切地说:"好吃吗?要多吃点哦!……"宝宝听到妈妈温柔的声音,会自然而然地产生愉悦的感受。

(2) 当宝宝睡醒时，轻柔地对宝宝说"悄悄话"，如"啊！宝宝(最好是宝宝的乳名)醒了，睡得很香吧，梦见妈妈了吗……"最好是面对面看着宝宝的眼睛说话。

(3) 宝宝尿便后，边给宝宝换尿布，边轻轻地对宝宝说："尿布湿了，不舒服了，××真乖，知道告诉妈妈了。"

【小提示】

将妈妈的声音和宝宝的舒适感联系起来，很容易引起宝宝的关注和愉快体验。同时，给宝宝储存正确的语音信息，使宝宝充分感知语言信息。

快快听

【游戏方法】

游戏时，妈妈将脸移近宝宝。让宝宝集中注意听妈妈的声音："××，妈妈在叫你。""宝宝，爸爸来了。""宝宝，你的名字叫××。"妈妈还可学着发出各种声音，如咳嗽、咂嘴、吹口哨等。"我学小猫，喵喵喵。我学小狗，汪汪汪"，模拟各种动物的声音，或者拉着宝宝的手拍一拍，并用嘴巴"配音"，激发宝宝的愉快体验。

【小提示】

游戏时，声音不宜过大，只要宝宝能听到就可以了。另外，可配合活泼丰富的表情以吸引宝宝的注意；还可给宝宝念儿歌，使宝宝熟悉日常生活中的声音，储存大量正确的语音信息。

妈妈的眼睛

【游戏方法】

游戏时，妈妈把脸挨近宝宝的脸，并轻轻将宝宝的手放在妈妈脸上，摸妈妈脸上的各部位，一边轻轻有节奏地说："这是妈妈的眼睛，这是妈妈的鼻子，这是妈妈的嘴巴。妈妈的嘴巴会说话，听听妈妈的声音，摸摸妈妈的嘴巴。"妈妈一边说，一边辅以相应的动作，如眨眨眼、皱皱鼻、张张嘴。然后拿一个漂亮的玩具娃娃再做一次，将话中的"妈妈"换成"娃娃"。最后，把宝宝的手放在他自己的脸上，念出各部位名称："看看××(宝宝的名字)的眼睛、摸摸××的鼻子、拍拍××的脸蛋、摸摸××的额头，××是妈妈的好宝宝。"

【小提示】

给宝宝用的玩具娃娃应该突出面部特征，其余部分色彩和特征应稍微挡住，以免分散宝宝的注意力。使宝宝感受到丰富的表情及声音刺激，增进亲子感情。

谁在叫宝宝

【游戏方法】

游戏时，妈妈一边叫着宝宝的名字或跟他说话，一边慢慢地走近他的小床。仔细看宝宝是否用眼睛追逐妈妈。如果没有，应走近他身旁，轻轻摇动头部和他说话，让宝宝熟悉妈妈的声音，离开时和宝宝说"再见"！

【小提示】

促进宝宝听觉的发展，为宝宝的正确发音打下基础。培养宝宝初步的辨音能力，丰富宝宝的语音信息。

蜻蜓飞

【游戏方法】

游戏时，爸爸的双手握住孩子的双手，一边帮助宝宝伸出两只食指碰一碰，一边念："蜻蜓、蜻蜓飞飞，飞到东来，飞到西，飞到南边吃露水，露水吃不到，回来吃蚊子。"这时宝宝的两只食指相对碰两下，立刻分开，游戏重复进行。

【小提示】

激发宝宝模仿游戏动作的欲望。锻炼宝宝的手指动作，培养宝宝初步的语言节奏感。

念儿歌

【游戏方法】

(1) 抱宝宝外出时，可指着街上的汽车给宝宝念儿歌："小汽车，嘀嘀嘀；跑过来，跑过去。"也可用玩具小汽车在家中游戏。

(2) 妈妈边念儿歌边做动作。比如，妈妈念："小白兔，白又白(拍手：×××，×××)，两只耳朵竖起来(用两手举在头顶上模拟耳朵并有节奏地左右摆)，小白兔，白又白(拍手：×××，×××)，爱吃萝卜和青菜(做吃状)，蹦蹦跳跳真可爱。"

(3) 妈举起宝宝的手，一边念儿歌，一边指着布娃娃的眼睛、头发、嘴巴，当念到"我来抱抱你"时教宝宝用手抱住布娃娃。儿歌："布娃娃，布娃娃，大大的眼睛黑头发；张开嘴巴笑哈哈，又干净，又听话，我来抱抱你好吗，做做你的好妈妈。"

【小提示】

儿歌可以训练宝宝的语感和节奏感，家长应多给宝宝念儿歌，可以自编或用参考书，采用丰富而自由的形式给宝宝以训练，锻炼宝宝的各种动作。

3. 言语模仿阶段 (9 ～ 12 个月)

此阶段的婴儿开始模仿别人的发音，语言中枢开始发育，出现第一个有特定指代意义的单词，此阶段婴儿的语言的发展具有以下规律。

(1) 不同的连续音节明显增加。婴儿能听懂大部分的简单口语，能用较清晰的发声来表达自己的意思和感情；能叫"爸爸""妈妈"。

(2) 开始真正理解成人的语言。12 个月左右的婴儿能够明白他人在谈论自己，会表现出害羞，这是宝宝理解大人谈话的表现。

(3) 开口说话，出现第一个有意义的单词。12 个月左右的婴儿能够有意识地称呼爸爸、妈妈，还能说出两三个词；能理解大人的话并用手势回答，如问"你几岁啦"，会竖起手指表示；爱听熟悉的话，会按照听到的一些话去做，如"坐好"等。

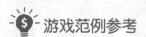 游戏范例参考

9 ~ 12 个月婴幼儿语言游戏范例

手指"五兄弟"

【游戏方法】

妈妈把手伸出来，分别在五个手指头上画五个小人的脸，再给他们分别取个名字，就成了五兄弟。然后活动手指，表演故事给宝宝听。

有一家住着手指五兄弟，他们分别是老大（动一动大拇指）、老二（动一动食指）、老三（动一动中指）、老四（动一动无名指）、老五（动一动小指）。

一天早晨，天已经大亮了，五个兄弟都还在睡大觉（把手指握成拳头）。公鸡说："我去叫一叫。"说着就走到他们家窗前叫"喔喔喔，天亮了，快起床——"老大听见了，他一下子就爬了起来（伸出大拇指）；接着老二也听见了，他也起床了（伸出食指）；老三伸了个懒腰（伸出中指），说："天都大亮了，该起床了。"剩下两个小弟弟还在呼呼地睡懒觉，哥哥们就去挠他们的痒痒，两个小弟弟"嘻嘻嘻、哈哈哈"地大笑，边笑边说："痒死了，痒死了！"笑着笑着也都起床了（伸出无名指和小指），五个兄弟全都起床了。

外边天气真好，兄弟们说："咱们玩捉迷藏吧！"于是老大先藏了起来（握起大拇指），接着老二也藏了起来（握起食指），老三、老四也都跑掉了，藏了起来（握起中指和无名指），剩下小弟弟一个人了，他东找找，西找找，到处都找不到哥哥们，他急了，"哇"的一声哭了起来。哥哥们听到小弟弟哭了，一齐跑了出来（伸出其余的四个手指头），他们说："小弟弟，别哭了，我们都在这里呢！"小弟弟抬起头一看，看见哥哥们都在身边，一个也不少，他高兴地笑了，脸上还挂着眼泪呢！

放放和拿拿

【游戏方法】

准备一个玩具"百宝箱"。把玩具从"百宝箱"中一一取出,边取边说:"放放、拿拿,拿出我的××(玩具名称)。"再将拿出来的玩具放回,边放边说:"拿拿、放放,放进我的××。"

然后让宝宝模仿,父母应引导宝宝边做边说。最后,妈妈念儿歌:"放放、拿拿,拿出我的小狗熊。"让宝宝听清妈妈的儿歌,拿出相应的玩具,拿出几个后,再玩"放进去"。

【小提示】

游戏应该在宝宝知道玩具名称的前提下进行。培养宝宝理解语言的能力,训练宝宝手眼协调的动作。

认识五官

【游戏方法】

(1) 母亲边唱边拍手,引导宝宝模仿:

"眼睛在哪里呀? 眼睛在这里,用手指出来,用手指出来。"

"嘴巴在哪里呀? 嘴巴在这里,用手模一摸,用手摸一摸。"

"耳朵在哪里呀? 耳朵在这里,用手摸一摸,用手摸一摸。"

"眉毛在哪里呀? 眉毛在这里,用手指出来,用手指出来。"

(2) 结合语言与动作培养宝宝对身体各部位的认识,如父母说:"小脑袋,小脑袋,摇一摇。""小手,小手,摆一摆。"让宝宝模仿动作发音。

(3) 父母一边说一边做动作,如"走""举手""摇头""鞠躬""拍手""招手"等,让宝宝模仿动作发音。

(4) 当宝宝拿什么或要什么时,父母应问"要什么? 你要娃娃,对不对? "尽量让宝宝回答出有关词语,促进宝宝语言的发展。

(5) 继续利用图片和实物学习语言,认识事物。如父母可引导宝宝模仿动物的叫声,模仿交通工具等的声音。

【小提示】

此阶段的宝宝词汇量增多,语言表达能力有所提高,喜欢发音,所以此时的游戏应该以训练宝宝发音和提高语言能力为主。

学叫爸爸妈妈

【游戏方法】

妈妈拿一样宝宝喜爱的玩具，爸爸便教宝宝："快叫妈妈，请妈妈把玩具拿来。"或者爸爸走到另一个房间，妈妈教宝宝："快叫爸爸，爸爸就回来了。"或者教宝宝："快叫爸爸，咱们去追爸爸。"或者妈妈藏起来，爸爸教宝宝："快叫妈妈，妈妈就出现了。"

【小提示】

家长在宝宝叫出了"爸妈"的声音后，应立即把玩具拿给宝宝，让宝宝感受到说话可带来好的效果，从而进一步激发宝宝说话的兴趣。用同样方法，还可学会叫家中其他成员。

（三）注意与记忆的发展

1. 注意的发展

婴儿期的注意以无意注意为主，随着年龄增长逐渐出现有意注意。3个月的婴儿可把意识指向新异的刺激物，开始产生"注意"。5～6个月时，婴儿能够比较稳定地注视某一物体，但时间较短。

2. 记忆的发展

由于条件反射的建立和发展，记忆的能力也随着初步地发展起来，这时的记忆还纯粹是无意记忆。就记忆的表现来说，首先出现的是再认，一般说来，五六个月的婴儿就可以再认妈妈，但此时再认的保持时间很短，只能再认相隔几天的事物。再认的范围随着时间的推移逐步扩大，最初再认自己的妈妈、亲人，以后是周围的事物。至于重现，则还没有发展。

（四）思维萌芽

刚出生的新生儿，只有从先天带来的一些无条件反射。婴儿期是思维产生的准备时期，出现了思维的一些萌芽表现，如知觉的概括能力的萌芽，一般到1岁左右，宝宝逐步认识到知觉常性和客体永久性。譬如，6个月的婴儿追视一个滚动的物体，虽然距离远了些，看起来就应当小了些，但他还能看成是同一物体。一般认为，在婴儿8～12个月时，即快满1岁的时候，由于动作（特别是手的动作和行走的动作）的发展和言语的产生，客体永久性也开始出现。例如，在这以前，你和婴儿"藏猫儿"的时候，你一躲开，他看不见了，也就不找了，以为世界上不存在"你"这个人了。可是在1岁左右时，你再和婴儿做"藏猫儿"游戏时，你叫他一声，然后再躲起来，婴儿就会用眼睛到处找。实质上，客体永久性是表象的最初形态。

（五）情绪的发生和发展

新生儿时期，由于开始适应新的环境，产生的消极情绪较多。2个月以后，积极情绪逐渐增加，当吃饱而又温暖的时候，可以看到比较活泼而微笑的表情，当抚育者亲近他或满足某种需求时，开始对人发出社会性微笑。4～5个月时，能够笑出声来，同成人进行情绪交流。6个月时，能够认识人，情绪反应也会因人而异，对母亲的情绪发展为依恋，对母亲十分亲热，对陌生人表现出"认生"。6～12个月，是"认生"的高峰期。

（六）气质

婴儿期还没有形成稳定的个性，但出生不久，婴儿就会表现出不同的气质特点，对同样的刺激会产生不同的反应方式，表现出急躁、活跃、安静等特点。学者研究了不同婴儿出生后几个月的行为表现特征，结果归纳为随和型、慢热型、困难型三种主要的气质类型。

1. 随和型

这种婴儿即容易护理的婴儿，他们的行为倾向于有规律性，容易适应。他们是愉快的婴儿，一般会对新的刺激给予积极的反应，容易感到舒适，有安全感。他们也似乎少有行为问题。

2. 慢热型

这种婴儿即慢慢活跃起来的婴儿，他们是不积极的，对新的经验适应比较缓慢，他们很少表现强烈的情绪——无论积极还是消极的情绪。他们总是缓慢地适应新情境，开始时有点"害羞"和"冷淡"，但这些婴儿一旦活跃起来，他们就倾向于适应得很好。

3. 困难型

困难型婴儿的吃、睡和一般活动都不规律。他们是情绪型的，他们对新情境往往有强烈的反应，他们的安全感的形成比较困难。

以上各种气质类型在婴儿期表现得最为充分。随着年龄的增长，各种因素都会影响他们，那时表现出的气质特征就比较复杂了。

第二节　婴儿的保育与教育概要

一、婴儿的保育

婴儿的健康成长，离不开成人的精心护理和帮助。作为抚育者，掌握正确的婴儿健康保健知识，对于婴儿的健康成长有非常重要的作用。

（一）保护婴儿的身体器官

婴儿期，宝宝的各种感官正在快速发育，抚育者必须从出生就开始对婴儿加以保护，使他们免受伤害。

1. 避免婴儿感官疲劳

婴儿感官使用时一定要注意有"度"，否则婴儿容易产生疲劳，久而久之，感官的作用就会降低或失灵。以视觉为例，宝宝出生时的视觉发育尚不完善，眼球较小，屈光系统调节能力差，不论是看远距离还是看近距离的物体，都不能时间过长，并要不断变换位置和方向。若婴儿躺在床上，视力总是接受来自一个方向的刺激，如玩具、光线等，时间长了容易引起斜视，降低视力。以嗅觉为例，如果婴儿长期在某种特定气味下生活，空气不清新，时间久了，嗅觉也会因为受到过分刺激而失灵。

2. 避免噪声刺激

现代人的生活环境很难避免各种噪声的干扰，若婴儿长期遭受噪声的刺激，就可能诱发缓慢性的听觉损害。因此，教养者应有意识地保护婴儿的听觉器官，尽量为婴儿避开噪声刺激，使其免受伤害，更不能对着婴儿的耳朵大喊大叫。

3. 保证婴儿的卫生

婴儿尚不具备自我保护的意识，因此，婴儿的卫生条件和习惯需要教养者来保障。婴儿的教养者要注意不用手或不干净的手帕去擦婴儿的眼睛，不用锋利的东西挖婴儿的耳朵。为婴儿准备专用的碗、杯、勺子。婴儿每次吃完食物后，给他们喂点儿白开水漱口。当婴儿鼻腔有分泌物时，不能直接用指甲去挖婴儿的鼻孔，而应用消毒棉签朝着鼻翼方向清除鼻内分泌物，禁止朝鼻中隔方向清除，以防损伤毛细血管导致出血。经常给婴儿进行皮肤清洁，勤换内衣，勤洗澡。夏季要注意保证婴儿皮肤干爽，防止婴儿生痱子，防止婴儿皮肤受损或患湿疹。

（二）保证婴儿的体格锻炼

婴儿需适当进行日常体格锻炼以增强体质。在婴儿时期，宝宝主要应该接受日光浴、空气浴、水浴，简称"三浴"锻炼，"三浴"锻炼可以促进婴儿生长发育，使婴儿精神活泼、食欲增加，睡眠安静持久，体魄健壮。

1. 日光浴

用日光浴的方法帮助婴儿锻炼身体较之其他自然条件进行身体锻炼有更好的作用。日光中含有两种光线，一种是红外线，照射到人体以后，可以使全身温暖，血管扩张，增强人体抵抗力；另一种是紫外线，照射到人体皮肤上，可以促进皮肤里的 7- 脱氢胆固醇转化成维生素 D，帮助婴儿吸收食物中的钙和磷，调节钙磷代谢，使骨骼长得结实。经过空气浴的婴儿可进行日光浴，这对预防佝偻病有很大作用。

婴儿在进行日光浴之前，宜做一次健康检查。满月后就可抱至户外，或者在阳光房里进行，每日1～2次，全身大部分可暴露在日光中，使胸、背、腿等均受到照射，但要注意避免太阳光直射婴儿头部，可为婴儿带上帽子。3～6个月的婴儿进行日光浴时，应以气温不低于20℃～23℃为宜，持续时间为2～10分钟，以后可延长至5～20分钟。日光浴时，要时刻注意观察婴儿的情况，一旦有过热征兆，如脸发红、流汗时，要把宝宝带到阴凉处，及时补充饮用水并擦洗皮肤。

2. 空气浴

空气浴是指呼吸空气中的氧和负氧离子，有效促进宝宝的发育成长。呼吸新鲜空气，对于婴儿大脑的发育以及呼吸、循环、消化等器官的功能均有良好的促进作用，适当的冷空气刺激还可以增强婴儿呼吸道抗寒抗病能力和对外界环境的应变力。空气浴可以从婴儿2～3个月开始进行，在气温不低于20℃时，让婴儿脱光暴露在大气之中，开始每日一次，每次2～3分钟，以后逐步增加到15～20分钟。9～12个月的婴儿每日可进行两次。空气浴一般适宜在饭后1小时后进行。夏天还可以在户外进行。

3. 水浴

水浴对婴儿的肌肉、血管和神经的紧张度以及物质代谢都有良好的作用。对婴儿进行水浴时，夏天应坚持每天盆浴，冬天可隔天盆浴或擦浴。婴儿水浴锻炼，主要包括温水浴，凉水洗手、洗脸，温水擦澡，淋浴，冲浴，游泳等，水温应从35℃开始，随着时间的推移，水温可降至26℃～28℃。训练婴儿游泳，也是进行水浴的方法之一。游泳是6个月以下婴儿的本能，胎儿在母亲体内就生活在羊水里，游泳的动作在母体内就在发展。可以说，婴儿具有游泳的天赋。因此，婴儿教养者可经常带他们去游泳，这对婴儿的身体发育具有非常重要的作用。

在婴儿的日常保育中，"三浴"锻炼可以相互结合，可以同时进行两项，也可以全部同时进行，如遇婴儿患病，以及大风、炎热等恶劣天气，则应根据具体情况暂停或调整"三浴"锻炼。

(三) 保障婴儿的安全

婴儿自我保护意识薄弱，加之其对周围事物的探究心理，什么东西都想摸一摸、尝一尝，在这种情况下，保护婴儿的安全就显得尤为重要。婴儿阶段的安全保教主要包含以下主要内容。

1. 防止烫伤

给婴儿喂奶、喂水时应先试一下，可将奶或水滴于手背上，以温热不烫为宜。给婴儿添加的辅食加热后要稍放一会儿，待温凉后喂哺。婴儿盥洗用水也不能过热过凉，以皮肤感觉舒适为宜。

此外，要确保婴儿远离水瓶、炉子、锅、取暖器等物品。对已经可自主行走的婴儿，要帮助其建立起"烫"的意识，平时可将稍烫的水杯或热水瓶塞逐渐靠近婴儿的皮肤，使其感觉烫的不适，并强调"烫"这个词，以后再说烫时，婴儿就建立了感性认识，自动远离。

2. 防止摔碰伤

7～8个月以后的婴儿，由于学会了爬和站立，其活动的范围不断扩大，教养者要时刻关注他们的动向，防止婴儿摔伤、碰伤。即使在婴儿睡着时，也不可将其独自放在没有围栏的床上，以免他翻身时滚落到地上。在婴儿活动的范围内不可有硬物和尖角，如桌角、床角、柜门把手等，可使用专门的尖角保护产品或用软棉布将其包住，最好使这些物品远离婴儿活动区域，做到防患于未然。

3. 防止异物吸入口鼻

由于婴儿有用嘴尝物品的习惯，所以在婴儿的视线范围内及可触及的地方应避免有安全隐患的物品存在，如纽扣、硬币、回形针等容易被婴儿吞下的东西，笔、勺子、筷子等棍状物或尖锐物品也不能给婴儿玩耍，以免婴儿放在口中玩耍时入口太深，也容易伤到眼睛。此外，婴儿教养者在使用剪刀、针、螺丝刀等尖锐物品后要及时收好，做到随用随收。

4. 防止药物的毒副作用

婴儿患病时，一定要遵照医嘱，慎用药物，家长切不可根据经验自行用药。教养者在给婴儿用药时，一定要了解药物的性能及毒副作用，遵循医嘱用量，并密切观察，避免滥用药物对婴儿造成伤害。

（四）婴儿的喂养与饮食

在婴儿的喂养与饮食方面，应坚持母乳喂养，可合理添加辅食。众所周知，母乳是婴儿最好的营养食品，当母乳不足时，可添加一些其他代乳品。随着婴儿月龄的增长和需求量的增多，无论是母乳还是代乳品，都无法完全满足婴儿生长发育的需要。因此，要有步骤地为婴儿补充所他们能够接受的辅助食品，以满足其生长发育需求。在保证婴儿的营养的同时，又为以后断奶做好心理及生理上的准备。过早或过迟补充辅助食品都会影响婴儿的生长发育，因此为婴儿添加辅助食品需要注意适当的时间及原则。

1. 婴儿辅食添加时间

对于婴儿辅食的添加时间一直以来有很多不同观点，由于每个婴幼儿的生长发育情况不同，因此添加辅食的时间不能一概而论。

有观点认为婴儿满4个月就应该添加辅食，因为4个月大的婴儿已能分泌一定量的淀粉酶，可以消化吸收淀粉。世界卫生组织通过的新的婴儿喂养报告则提倡在前6个月纯母乳喂养，6个月以后在母乳喂养的基础上添加食物，母乳喂养最好坚持到1岁以上，以奶类为主，其他食物为辅，这也是我们把1岁内为婴幼儿添加的食物叫作辅食的原因。目前我国卫生部也提出建议在婴儿进入第6个月后再添加辅食。但是具体到每个婴儿，需要从什么时候开始添加辅食，父母应视婴儿的健康及生长状况决定。婴儿辅食添加时间应按其成长发育的需要而非完全由月龄大小来决定。

2. 婴儿辅食添加原则

给婴儿添加的辅食，既要根据婴儿的营养需要和消化能力逐月增添，也要根据辅食的供应情况、家庭生活习惯、婴儿食欲情况等不断地调整辅食内容。

1) 遵循规律，逐步进行

辅助食品的添加遵循婴儿生长的科学规律逐步进行，一般从谷类，尤其是大米、面糊或汤开始，以后逐步添加菜泥、果泥、奶及奶制品、蛋黄、肝泥及肉泥等。

2) 逐步适应，循序渐进

需要特别注意的是，给婴儿添加辅食每次只能增加一种新食品，应试用3~4日，如无不良反应再增加另一种。添加过程需要循序渐进，不宜同时增加两种及以上食物，否则若发生消化不良或出现过敏症状时，往往无法分辨是哪种食物造成的。在添加辅食的过程中，如遇婴儿患病，可以暂时停止，待婴儿痊愈后再继续添加。添加某一食品的量要遵循从少到多，从稀到稠，从软到硬，从淡到浓的原则。辅食的性状按照流质—半流质—软质—固体食物的顺序进行。开始添加时要先给少量的，当婴儿喜欢吃、消化正常时，再逐渐加量。

3) 尊重差异，因人而异

添加辅食时要考虑婴儿的个体差异，要根据婴儿的月龄、体质、活动情况以及季节等因素灵活掌握。消化能力强、进食量大的婴儿可以适当增加喂食量。对于辅食添加的品种，可以根据婴儿个体对营养的需求有所偏重，如为了增加能量，可添加淀粉类如米糊、粥、面类等；增加蛋白质可选富含蛋白质的奶类、豆制品、鱼肉和猪肉等；补充铁质，首选肝泥或动物血。

4) 选择合适的喂食工具

给婴儿喂食辅食时，选择大小合适、质地较软的小汤匙为宜，可训练其吞咽和咀嚼功能，避免将泥糊状食物放入奶瓶吸吮。开始时，只在小勺前面舀上少许食物，轻轻地平伸小勺，放在宝宝的舌尖部位，然后撤出小勺。要避免小勺进入口腔过深或用勺压宝宝的舌头，这会引起宝宝的不适与反感。

5) 清淡饮食，切忌过饱

婴儿的辅食不要加任何调味剂(如盐、味精、鸡精、酱油、香油、糖等)。由于宝宝在1岁以内，营养摄入的主要来源仍是奶类，如果辅食喂得过多，宝宝可能会自动减少奶量的摄入，所以给婴儿喂食辅食时应注意不要过量。

 资料链接

添加辅食前宝宝会发出哪些信号?

1. 宝宝体重是否足够

增加辅食时宝宝体重需要达到出生时的 2 倍，至少达到 6 kg。如果宝宝体重达到了这样的标准，就可以考虑给宝宝做辅食添加的准备了。

2. 宝宝是否有想吃东西的行为

如果别人在宝宝旁边吃饭时他会感兴趣，可能还会来抓勺子，抢筷子；或者宝宝将手或玩具往嘴里塞，说明他对吃饭有了兴趣，这时可以开始试着给宝宝做辅食了。

3. 宝宝是否有吃不饱的表现

如果宝宝原来能一夜睡到天亮，现在却经常半夜哭闹，或者睡眠时间越来越短；如果每天母乳喂养次数增加到 8 ～ 10 次或喂配方奶粉 1000 ml，但宝宝仍处于饥饿状态，一会儿就哭，一会儿就想吃，说明宝宝吃不饱。宝宝在 6 个月前后出现的生长加速期是开始添加辅食的最佳时机。

4. 伸舌反射是否消退

很多父母都发现刚给宝宝喂辅食时，他常常把刚喂进嘴里的东西吐出来，认为是宝宝不爱吃。其实宝宝这种伸舌头的表现是一种本能的自我保护，称为"伸舌反射"，说明喂辅食还不到时候。伸舌反射一般到 4 个月前后才会消失。

5. 宝宝是否有尝试吃东西的行为

如果当爸爸妈妈舀起食物放进宝宝嘴里时，他会尝试着舔进嘴里并咽下，显得很高兴、很爱吃的样子，说明他对吃东西有兴趣，这时就可以试着给宝宝喂食了。如果宝宝将食物吐出，把头转开或推开你的手，说明宝宝不要吃也不想吃，一定不能勉强，隔几天再试试。

二、婴儿的教育

根据婴儿的身心发展特点，婴儿在感官、动作、语言、情感与社会性等方面保持着极快的发展速度；他们逐步开始用爬行的方式来拓展自己的活动空间，逐步学着站立起来，开始挣脱成人的怀抱，蹒跚学步，开始独自探索周围的世界。未满周岁的婴儿其教育重在感觉器官训练、动作发展训练、语言能力训练和社会适应性培养等方面。

（一）感觉器官训练

婴儿对周围生活环境的认识和了解，是指运用自己的各种感官，通过听、看、触摸、品尝等来获得信息并储存到大脑中。

1. 视觉训练

根据婴儿视觉发育的特点，常用的训练方法如下：在婴儿床头上方、两侧及周围悬挂一些色彩鲜艳的玩具，婴儿睡醒后，用鲜艳的玩具逗他，训练婴儿眼睛的灵活性。当婴儿吃饱睡足以后，可带婴儿到另一个房间或户外走走看看，扩大婴儿的眼界。

在进行视觉训练时，不要让婴儿长时间注视近处的东西，以免产生"对眼"的毛病；要注意经常改变婴儿躺卧的方向，改变悬挂玩具的种类，以不断吸引婴儿注视的兴趣；不仅要让婴儿看静物，也要多让婴儿看活动的动物，如螃蟹、蜗牛的爬行，小猫走路等。先训练婴儿看单一颜色（如红、黄、蓝），再让婴儿看不太复杂的混合色（如紫色、橘黄色）和不同色度的颜色（如粉红、大红、深红）。

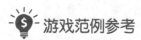游戏范例参考

视觉训练游戏范例

视觉刺激

【适宜年龄】

6个月。

【游戏方法】

(1) 剪出三角形、正方形和圆形等简单图形，悬挂在婴儿视力所及的范围内逗引婴儿看。

(2) 选择色彩鲜艳的物品，如小气球、彩色玩具等，每天定时挂起来，间隔几天更换种类。

追视游戏

【适宜年龄】

3～12个月。

【游戏方法】

教养者手持一根系着红色小球（直径约10 cm）的绸带，放在婴儿眼前30 cm左右的地方，让婴儿注视这个红色小球，然后从左到右、从近到远呈环形缓缓移动，让婴幼儿的视线能追随小球。

在注视追随的过程中，当婴儿作出各种反应（如伸手去触摸或抓握、笑等）时，要

及时给予鼓励。

看图说话

【适宜年龄】

　　3～12个月。

【游戏方法】

　　选择书本或画报上颜色鲜艳、只有一个主题、版面较大的图片，贴在墙上，抱着婴儿去看，并用语言告诉他画面的内容。

2. 听觉训练

根据婴儿听觉发育的特点，对婴儿进行听觉训练的常用方法主要有以下几种：

1) 音乐熏陶

宝宝出生后，教养者可以经常放音乐给他听。主要选择抒情、悠扬的乐曲反复进行播放，每天两次，每次5～10分钟。婴儿4个月以后，播放的时间可适当延长，音乐的音量比成年人在室内说话的声音略大即可。

2) 跟婴儿说话

利用一切机会跟婴儿说话，无论是哺乳、换尿布的时候，还是婴儿醒着躺在床上，成人都可以跟其交谈，比如叫婴儿的乳名，说说正在做的事情，教认眼前的玩具物品等。

3) 提供听各种声音的机会

经常带婴儿一起去倾听大自然中发出的各种声音，如风吹树叶发出的沙沙声、小溪潺潺的流水声、小鸟婉转的歌唱，以及风声、雨声、雷声等。也可以让婴儿听听各种小动物的叫声、钟表的嘀嗒声等，这些都是训练婴儿听觉的有效方法。

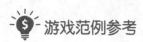游戏范例参考

听觉训练游戏范例

感知音乐

【适宜年龄】

　　1～3岁。

【游戏方法】

　　让婴幼儿仰面躺着，播放音乐给他听。随着音乐的节奏，要求婴幼儿上下移动他的手臂，也可以随着慢节奏的音乐轻轻翻动婴幼儿的身体。教养者还可以抱着婴幼儿轻

轻哼唱，随着音乐舞蹈。

特别注意：控制音乐播放的音量，突发的高声音乐会惊吓到婴幼儿。

追踪声源

【适宜年龄】

3～12个月。

【练习时间】

10分钟左右。

活动方法：准备一些会发声、能发出声响的玩具（如拨浪鼓、八音盒、捏响玩具等）吸引婴幼儿转动头部和眼睛去寻找声源，转动角度最大可至180°。在婴幼儿会爬行以后，可以把会发声的玩具（如声光球、八音盒等）藏在隐蔽处，让婴幼儿根据声音判断声源方向，寻找玩具。

熟悉各种声音

【适宜年龄】

12个月。

【游戏方法】

在日常环境中自然进行。无论是在给婴儿喂奶、洗澡还是换尿布时都要用温柔、亲切、富有变化的语调告诉婴儿现在正在做什么。经常把婴儿抱起来，与他面对面说话；当婴儿躺着的时候，以他为中心从不同的角度温柔地呼唤他的名字。告诉婴儿手机的铃声、洗衣机工作的声音、闹钟响铃的声音、钟表的滴答声。带婴儿外出散步时，可带他了解狗叫、鸟鸣、汽车的喇叭声等各种自然界和户外的声音。

3. 触觉训练

婴儿很喜欢抚育者去抚摸他，亲亲他，抱抱他，喜欢皮肤与皮肤的接触。抚育者应尽可能多地给予刺激。例如，在给婴儿换尿布时拍拍他们的小屁股，洗澡和换衣服时多抚摸他，婴儿一般会开心地手舞足蹈并报以微笑。

3个月的婴儿喜欢抓、摸去感受物品，喜欢用手去摆弄东西，想探索物体的软硬、粗细、干湿等，因此应给婴儿机会去发展其触觉。对于半岁左右的婴儿，可以用不同材质的碎布缝成正方形垫子（里面塞上海绵），让婴儿去抓、摸，感受不同的刺激。稍大一些，可提供更多种类的玩具，让其充分去感知。无毒、无味、无棱角、不易误食的东西都可以作为婴儿的玩具，让其去抓、捏、摸，从而发展婴儿的触觉，促进婴儿的脑部发育。

4. 嗅觉和味觉训练

对婴儿嗅觉、味觉的训练，主要是训练婴儿对各种气味、味道的鉴别能力和适应能力。嗅觉的训练方法主要是：抚育者可以用各种有味的食物让婴儿嗅闻，同时告诉婴儿香、臭等。味觉的训练方法主要是：抚育者拿食物给孩子闻和尝，让婴儿跟着父母说：香、臭、甜、苦、咸等。

5. 综合感官训练

婴儿在认识周围事物的过程中，并不是孤立地运用视觉、听觉和味觉，而是运用多种感官综合地形成对某一事物的整体认识。抚育者在训练婴儿的感官时，也要把看、听、摸等联系起来。例如，给婴儿提供一种新玩具时，抚育者可先拿出来让婴儿看，告诉他这是什么玩具，动一动能发出声响，并操作给他看，然后让他自己去摸一摸，摇一摇，敲一敲，经过反复摆弄，在婴儿脑中留下对这一物体的印象。

（二）动作发展训练

婴儿的动作发展是从头到脚、从粗大到精细逐渐发展起来的。在动作发展过程中，教养者需要以不同的方式训练婴儿，以促进其动作发展。

1. 粗大动作训练

对婴儿进行粗大动作训练，首先要训练的是颈部，让其先学会俯卧抬头，扩展视野。并继续沿用辅助新生儿的方法：在两次喂奶间隙，让其俯卧在床上，两手放在头两侧，大人用手指、玩具或其他物体从婴儿的视野中移过，用语言进行引导，如"宝宝，抬抬头，抬抬头"，鼓励他转动头部，让他的眼睛和头部追随大人的动作。每次练习的时间不要太长，一天做 1～2 次，每次练习后要让婴儿仰卧休息。

到了 3 个月左右，婴儿的脖子就比较有力了。3 个月以后的婴儿，抚育者可帮助其学习翻身。当婴儿仰卧时，将其左腿放在右腿上，抚育者右手拿着玩具在其右侧逗引，左手托住婴儿腰部，帮助婴儿翻身至俯卧姿势，片刻后再翻回至仰卧姿势。当婴儿掌握了这个技巧，能够抬起一条腿往另一条腿上放时，就可让其独立完成此动作。

4 个月的婴儿，腰部力量很弱，坐不稳，只要抚育者一松手，就会倒向一侧。为了锻炼婴儿的腰腹和肌肉，可让婴儿仰卧在床上，抚育者一只手放在婴儿的背后，一只手按着他的腿，帮助婴儿坐起；以后可以拉住婴儿的双手让其借助成人的力量坐起来再躺下。

6 个月的婴儿，可帮助其练习独坐。可以用枕头垫在婴儿的背部使其靠坐起来，也可以让婴儿的两手一起握住大人的拇指，大人紧握婴儿的手腕，另一只手扶婴儿头部使其坐起，再让他躺下，恢复原位。经过锻炼，婴儿就能够独坐片刻。

婴儿 7 个月时，可帮助他练习不用支撑独坐，让婴儿坐在硬床上，大人不给支撑训练其独坐，锻炼婴儿的颈、背、腰的肌肉力量。

婴儿 8 个月时,可训练其爬行。爬是婴儿最喜欢的运动,也是婴儿独立移动身体的开始。婴儿学习爬开始是匍行(依靠腹部爬行),逐渐到依靠四肢爬行。可以让婴儿俯卧在床上,用喜欢的玩具在前方逗引,婴儿会不停地用手去拿,成人可以用手推着他的脚底,帮助他往前匍行。当婴儿学会匍行后,可以用宽皮带或毛巾放在他的腹下帮助其抬起腹部,练习手膝并用爬行。

婴儿 10 个月时,可逐步训练其站立,可以扶着婴儿床的栏杆或用手扶住婴儿的腋下轻轻放手让宝宝寻找平衡感。

婴儿 11～12 个月时,可开始帮助其练习走路,可以用学步带,也可以由抚育者搀扶着走。

2. 精细动作训练

婴儿精细动作训练是指锻炼其手的精细动作以及手眼协调能力,如抓放、手指对捏、模仿画画、剪贴、折叠、书写等。手部精细动作的健全发展,可以使宝宝认识事物的各种属性及彼此间的联系,促进其知觉的完整性与具体形象思维的发展,并且为宝宝以后吃饭、握笔写字、使用工具等行为打下基础。婴儿精细动作的训练方法如下。

1 个月:不要给宝宝带手套,让他能自由地挥动拳头,看自己的手,玩自己的手。

2 个月:经常刺激宝宝手心,促进抓握反射;让宝宝触摸一些不同质地的玩具,促进宝宝感知觉发展。

3 个月:拿一些颜色鲜艳、能够发出悦耳声音的玩具给宝宝看,激起他抓握玩耍玩具的兴趣;把玩具放到宝宝手里,让宝宝去抓握。

4 个月:摆几种能吸引宝宝的玩具,如玩具娃娃、拨浪鼓,让他练习主动抓握。玩具可以从大到小,反复练习。如果宝宝抓不准,可以帮他把玩具移到准确的方位;一人抱着宝宝,另一人拿玩具放在约 1 m 远处逗他,看宝宝是否会伸手去拿,如果不伸手,则引导他去触摸、摆弄这些玩具,为以后的伸手抓握训练打下基础。

5 个月:在宝宝面前悬挂一些颜色鲜艳的玩具,让宝宝去抓握。开始放在宝宝一伸手就能抓到的地方,然后慢慢移到远一点的地方。可以时常更换不同质地的玩具,使宝宝在抓、摸过程中接受不同刺激,但每次的训练时间不宜过长。

6 个月:教宝宝撕纸,培养他的手眼协调能力,锻炼手的精细动作;有意连续向某只手传递玩具或食物,大人示范将手中的东西从一只手传到另一只手,让宝宝反复练习,学会"倒手";继续训练宝宝够取小物体,物体从大到小,从近到远。

6 个月后:如果宝宝扔玩具,大人可以拾起来给他继续玩,让他积极地探索;让宝宝练习用拇指配合其他手指抓起积木;训练宝宝用一只手的玩具对击另一只手的玩具,发出声音时,给予奖励,这样能促进手—眼—耳—脑感知觉能力的发展。

9个月：精细动作进一步复杂化，最大的进步是宝宝能用拇指和食指对捏拿起小的物品，如黄豆、花生米等，这种对捏的动作难度很高，标志着大脑发育水平的提高。

10个月：宝宝拇指、食指的动作已经相当熟练，学会了自己松手放下东西，能主动放下手中的东西，选择其他物品。

11～12个月：宝宝能够把小球放入盒子中，能拿笔涂鸦，并能几页几页地翻开书本。

(三) 语言能力训练

0～1岁是培养婴儿语言表达能力的重要时期。1岁以内的婴儿，虽然不能与他人直接用语言进行交流，但早就能够在成人讲话时安静地倾听，在情绪状态良好时咿呀学语，为掌握语言做着积极的准备。根据宝宝语言发展的不同阶段，可以采取以下方法来促进0～1岁婴儿语言的发展。

1. 简单音节阶段的语言训练

1) 多种语音和声音刺激

婴儿感受语言的最初能力是听力，发音是学习说话的基础，从语言发展的规律看，声音的训练有听音和发音两方面。家长应提供适宜的发声玩具或能发出如嘀嗒、叮咚等声响的物品，每天和宝宝一起玩耍，让其听不同的声音，帮助其提高听觉的敏感性。

2) 面对面语言交流

成人在照料婴儿的日常生活中一定要伴随语言，虽然刚出生不久的宝宝不会说话，但是他们会"听"。语言的学习从"听"开始，因此成人在照料婴儿时，要多与他们说话。经常"说"有助于孩子理解发生在他身上的行为，熟悉人类语言的语音、语调、语义，为孩子做语言能力的铺垫和积累。如妈妈喂奶时说"宝宝，妈妈来抱你了，宝宝要吃奶了"，换尿布时说"宝宝尿湿了，妈妈给宝宝换尿布了，好舒服呀！""现在洗澡了，妈妈帮宝宝脱衣服了，先左手，再右手，到水里去喽！"

3) 进行听音和发音游戏

当婴儿无意识地发出音节时，抚育者开心地呼唤他们的名字，并摸摸他们的脸蛋，这是对宝宝发音的鼓励。通过反复强化的过程，孩子就会更加喜欢"开口说话"。

2. 连续语音阶段的语言训练

1) 坚持语言刺激

要多用宝宝的原始发音与他们对话，如"啊""哦""噢呜""嗯咕"等，这样最能引起婴儿的共鸣与反应，当宝宝情绪好时，可以反复强化发音练习。要与孩子面对面地交流并模仿他们的语音，婴儿在听到抚育者的声音时，会注意看抚育者的嘴巴，能及时地对自己的发音进行调整，跟着成人模仿发音。

2) 建立语音与实物之间的联系

抚育者要结合家庭的日常生活，帮助宝宝建立起语言与实物及自身行动的有机联系，如在示范摆手时，说"再见"；给宝宝穿衣时，边讲述穿衣的过程，边要求宝宝配合成人的动作，如"伸出手""抬起腿"等。要帮助孩子建立外界事物形象和词语之间的联系，如一边让宝宝接触周围环境中的人和物体，一边对宝宝说，"这是爸爸""这是灯"。久而久之，当抚育者说出人或物的名称时，孩子就会建立对应概念，用手或眼指向人或物。

3) 进行亲子阅读

在早期亲子阅读方面，父母要选择那些适合婴儿阶段阅读的绘本进行亲子共读，边读边讲边指给宝宝看，尽量用简单、重复、生动、宝宝能够理解的语言进行，帮助其形成良好的阅读习惯。尽量每天睡前留有固定的亲子阅读时间，初步帮助宝宝形成良好的阅读习惯。

3. 言语模仿阶段的语言训练

1) 不断丰富的语言环境

婴幼儿的语言发展是通过不断模仿获得的，因此对于刚刚开始学说话的婴儿，一定要尽量扩大他的生活圈，让他多接触不同的人、丰富的生活场景，向宝宝指认他所接触到的各种事物，在不断重复中帮助宝宝建立并强化语言和事物之间的联系。

2) 反复强化练习

9～12个月的婴儿开始有了模仿语言的能力，母亲张大嘴说"啊"，婴儿也会跟随母亲张大嘴"啊"，这是有意识的发音，实际上也是婴儿学习说话的开始。在此阶段跟孩子说话是相当重要的，成人能发出的音此阶段的婴儿基本上都能模仿。所以，家长不要以为宝宝听不懂就不给他们提供充分感知语言的机会，其实他们一直在有意无意地感知声音，积累发音的经验，此阶段让婴儿反复强化练习发音是非常重要的。

3) 在环境中营造语言学习氛围

家长应尽可能地在环境中营造有利于婴儿语言学习的氛围，创造语言学习的机会。例如，父母带宝宝去超市时，可以教宝宝认识各种水果和其他日常用品的名称；宝宝要拿桌子上的苹果时，妈妈可以说："宝宝要拿桌上的苹果吗？来，妈妈帮你。"妈妈拿来一个小板凳，扶着宝宝站上去，让宝宝伸手拿到苹果，这时妈妈对宝宝说"宝宝拿到了苹果，高兴吗？"

对于刚刚开始学习说话的婴儿，抚育者要给他们创造轻松的语言环境，给予正规清晰的语言信息输入。在此阶段，以尽可能地创造机会和鼓励婴儿为主，不要太看重婴儿能说多少，因为很多情况下他们是在吸收和积累。抚育者要多为婴儿创造说话的机会，鼓励婴儿用简单的语句说出自己的需求。另外，在婴儿学说话的早期，抚育者在跟婴儿交流时，一定要以他们的兴趣为中心，放慢说话的速度，和他们保持步调一致，多为他们创造说话的机会。

（四）社会适应性培养

1. 促进婴儿良好的情绪体验

婴儿吃饱睡足之后，躺在抚育者温暖的怀抱里，与抚育者皮肤的接触、目光的注视以及温柔的话语，都会使婴儿产生积极的情绪、微笑或手舞足蹈，这些反应正是婴儿与人交往的行为表现。当婴儿脸上出现笑的样子，表现出积极的情绪时，抚育者要及时露出开心的表情，抚育者的笑又会进一步激起婴儿的笑，如此反复循环，婴儿就会记住笑这个行为，理解笑的概念，同时跟抚育者更加亲密。这种积极的情绪体验，有利于婴儿与他人之间良好关系的建立与发展。

2. 满足婴儿的情感需求

每个婴儿都有与他人玩耍、讲话等交流的需求，抚育者应经常对他们微笑、抱他、亲他、抚摸他，这种爱会使他们茁壮成长，为他们今后成为一个热爱他人并能享受人生的人奠定基础。一个没有得到过爱的婴儿，很难去热爱生命和他人，所以，在婴儿的成长阶段，应尽可能地满足宝宝的心理需求，缓解他遇到挫折与阻碍时的不良情绪。当婴儿哭闹时，如果得到了适当的满足，他们会产生一种强烈的安全感，有利于婴儿心理的健康发展。

3. 创造婴儿与他人交往的机会

在日常生活中，婴儿抚育者应争取每天都抽出一定的时间和婴儿交往，跟他说话、做游戏。5～6个月的婴儿开始怕生，看见陌生人会躲避，甚至哭，表现出内心的焦虑和害怕，没有安全感。为防止其怕生，应早些带婴儿出去玩，扩大眼界，多跟同龄的小朋友交往。如果抚育者整天将他放在家里，或只与有限的几个人交往，那么会导致婴儿的社会交往能力不强，产生依赖心理，影响健全性格的形成。

4. 培养婴儿良好的行为习惯

宝宝行为习惯的养成是一个逐渐积累和发展的过程，应从小进行培养。如培养婴儿礼貌待人的品格，遇到熟悉的人，教婴儿打招呼；家里来了客人，教婴儿拍手欢迎；有人给婴儿东西，教婴儿拱手谢谢；客人走了，教婴儿挥手再见等。

另外，对婴儿的行为要有明确的态度：如发现婴儿对周围的物品喜欢摸一摸、瞧一瞧、尝一尝等时，如果抚育者同意，则应用温柔的语言、和蔼的态度对待他；若是有些行为可能会导致危险，抚育者要语气严肃，向他摆摆手，明确告诉他不可以。婴儿在看到抚育者明确拒绝的态度和表情后，会明白该行为不被允许，会自动停下来，克制自己的行为。否则，婴儿一旦养成了坏习惯，想改正就非常困难了。

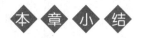

本章主要阐述婴儿(28天至1周岁)的保育与教育。首先介绍了婴儿的生长发育及心理特点,生长发育特点包含婴儿的身体生长发育特点及婴儿动作发展特点,婴儿的心理特点分为感知觉发展、语言的发展、注意与记忆力的发展、思维萌芽、情绪的发生和发展、气质类型等方面;然后重点详述了婴儿期的保育,婴儿的保育主要包含身体器官、体格锻炼、保障安全、婴儿辅食添加;最后详细讲述了婴儿的教育,主要包括感觉器官训练、动作发展训练、语言能力训练以及社会适应性培养。

 思考练习

一、简答题

1. 简述婴儿身体的生长发育规律。

2. 从粗大动作和精细动作两个方面,简述婴儿的动作发展规律。

3. 简述婴儿感知觉的发展规律。

4. 简述三种不同类型婴儿的气质特点。

5. 简述婴儿身体器官的保育和体格锻炼的方法。

6. 简述婴儿辅食添加的时间与原则。

7. 简述婴儿注意、记忆、思维、情绪的发展规律。

二、论述题

1. 详述婴儿语言发展的三个阶段及各自的规律特点。

2. 详细论述婴儿感觉器官、动作、语言、社会适应性的训练内容与方法。

第五章　幼儿的保育与教育

学习目标

1. 了解幼儿的生长发育规律。

2. 了解幼儿注意与记忆、思维与想象的发展规律。

3. 从睡眠护理、排便的照料与训练、卫生习惯的培养三个方面，熟悉幼儿的日常护理方法。

4. 从粗大动作和精细动作两个方面，理解幼儿的动作发展规律。

5. 理解幼儿感知觉的发展规律。

6. 理解幼儿语言发展两个阶段各自的规律和特点。

7. 理解幼儿情感与社会性、意志与个性的发展规律。

8. 掌握幼儿的喂养原则和饮食习惯。

9. 掌握幼儿认知能力的培养内容与方法。

10. 掌握幼儿运动能力的训练内容与方法。

11. 掌握幼儿语言能力的训练内容与方法。

12. 掌握幼儿社会适应性的训练内容与方法。

13. 掌握幼儿自理能力的培养内容与方法。

关键词

幼儿　第一反抗期　单词句时期　多词句时期

知识结构图

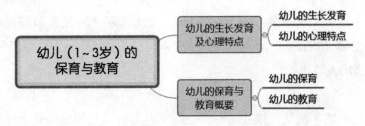

第一节　幼儿的生长发育及心理特点

出生后13至36个月的孩子通常被称为幼儿。此时期是宝宝生长发育的又一个重要时期。此时期宝宝的动作有了进一步的发展，开始能够独立行走，活动范围增大，接触社会事物增多，能够理解和运用简单的语言来表达自己的想法和愿望，开始爱提问，形成了自我意识，情绪变得复杂，有些不听话了。有人把这一年龄阶段称作儿童心理发展过程中的"第一反抗期"。

一、幼儿的生长发育

处于幼儿期的宝宝，其身高、体重仍然呈稳步增长趋势，但生长发育速度较婴儿期减慢。语言、思维和社会交往能力的发育日渐加快，自主性和独立性不断加强。2岁之后，幼儿会自如地走、跑、跳，还能攀登小梯子、上下楼梯、横走、后退、越过障碍等。

（一）身体的生长发育

1. 体格生长

与1岁以内的婴儿相比，1～3岁幼儿的身高和体重的增长速度有所减慢。1～2岁每年身高增长约10 cm。2岁以后更慢，平均每年增长5 cm左右。幼儿期体重的增加为：1～2岁每年约增加3 kg，2～3岁每年增加约2 kg，因此2岁幼儿的体重为10～12 kg，3岁幼儿的体重为12～14 kg。

一般情况下，可根据以下公式来粗略推断儿童的身高和体重：

$$1\sim 10\text{ 岁身高 (cm)} = \text{年龄（岁）} \times 7 + 70$$
$$1\sim 6\text{ 岁体重 (kg)} = \text{年龄（岁）} \times 2 + 8$$

从总体特点来看，1～3岁幼儿的体型仍为躯干部较长、下肢较短。由于孩子开始能够独立行走，活动量增加，所以从外表看，1岁后的婴儿不如从前那么胖了，这是正常现象。

2. 头围

头围增加方面，幼儿出生后第1年全年约增长13 cm，第2年约增长2 cm，第3年约增长1 cm，第2年与第3年共增长约3 cm，婴幼儿期是脑发育最快的时期。幼儿头颅的发育与其他部位相比，处于领先地位。3岁时头围约49 cm；以后直到15岁，仅增4～5 cm，达到成人的头围。

3. 胸围

出生时新生儿的胸围比头围小1～2 cm；1岁左右婴儿的胸围赶上头围；1～12岁

胸围超过头围。

4.牙齿

婴幼儿牙齿的发育可以反映其骨骼的发育情况。1岁时婴儿应出6～8颗乳牙；1岁半到2岁的幼儿，上下已各长出8颗乳牙；2岁半的幼儿20颗乳牙会全部出齐，这时的牙齿可能长得高低不平或歪斜，但大部分以后能自然长正；2岁半到3岁前后，正是幼儿龋齿高发的时期，应引起抚养者的高度关注。

(二) 动作发展特点

在幼儿阶段，孩子不但学会自由地行走、跑、跳、上下台阶等动作，运动的技巧和难度也有进一步的提高。

1.粗大动作的发展

1岁左右的幼儿进入学步期，学会走路是1～2岁幼儿动作发展的主要成就。

13～14个月能独立行走，但走不稳，两下肢呈分开姿势，基底很宽，每步的距离、大小、方向不一致，肩部外展，肘弯曲。

15～17个月能蹲着玩，可以捡拾掉到地上的东西，并且不摔倒，可以扶栏杆上楼梯 (每个台阶需先后用两只脚去踏)，绕物体转弯时还不灵活。

1岁半～2岁会倒退着走，能用脚尖走几步。

2岁左右步态平稳，但仍需要眼的协调，能拉大人的手上下楼梯，能自如奔跑，在奔跑过程中可以拐弯。

2岁～2岁半会踢球，会双脚离地跳，能双脚交替上楼梯；2岁半～3岁能双脚交替下楼梯，能单脚站10 s，开始用独脚向前连续跳1～3步，会骑小三轮车。

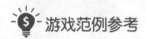 游戏范例参考

粗大动作训练游戏范例

1岁：独走

【游戏目的】

独走使幼儿活动范围扩大，接触更加丰富多彩的外界内容。

【游戏方法】

1.幼儿还不能放手自己走，可以让幼儿推小车或在两个训练者之间学走。

2.幼儿靠墙站，训练者蹲在幼儿前面1～2 m处，鼓励幼儿独自走2～3步。

【注意事项】

1. 不要利用学步车学走路。

2. 12～14个月左右学会独走都是正常的。

1岁5～6个月：跑步并能停下来

【游戏目的】

训练幼儿的运动能力和平衡能力。

【游戏方法】

1. 训练者在幼儿面前慢慢地退后跑，引导幼儿跟着向前跑和停。

2. 训练者用肥皂水吹泡泡，鼓励和引导幼儿跑着去追肥皂泡。

3. 训练者可以用活动玩具引导幼儿追赶，也可以利用光线让幼儿去追赶自己的影子。引导幼儿能够扶住物体停下来，直至能够自己减慢速度，不扶物体慢慢地停下来。

【注意事项】

1. 幼儿头重脚轻，跑步时头向前伸，身体的重心在前面，跑步时容易跌倒。一旦摔跤摔痛了，就会害怕跑步，所以要尽量做好保护，要移开室内容易引起碰伤的物件。对于轻轻地跌倒，幼儿往往是不会害怕的。

2. 幼儿跑步时要突然停下来比较困难，先要训练扶物停下，然后学会减慢速度，慢慢地自己停下来。开始训练时，训练者可以扶住幼儿的手给予帮助，然后逐步减少帮助，训练让幼儿自己停下来。

1岁7～8个月：双足跳

【游戏目的】

锻炼幼儿的平衡能力和控制方向的能力。

【游戏方法】

1. 训练者拉着幼儿的双手与其对面站立，先示范双脚跳一次，然后与幼儿一同跳，进一步让幼儿自己单独双足跳，能够双足离地，跳起10 cm以上。

2. 训练者扶幼儿双手或一只手在扈床上双足跳，可以提高幼儿学跳的兴趣。

3. 幼儿能在第一级台阶由训练者牵着双手跳下。

4. 在地上划两条线当作"小河"，鼓励幼儿跳过"河"或跳过地上的一个小方格。

【注意事项】

在幼儿刚开始学跳时，尤其在跳高落地后站立时，头部往往前倾，不易稳。训练者应在幼儿前方进行保护，避免摔倒。

1岁9～10个月：过独木桥

【游戏目的】

控制身体的平衡和训练空间感知觉。

【游戏方法】

1. 在地上画间距10 cm的两条线，训练者与幼儿一前一后，引导幼儿在两线之间走，不能踩线。然后鼓励幼儿独自在线中间走。

2. 用10 cm宽的木板，两端垫上一块砖头，当作平衡木，让幼儿在上面行走。开始时训练者可扶着幼儿的一只手进行保护，逐步让其单独在平衡木上走。反复练习，至行走自如。

3. 让幼儿在离地10 cm高的平衡木上行走，鼓励幼儿展开双臂保持身体平衡。

【注意事项】

1. 训练时注意对幼儿的安全保护。

2. 活动时应选择开阔的地方。

1岁11个月～2岁：跳跃过障碍

【游戏目的】

训练平衡觉和空间距离觉。

【游戏方法】

1. 训练者在地上放6～8个纸剪成的脚印，左右两排，相距10～15 cm，让幼儿踩着脚印走路。

2. 在地上平放6块砖或木块，每两块间距5～10 cm，让幼儿练习在砖或木块上走，每步踏在一块砖上。训练者要在旁保护，防止幼儿磕碰在砖头上。

3. 在地上画边长为15～20 cm的多个方格，训练者与幼儿玩跳方格游戏。

4. 在地上放一张16开的纸，鼓励幼儿用双足跳或单足跳的方式跳过去。

【注意事项】

1. 注意幼儿跳跃时的安全保护。

2. 行走和跳跃时要保持正确的姿势。

2岁1～3个月：跳远

【游戏目的】

训练跳跃和弹跳能力以及平衡能力。

【游戏方法】

1. 训练者与幼儿相对站立，训练者拉着幼儿的双手，鼓励幼儿向前跳跃。

2. 在幼儿面前的地上放一块 20 cm 宽的泡沫板，鼓励幼儿跳过去。

【注意事项】

1. 训练中注意安全保护。

2. 开始时可以用单足跨越跳，然后训练双足跳远。

2. 精细动作的发展

过了 1 周岁，幼儿的手眼活动从不协调到协调，逐渐灵活，双手的动作也越来越复杂。

13～14 个月的幼儿会把小东西装进小瓶，用笔在纸上乱涂。

15～17 个月能叠 2 块方积木或棋子，会翻页，用蜡笔乱画。

1 岁半～2 岁会有目标地扔皮球，手的动作更准确，会把瓶里的水倒入碗内，学着画垂直线和圆圈。

2 岁～2 岁半会用 6 块积木或棋子搭高楼，学画圆形。

2 岁半～3 岁能举手过肩扔球，能系扣、折纸、穿珠子、学画十字。

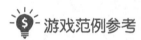 游戏范例参考

精细动作训练游戏范例

搭积木

【适宜年龄】

18 个月。

【游戏准备】

选择一些大小不一的积木、小筐。

【游戏目的】

培养幼儿手眼协调的能力。

【游戏方法】

1. 和幼儿一起坐在桌子旁边，或者坐在地上，先把一块积木放好，然后教幼儿放上另一块积木。

2. 在第 1 块积木上放上第 2 块积木，要幼儿照着放，如有可能，可以一直向上放，一般 1 岁半可搭 5 至 6 块积木。

3. 让幼儿把积木放进小筐，再取出来。

【注意事项】

要选择环保积木，可先选择稍大块的积木进行练习，再由大及小，逐渐替换练习。

自制拖拉机

【适宜年龄】

24个月。

【游戏准备】

一个鞋盒、一根绳子、其他小玩具。

【游戏目的】

培养幼儿的想象力和动手能力。

【游戏方法】

1.训练者可向幼儿介绍玩具做法，并逐步示范。

2.先在鞋盒一端打一个洞，让幼儿将绳子穿过洞并系好。

3.把玩具放在鞋盒内，拉着走。

【注意事项】

打洞时要注意幼儿的安全保护，特别注意避免弄伤幼儿的手。

串珠子

【适宜年龄】

3岁左右。

【游戏准备】

绳子、珠子。

【游戏目的】

训练幼儿两指捏物和审美的能力。

【游戏方法】

1.先训练幼儿串大一点的木珠或塑料套管。

2.训练者协助幼儿成功串5～8颗珠子并系好形成圆圈。

3.用小一点的珠子让幼儿串，并告诉幼儿可以串成项链、手链，给自己、妈妈或者布娃娃戴。

【注意事项】

要向幼儿强调，珠子不能放进嘴巴、耳朵、鼻孔里面，训练者要时刻观察幼儿的情况。

二、幼儿的心理特点

1～3岁是人真正形成心理特点的时期，儿童在这个时期开始说话，出现表象思维和想象等人特有的心理活动，出现自我意识，开始形成人的全部心理机能。

（一）感知觉的发展

1. 感觉

2～3岁的幼儿已能辨认红、黄、蓝、绿等几种基本颜色，但对混合色（如紫色、橙色）以及色度不同的颜色（如大红、粉红）还不能完全正确地辨认；随着与外界事物接触的增多，开始比较准确地辨别物体的不同属性，如软硬、冷热等；能辨别词的声调，2岁左右的幼儿能够跟随音乐做有节奏的动作。

2. 知觉

在幼儿阶段，人开始产生最初步的空间知觉和时间知觉，如辨别物体的大小、远近等。3岁末的幼儿已能辨别物体远近、上下，但还不能很好地辨别前后、左右。幼儿3岁时已能知觉早晨、晚上并能正确使用与生活密切相关的时间概念，例如，知道"现在"和"等一会儿"，"马上"和"很久"等概念的区别。

当然，由于空间和时间是比较抽象的概念，幼儿还不能真正地掌握，有时会发生错误，如表现在乱用"今天""明天""后天"，而很久以前的事情也会说成"昨天"或"刚才"。

（二）语言的发展

1～3岁是儿童语言真正形成的时期。按照阶段特点，下面分为1～1.5岁和1.5～3岁两个年龄阶段来讨论。

1. 单词句时期（1～1.5岁）

这个时期儿童语言的主要特点如下：

(1) 单音重复。开始说出有意义的叠词，如说"妈妈""爸爸""抱抱"等。

(2) 一词多义。开始用一两个词来代表一个句子，如说"球"表示"我要球"，说"抱"表示"要妈妈抱"，说"椅"可以表示"拿椅子来""请客人坐椅子上""哥哥拿走了他的椅子"等。

(3) 以音代物。例如，叫汽车为"di-di"（嘀嘀），叫小铃铛为"ling-ling"（铃铃）。

(4) 词的内容多限于与儿童日常生活有关的事物，而且多数是名词。

(5) 能听懂很多词，能按照要求做出相应的动作或指出熟悉的人或玩具，被告知不要做的事情时，能听懂。

2. 多词句时期（1.5～3岁）

这个时期可以说是儿童语言发展的一个跃进阶段，此时期，儿童学说话的积极性高涨。

在此阶段，随着儿童理解言语能力的发展，儿童的语言表达能力也逐渐发展起来，语言结构也更加复杂化。这些都为儿童心理的进一步发展提供了重要的条件。这个时期语言的主要特点如下：

(1) 随着幼儿掌握词汇的数量增多，开始出现了多词句。每个句子一般包括2～3个或3～4个词，如"妈妈鞋""娃娃坐""爸爸上班""妈妈再见"等。

(2) 幼儿不仅能说一些简单句，而且能使用复合句。但此阶段的复合句只是两个简单句的组合，幼儿还不会使用连接词，如"爸爸，睡觉了""不要你，我自己睡"等。这个时期的儿童特别喜欢与成人对话，喜欢听简单的故事和朗读儿歌。

(3) 语言的概括作用明显地发展起来。例如，两三岁的幼儿对"猫"一词的认识，已不只是代表家里的那只猫，而且还代表着他曾经见到过的各色各样的猫。

(4) 2～3岁的幼儿喜欢与他人交谈，喜欢听大人讲简短的童话、朗诵诗歌、唱儿歌等，并能记住它们的内容；能按照大人的指示来调节自己的行为，如幼儿会对大人说"好""可以"的行为进行重复，对大人说"不"的行为进行抵制。

(5) 2岁半左右的幼儿能够正确使用5～10个动词，如"吃""喝""去"等；会使用代词如"我""你""他""这""那"；开始出现一定数量的简单修饰语，如"两个宝宝玩车车""我要大苹果"。

(6) 3岁开始，幼儿开始使用较复杂的修饰语，如"的"字句、"把"字句以及较复杂的时间、空间状语句，如"我家住在很远很远的地方"；开始使用少数连词，如"还""也""又"等；到3岁时，儿童能使用的词汇量已达1000个左右。

（三）注意与记忆的发展

1. 注意的发展

1岁前婴儿的注意属于无意注意。

1岁左右的幼儿开始出现有意注意，1岁多的幼儿对感兴趣的图片、绘本能独自翻阅10分钟左右，对感兴趣的电视和电影也能连续观看30分钟至1小时。但这种处于萌芽阶段的有意注意是极不稳定的。

2岁左右的幼儿，由于活动能力的增长、生活范围的扩大，开始对周围更多的事物产生兴趣，且有意注意有所发展，注意时间延长，逐渐能按照家长提出的要求完成一些简单的任务。

3岁左右的幼儿开始对周围新鲜事物表现出更多的兴趣，注意的时间进一步延长，能够集中15～20分钟的时间来做一件事，有意注意进一步发展，但还是以无意注意为主。

2. 记忆的发展

婴幼儿的记忆主要以无意记忆和形象记忆为主，记忆带有很大的随意性，没有目的和意图，凡是他们感兴趣的、印象鲜明的事物，他们就容易记住，并且记忆内容在头脑中保留的时间较短。

研究表明，婴幼儿见过的事物重新出现在眼前时，1岁以内的幼儿只能认得几天前的事物；2岁左右的幼儿只认得几个星期以前的事物；3岁左右的幼儿可以认得几个月以前的事物。记忆活动很容易受情绪的影响而出现差异，婴幼儿心情愉快则记忆效果较好，心情沮丧则有可能什么都记不住。1岁后的幼儿记忆的范围扩大了，而且出现了再现。1岁幼儿还没有再现能力，2岁能再现几天前的事物，3岁时记忆能够延长到几个星期。

（四）思维与想象的发展

1. 思维的发展

1～3岁幼儿的思维出现了最初的概括和推理，但思维仍比较具体，具有直觉行动性，需依赖一定的动作。这一阶段，幼儿的动作表现出一定的目的性，如家长将孩子喜欢的玩具放在毛毯上，孩子够不着，但孩子偶尔会拉动毛毯拿到玩具。孩子依赖拉毛毯这一动作达到了目的，他们便学会了运用身体和外部的动作寻找解决问题的途径。离开了当前的物体，停止了直接动作，便无法进行思维，因而他们不能计划自己的动作，预计动作的后果，只能从事物的外表进行概括。

1岁左右的幼儿的概念比较模糊，如果你拿玩具车教他学说"车"，他认为只有玩具车才是车而其他车不是车。

幼儿2岁以后能够根据物体的一些比较稳定的特征进行概括，认识到不同形状、颜色的车都是车，思维活动表现出初始的概括特点。另外，幼儿也能运用一些象征性符号进行思维。譬如，用一些物体代替其他一些物体，尤其在幼儿的"过家家"游戏中这一特点更为明显。幼儿有时会把布娃娃当作自己，把自己当作妈妈，模仿妈妈照顾他的方式来照料布娃娃。这一阶段幼儿也通过词语来进行一些思维活动，但还不能认识到事物的本质特征。

2. 想象的发展

1～2岁的幼儿已有最低级的想象力，想象的内容简单、具体。1岁8个月左右时，幼儿的想象主要表现为简单的表象迁移，主要表现为两种方式：一种方式是依靠事物外表的相似性而把相似形象的事物联系在一起，如圆圆的饼干像太阳；另一种方式是将日常生活中的行为和表现迁移到游戏中，如给玩具娃娃喂饭饭。其想象几乎是对记忆表象的照搬，几乎没有再加工的痕迹。

2岁左右时，幼儿的想象有了较大改变：可以用游戏材料替代想象的事物，如看图画书时，发现画有苹果的图案，就假装拿来吃到嘴里，然后说"苹果真好吃"。进入2岁后，幼儿还对不同场合下的同样的东西赋予了不同的功能，这个阶段主要借助语言去理解更多的事物，并与他人进行交流，例如，把玩具小碗放在水盆里当作小船，放在头顶当作小帽子，自己扮演妈妈，并拿着小杯子给玩偶喂水喝。

从 2 岁半开始，幼儿开始做象征性游戏，幼儿在游戏中的想象力更加丰富，但此阶段的想象还局限在具体的形象中，以生活中的一物代替另一物，做简单的代替，游戏中没有更多的想象情节。

（五）情感和社会性发展

1. 情感的发展

1 岁以后，幼儿认知能力的提高使他们的情绪反应更有情境针对性，社会情绪增多，即逐渐开始产生自豪、羞愧、焦虑等较为复杂的情绪。例如，幼儿得到称赞会表现出高兴，受到责备会很伤心，进入陌生环境会表现出焦虑。

1～2 岁的幼儿语言发展尚未成熟，无法用丰富的语言来表达内心的愿望，常用发脾气和大哭来发泄情绪。

2 岁以后的幼儿随着其语言能力的发展，开始用语言发泄情绪。随着想象力和思维能力的发展，1 岁半～2 岁的幼儿开始害怕黑暗、某物体等，这些害怕、恐惧情绪的产生与成人的不当教育有关。

2～3 岁的幼儿对亲人有强烈的情感依恋，与亲人分离时，会用哭来表达情绪。他们情绪外露，而且容易受环境影响，如一个孩子哭了，常会带动周围的孩子跟着哭。

2. 社会性发展

1 岁以后，幼儿有了自我意识，知道自己的名字，能用自己的名字称呼自己。

幼儿 2 岁左右时，会说"我""你"等代词，能把自己作为主体来认识，从自己称呼自己的名字变为称自己为"我"，是自我意识发展的一个重要标志。

2～3 岁的幼儿能够把自己与外界、他人分开，喜欢与同龄伙伴和熟悉的成人交往，开始形成自我意识，但是在交往中带有明显的自我中心倾向，常以满足自己需要为目的与他人交往。自我评价大概也是从这一阶段开始的，主要表现为：依赖成人对他们的评价，能服从大人的要求，在游戏中学会合作和理解别人，协助大人做琐事和喜欢模仿大人的活动，同时也出现了自我意识情绪，如局促不安、羞愧、害羞、内疚、自豪等。这一阶段幼儿表现出对自主性的强烈要求，当他们独立行动的意愿受到大人的限制，而幼儿的言语表达和控制能力较弱时，就以发脾气、攻击性行为来对抗限制，出现这类行为表明幼儿进入了"第一反抗期"。

幼儿能够独立行走后，他们之间就开始了简单的交往，如相互注意、"对话"、给取玩具、简单模仿等。到了 2 岁左右，幼儿开始出现相互合作，开始一些社会性的游戏，在游戏中表现出主动加入、轮流替换、模仿和互补行为，与同伴的玩耍明显多于与母亲的玩耍。

随着认知能力的提高、活动范围的扩大，与同伴交往的时间以及同伴数量会越来越多，同伴交往在生活中占的地位越来越大。

（六）意志与个性的发展

1. 意志的萌芽

2 岁之后，幼儿开始能在自己的言语调节下有目的地实施或抑制某些行动，这就出现了意志的萌芽。当然这一时期幼儿的意志行动还是很差的，还不能较长时间地控制自己，行动仍带有明显的冲动性。

2. 个性的发展

随着幼儿独立活动能力的增强，他们的自主性有所发展，初步认识到作为个体的"我"和"我"的力量。产生抗拒与大人合作的消极行为，如以身体的抗拒、沉默、退缩等方式拒绝接受大人的要求，很多事情争着要自己来，不愿接受大人的帮助等。这种"违拗"在两三岁时发生，一般在三四岁时达到高峰，心理学上称这个时期为"第一反抗期"。

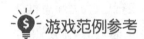 游戏范例参考

> ### 剥毛豆
>
> 【游戏目的】
>
> 让宝宝在简易的家务劳动中锻炼动手能力，认识毛豆外观及吃法，既能增长见识，又能锻炼劳动能力。
>
> 【游戏准备】
>
> 准备一些毛豆，还有盆。
>
> 【游戏方法】
>
> 妈妈教宝宝学习剥毛豆，用大手指和食指掐住毛豆壳，壳破了，毛豆就出来了。宝宝很喜欢这种重复性的工作，妈妈可以一边让宝宝剥毛豆，一边给宝宝讲故事听。
>
> 【小提示】
>
> 剥完毛豆要注意给宝宝洗手。
>
> ### 自我介绍
>
> 【游戏目的】
>
> 锻炼宝宝的社交能力。
>
> 【游戏准备】
>
> 妈妈扮演幼儿园的阿姨，宝宝第一次来上课。

【游戏方法】

宝宝从门口进来，先弯腰鞠个躬。宝宝："阿姨好！"阿姨："你叫什么？"宝宝："我叫×××。"阿姨："你几岁了？"宝宝："我两岁。"阿姨："你爸爸妈妈叫什么名字？你家住哪里？你家的电话号码是多少？"回答完毕后，阿姨要纠正宝宝回答不正确的地方，并及时表扬："回答得很好"。阿姨："再见！"宝宝："再见！"如果宝宝有些记不清楚的地方，可以每天重复做一次，使宝宝最终讲述清楚，并帮助宝宝养成见人打招呼，告别时说"再见"的好习惯。

小鸡吃米

【游戏目的】

锻炼宝宝的颈部肌肉。

【游戏准备】

到公园或者小区干净的地方。

【游戏方法】

妈妈先表演小鸡吃米的样子：双手在背后合拢举起，头一点一点地弯腰向下做吃的动作。接着由宝宝模仿，模仿几次后妈妈可以说："黄鼠狼来了！小鸡赶快回家！"让宝宝快步跑回妈妈身边。

【小提示】

宝宝跑得太快容易跌倒。

第二节　幼儿的保育与教育概要

一、幼儿的保育

1～3岁的幼儿虽然具备了一定的适应能力，但如果喂养不当会导致营养储备不足，不能满足孩子成长所需，长此以往，势必会造成生长发育迟缓，甚至可能导致慢性疾病的发生。2～3岁幼儿的大脑皮质的控制功能发育较完善，此时应为孩子安排规律的生活，培养他们独立生活的能力，养成良好的生活习惯，为适应幼儿园生活做准备，如睡眠、进食、沐浴、游戏、户外活动等，所以幼儿教养者必须掌握科学的保育知识。

（一）科学喂养

1～3岁的幼儿生长发育速度虽较婴儿期减慢，但仍比年长儿童和成人快得多。此时期幼儿能独立行走，活动范围增大，运动量增加，辅食逐渐代替母乳而成为主食，因此在饮食上要保证多种营养素及热量的合理供给。满周岁后的幼儿咀嚼功能逐渐成熟，乳牙陆续萌出，但并未出齐，胃肠消化吸收功能较成人差，其饮食正在从以乳类为主转变为以粮食（谷类）为主，辅以鱼、肉、蔬菜、油等，从流质、半流质转变为半固体、固体食物。

1. 喂养原则

为确保幼儿获得充足的营养，在幼儿的喂养方面应遵循以下原则。

1) 搭配合理化

幼儿的主食应以较软烂的饭为主，但每星期最好安排 2～3 次面食，做到米面搭配。在荤素搭配方面，要做到比例适当，蛋白质来源以肉、蛋、奶等动物蛋白为主，并以豆类蛋白质作为补充。在饭菜口感方面，荤菜、素菜都应切碎以利于咀嚼。这一阶段的幼儿大多已断了母乳，所以要注意以牛乳等作为补充，它既能提供一定量的蛋白质，又能补充钙等矿物质，故幼儿每日需要补充 200～400 ml 的牛奶。

2) 品种多样化

为幼儿准备饭菜时应注意经常变换食物的种类及花样以提高幼儿的食欲。在为幼儿制订菜谱时应遵循四个搭配原则，即荤素搭配、粗细搭配、甜咸搭配和干稀搭配，保证每日摄入足量的蛋白质、脂肪、糖类及维生素、矿物质等，防止幼儿偏食、挑食，充分保证各种营养物质的全面摄入。

3) 烹饪方式个性化

在幼儿的喂养方面还应该充分考虑幼儿的饮食特点，注意食物的色、香、味，以此激发幼儿的食欲。但调味品如盐、味精、酱油应尽量少用，避免使用刺激性的调味品。应尽量采用煮、蒸、焖、烩、炒等方式，少用或不用炸、煎、烤的方式。

4) 进餐次数个性化

1 岁左右的幼儿每天可以安排 5 次进餐，三餐按时，且上午、下午各加餐一次。1 岁半以后可减为三餐一加，加餐时要注意适量，不可过多，时间上也不能距离正餐太近，以免影响正餐食欲，更不能随意给幼儿添加零食，否则时间长了会造成幼儿营养失衡。晚餐后一般除水果外不再进食，尤其不能睡前吃甜食，以防止出现龋齿。

2. 饮食习惯的培养

1) 培养固定进餐的习惯

教养人要培养幼儿养成定时、定量、定地点进餐的习惯，还应根据季节变化，制订科学的作息及进餐时间，有规律地进餐，使大脑的摄食中枢形成条件反射，产生食欲。

幼儿进餐时间每次至少半小时，但也不宜过长，应根据幼儿的食量给他们准备饭菜，尽量要求其吃完。不能任由幼儿随意改变饮食量和饮食习惯，应尽可能为幼儿准备自己的餐具和安排规定的就餐位置。

2) 培养专心吃饭的习惯

幼儿的神经心理发育迅速，其注意力容易被分散，进食时玩玩具、看电视等做法会降低其对食物的注意力，导致食欲下降，所以教养人应努力为幼儿营造一个安静、良好的喂养环境，不允许幼儿边走边吃、边玩边吃，导致幼儿形成不良的进食习惯。

3) 培养自主进餐的习惯

1 周岁左右的幼儿开始自己用手抓食物，自己动手吃饭。15 ～ 18 个月时，幼儿可以自己借助餐具吃饭，但还不能完全掌握用勺吃饭，经常会把饭菜洒得到处都是，这时家长不能怕收拾起来麻烦就限制其自主进餐，而应该鼓励幼儿自己进食，要给幼儿提供使用餐具和练习用餐具吃饭的机会。

4) 避免挑食偏食的习惯

挑食和偏食是幼儿喂养过程中的常见问题，容易造成幼儿营养摄入不平衡，甚至影响幼儿的生长发育。在幼儿的保育过程中，教养人可以通过讲故事、唱儿歌等形式，让幼儿了解一些营养相关知识，从而使他们愿意品尝不同种类的食物，达到营养摄取均衡的效果。

5) 合理搭配零食

在不打乱幼儿每天正常饮食规律的前提条件下，教养人可根据幼儿的自身情况向其提供合理的零食，需要注意营养的合理搭配。如对于体重超重的幼儿，零食主要考虑提供季节性水果，以补充维生素为主，最好不提供糖果、面包等高热量食物。对于饭量较小、体重较轻的幼儿可以考虑提供饼干、水果、面包等作为主食补充。对于不喜欢吃肉的孩子，可以提供含有牛奶、鸡蛋、奶油的零食来补充其所需营养物质。

(二) 日常护理

1. 睡眠护理

睡眠对幼儿的健康十分重要，它能消除幼儿一天中脑力、体力活动造成的疲劳，使神经系统、骨骼和肌肉、内脏器官等得到休息。尤其睡眠时人体分泌生长激素，有助于促进幼儿身高的增长以及大脑皮质的发育。因此，保证幼儿充足的睡眠非常重要。

保证幼儿的睡眠，一方面要保证他们睡眠的时间，另一方面要保证睡眠的质量。一般来说，幼儿年龄越小，所需的睡眠时间越长。在对幼儿的睡眠照料方面，应着重注意以下几点。

1) 创造良好的睡眠环境

要尽力为幼儿创造有利于提高睡眠质量的环境，幼儿卧室的环境要安静，室内的灯光要暗一些，室温控制在 20℃～ 23℃，窗帘的颜色不宜过深。另外平时还要注意多开窗通风，保证室内的空气新鲜。

要为幼儿选择一张适宜的床，床的软硬度要适中，最好是木板床，以保证幼儿的脊柱正常发育。睡前要将幼儿的脸、脚和臀部洗干净，并用清水或淡茶水为其漱口，睡前排一次尿，并为幼儿换上宽松柔软的睡衣。

2) 保证充足的睡眠时间

充足的睡眠能促进生长发育激素的分泌，促进脑的发育，增强身体的抗病能力。1～2岁的幼儿每天睡眠时间为13～14小时，白天睡1～2次，每次1～1.5小时，夜里保证10小时左右的睡眠时间；2～3岁的幼儿每天睡眠时间为12～13小时，白天睡1次，午睡时间为2～3小时，夜间稳定睡眠时间一般为10小时。

幼儿的睡眠存在个体差异，衡量儿童的睡眠质量时，以是否消除疲劳、醒后精力是否充沛来判断。一般而言，只要幼儿精神状态好、食欲正常、没有消化问题、体重增长良好，即使睡眠时间低于上述标准，一般也不存在睡眠问题。

3) 培养良好的睡眠习惯

在幼儿的日常护理中，要注意培养他们按时睡觉、独立入睡、入睡快的好习惯。不要随便变更睡眠时间，不要由大人抱着睡或让幼儿含着奶嘴入睡，让幼儿养成从小就在自己的床上入睡的习惯。睡前不要让幼儿进行兴奋的活动、听惊险可怕的故事、饮刺激性饮料，不要大声训斥幼儿。让幼儿安静一会儿后主动上床，闭上眼睛入睡。幼儿夜间醒来时，不要跟幼儿说话，也不要用抱着、摇晃等方式安抚幼儿入睡。

 资料链接

培养婴幼儿良好的睡眠习惯

➤ **培养婴幼儿独自入睡的习惯**

初入托幼园所的婴幼儿，常会出现睡眠问题。其原因主要在于：婴幼儿首次离家来到新的环境，内心异常焦虑，婴幼儿在家庭中养成了睡眠需要人陪着或哄着的习惯，否则就难以入睡。

对于入睡困难的婴幼儿，保教人员应有耐心，努力理解幼儿，满足他们的要求。保教人员可以坐下来，轻拍婴幼儿，陪伴他们入睡，使他们对新环境产生安全感。也可以让婴幼儿将家里陪睡的小被子或毛绒玩具等带来陪着自己入睡。当婴幼儿适应新环境以后，保教人员可逐渐减少陪伴婴幼儿的次数，也可视其具体情况逐渐拿走陪伴他们的玩具，让他们学会独立入睡。

➤ **培养婴幼儿按时入睡、按时起床的习惯**

托幼园所应执行一定的生活作息制度，使婴幼儿逐渐养成按时入睡、按时起床的良好习惯，同时，也应促使婴幼儿家庭配合工作，使幼儿在家庭中也能逐渐养成按时入

睡、按时起床的习惯。

> 培养婴幼儿正确的睡眠姿势

托幼园所和家庭都应注意婴幼儿的睡姿，引导婴幼儿不趴卧、不跪卧、不蒙头睡觉，鼓励婴幼儿侧卧或仰卧，以保证婴幼儿的睡眠质量和身体的健康。

2. 排便的照料与训练

幼儿生活在文明社会中，他们也必须逐渐学会遵守社会文明准则和规范。在排泄方面，他们必须学会控制自己的大小便，知道排便要去卫生间，不能随地大小便，养成与排便有关的文明习惯，所有这些都离不开幼儿教养者的教育指导和适当的训练。

大多数幼儿从 1 岁半到 2 岁就可以开始进行如厕训练，训练幼儿排便的关键是让他们主动意识到大小便，并能逐渐学会控制。幼儿大脑皮质和相应器官的逐渐成熟，以及对他们进行适当的指导和训练，是他们学会排便不可缺少的两个基本条件。此外，教养者的耐心也是幼儿学会控制排便不可缺少的重要因素之一。教养者可根据两次排便的间隔时间，在固定时间提前几分钟提醒幼儿坐便盆。便盆应放在固定的位置，每次坐便盆时间不要太长，大便大约 5 ～ 6 分钟，坐便盆的时候不能玩玩具、吃东西。排便后应帮助宝宝进行清洁，帮助幼儿养成便后洗手的习惯。在对幼儿进行排便的照料与训练方面，应着重注意以下几点。

(1) 引导幼儿自己排便。教养者发现幼儿有想要排便的迹象后，应及时指导他们排泄，并对其成功排便给予表扬和鼓励，以增强其对排尿排便的自信心。对偶尔不小心将尿或粪便排到裤子上或床上的孩子应给予理解，不指责，并消除他们因排泄失误而造成的紧张感，稳定他们独立排泄的信心。

(2) 告诉幼儿不可憋便。教养者应告诉幼儿有尿意就应排尿，避免膀胱过度充盈，失去收缩能力，而发生排尿困难或感染。同样，当幼儿产生便意后也应及时排便，防止粪便长时间积存，出现便秘。当幼儿因贪玩憋便时，教养者应及时提醒他们排泄。

(3) 培养幼儿良好的排泄习惯。教养者在日常生活中要注意培养幼儿用语言表达大小便的习惯和专心排便的习惯，避免幼儿在排便时玩耍。应逐渐培养幼儿便后用卫生纸擦拭的能力和习惯，女童小便后，也应学会用卫生纸擦净外阴的尿液。培养幼儿便后冲厕及洗手的习惯。

(4) 注意卫生间及便盆的清洁卫生。幼儿使用的卫生间及便盆应保持清洁卫生，经常打扫消毒。幼儿使用过的便盆应立即倾倒，刷洗干净，每日应用消毒液浸泡消毒。

(5) 留意幼儿的排便情况。教养者应特别留意幼儿的排便情况，发现问题及时处理。幼儿排尿的次数、数量与当日的饮食量、天气等有着密切的关系。若幼儿喝水不多却多次排尿，同时伴有血尿、尿痛的现象，应怀疑是泌尿系统感染，需及时带幼儿就医检查。幼儿排大便的情况也能反映出其身体的健康状况。若连续几天未排便，说明幼儿便秘，教养者应督促其多饮水、多吃蔬菜和水果、多运动，并帮助其顺利排便。若其粪便有酸臭味，很可能是食量过多或消化不良，应教育幼儿少吃零食，不暴饮暴食。若发现幼儿腹泻、排便次数较多或大便颜色异常，应及时带幼儿去医院检查治疗。

3. 卫生习惯的培养

1) 手部清洁

1～2岁是培养幼儿洗手习惯的最佳时期，教养者应在进餐前、如厕后、外出回家后提醒幼儿洗手，也可通过读绘本故事、唱儿歌等方式引导幼儿了解适时洗手等卫生习惯的重要性。教养者应该先给幼儿示范正确的洗手方法，并反复多次示范，引导幼儿模仿教养者的洗手动作，还可以通过让幼儿自己挑选喜欢的洗手液、香皂等方式增加幼儿对洗手的兴趣，也可通过在幼儿洗完手之后予以口头表扬，或者唱《亲亲小香手》儿歌等方式，鼓励幼儿养成良好的洗手习惯。

教养者示范的具体方法：洗手前要先帮助幼儿卷起衣袖；打开水龙头后，先用流动的水冲洗幼儿的手部，将腕部、手掌和手指充分浸湿；再用洗手液或香皂涂抹均匀，使手掌、手背、手指、指缝处都沾满丰富的泡沫；接着反复揉搓双手及腕部，整个揉搓时间不少于30 s；冲洗双手时应使其双手下垂，避免弄湿衣袖或造成喷溅，直到冲干净为止；洗手后，用毛巾或纸巾等擦干。

2) 口腔清洁

2岁前，可以培养幼儿餐后漱口的习惯。让幼儿模仿父母漱口的样子，对于拒绝漱口的幼儿，可以引导他通过照镜子的方式，找到口腔中的食物残渣，可用儿歌的方式帮幼儿认识龋齿的危害。2岁半左右的幼儿20颗乳牙全部萌出，当其手部肌肉发育较好时，就可以让幼儿自己用牙刷刷牙。教养者可带孩子一起刷牙，清理食物残渣，应采用竖刷法，刷上牙时从上往下，刷下牙时从下往上，牙齿里外的每个面都要刷到，这样可以避免刷伤牙龈。教养者可先做示范，让幼儿模仿成人的动作，使幼儿对刷牙产生兴趣。几周后，让幼儿掌握上下转动牙刷的要领，刷完用温开水漱口。当幼儿学会刷牙后，可以开始使用儿童专用牙膏刷牙，教养者可鼓励幼儿每天坚持早晚两次刷牙。

二、幼儿的教育

相关研究发现，从出生到3岁是人一生中重要的发展时期，人的能力、性格等大部分是在1～3岁之间的婴幼儿期形成的。只要是发育正常的幼儿，出生时不存在聪明和愚笨，但由于后天教育的不同，人与人之间才出现惊人的差别，而关键在于3岁之前的教育。所以应特别重视3岁前幼儿的教育，主要可以从以下几方面着手。

（一）认知能力的培养

教养者应尽早有意识地培养幼儿的认知能力，这对幼儿未来的智力和能力发展是有益的。一般来说，从 1 岁开始，教养者就要有意识地教幼儿认识一些事物。首先，应该教他认识室内的事物，如身边的日常用品等；然后，带他走向户外，开始教他认识生活中和自然界的事物，如道路旁的树木、路过的汽车、天空中的风筝和飞鸟，以及警察叔叔、红灯、绿灯等。幼儿接触的事物越多，知识面也就越广，这是幼儿认知能力培养不可缺少的内容和途径。

幼儿的智力开发并不等于知识积累，想要发展幼儿的智力，要有目的、有计划地培养幼儿的认知能力。例如，在教幼儿认识周围的物品、发展语言能力的同时，可以让幼儿看一看、摸一摸、听一听、尝一尝、闻一闻这些物品。这种方式不仅可以使幼儿增长知识，对他们感觉能力的发展也会有所帮助。例如，当幼儿长到 1 岁半以后，可以给幼儿一个布娃娃，指导他先观察布娃娃的头部、眼睛、鼻子、嘴巴、耳朵和头发，再看布娃娃的躯干、胳膊、双腿和手脚。这样通过具体地引导幼儿进行详细观察，就可以使其获得关于"娃娃"的整体认识。培养幼儿的观察能力时，还可以拿一些事物的图片，如小猫的图片，先让幼儿知道什么是小猫，然后让他指一指小猫的尾巴。上述两种方法既可以培养幼儿的观察力，又可以为培养幼儿的分析能力和综合能力打下基础。

当幼儿学会走路以后，往往会一天到晚地走个不停，这是幼儿好奇心的一种表现，也是幼儿观察世界、积极思维、探索奥秘的阶段。即便幼儿当时并不知道他所看到的、所摸到的东西叫什么，但这种体验是幼儿获得生活经验的一种途径，是促进其感觉能力发展的有利因素。对此，教养者的责任不是限制幼儿的这种行为，而是在确保幼儿不发生意外事故的情况下，尽力配合幼儿的活动。例如，当幼儿快 2 岁的时候，教养者和幼儿一同玩滚球的游戏，教养者可以故意把球滚到椅子底下，让幼儿去捡回来，并告诉他注意别让椅子碰着头，此时的幼儿一定会考虑是先把脚伸进去还是先把头钻进去，这种方法有利于培养和发展幼儿的思维能力。

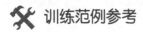 训练范例参考

我和时间是好朋友

训练 1：认识时间

【训练目的】

在活动中认识时间。

【具体做法】

父母可以和宝宝一起，把钟表上的数字形象化、具体化。父母做一个只有时针的大时钟，和宝宝一起动手，画一些简单的图画，如床、面包、玩具，或者是把现成的贴纸贴在钟的相应位置。如在七点处贴上面包，表示七点要吃早餐了；在三点处贴上玩具，表示下午三点是游戏时间。

训练 2：区分早上和晚上

【训练目的】

通过亲身感受认识时间。

【具体做法】

早上起床时，妈妈说"宝宝早上好"，让宝宝说"妈妈早上好"。边起床边向宝宝介绍"早晨天亮了，太阳也快出来了，咱们快穿好衣服出去看看"。白天要开窗户，让宝宝享受新鲜空气。到晚上也要向宝宝介绍"天黑了，外面什么都看不见了，要开灯才看得见，咱们快吃晚饭，洗澡睡觉"，使宝宝能分清早上和晚上，并让宝宝学习说"晚安"再闭上眼睛。此时可多说几遍"晚安"，让宝宝将该词汇学熟练。

【提示、建议】

1. 时间是看不见、摸不着的，而宝宝的思维都是具体化、形象化的，认识时间就必须用具体事件来标志。

2. 制订科学合理的作息时间表，让宝宝从小就养成有规律的生活习惯。这样，宝宝就可以知道，每天成人起床后他也应该起床了，吃过午饭后就应该午睡……这样就会加强宝宝的时间观念。相反地，如果教养者本身的生活没有规律，宝宝在遵守时间上就会无所适从。

（二）运动能力的训练

1. 大肌肉动作的训练

随着身体平衡能力的不断增强，1 岁左右的幼儿开始学习独立行走，但步伐不稳，安全意识较薄弱，这时教养者要考虑为幼儿提供安全的环境。如果条件允许，墙壁 80 cm 以下采用环保软质材料铺设；阳台或窗户增加围栏，栏杆间距不超过 10 cm；家具摆设要便于幼儿行走，危险物品要移开或设置儿童安全锁等，家具尖锐角要设置保护措施；经常开关的屋门要安放防夹手软垫等。长绳索、塑料袋等要收纳，放置于幼儿无法拿取的地方。

幼儿刚学走路或学走楼梯时需成人陪伴看护。

2岁后的幼儿运动更加灵活，大肌肉动作的协调性、灵敏性、速度都有更加明显的进步。在有成人保护的情况下，应鼓励幼儿多参与户外活动，这不仅可以开阔眼界，还可以培养幼儿动作的协调性。例如，让幼儿做原地跳跃、跳下台阶等跳跃运动，一方面锻炼幼儿双腿的肌肉运动能力，另一方面有助于培养幼儿勇敢的品格。教养者在保护幼儿跳跃的过程中，注意不要猛拉幼儿的手臂，指导幼儿保持身体平衡。教养者还可与幼儿玩投球等锻炼上肢肌肉运动能力的活动；还可以和幼儿做一些头顶书本、小枕头等游戏，锻炼幼儿的平衡能力；教养者可以先示范一些身体动作，让幼儿模仿自己的动作，动作示范时注意采用镜面示范。

2. 小肌肉动作的训练

手的动作方面，1岁左右的幼儿开始能拿汤匙放进嘴里，可以与大人玩球，共同翻阅绘本，用蜡笔在纸上涂鸦等。

1岁～1岁半的幼儿，其双手的肌肉处于快速发育时期，拇指和食指可以并拢，最喜欢通过抓握、抛扔物品来满足手臂伸缩和手眼协调发展的需要，他们会有意识地抛扔物品如奶瓶、杯子等并观察物品落地的情景。他们在成人的帮助下可以把三四块积木垒起来，能够翻书、涂鸦、把东西放进容器中。这时可以给幼儿提供小球、可发声的布质玩具、积木、套碗、套筒等玩具。教养者在陪伴幼儿玩玩具的过程中，应从中予以引导，如教养者可以先拿两块小积木，一手一块，敲给幼儿看，然后让幼儿模仿教养者的敲击动作，同时用语言告诉他们"宝宝拿起积木""把积木给妈妈"，训练幼儿有意识地拿起或放下。每次动作成功后，教养者都要及时地给予鼓励。对于1岁半以上的幼儿，教养者可多与幼儿做手指操，并伴随儿歌，增强幼儿对手指游戏的兴趣；让幼儿参与日常生活劳动，如帮妈妈端小碗，拿小勺子，洗自己的小毛巾并拧干，自己开水龙头，盖上杯盖等；教幼儿自己一页一页地翻书、翻卡片，教养者需注意观察幼儿双手的配合能力，以及拇指、食指、中指的配合程度。幼儿2岁后，教养者可以教幼儿使用筷子先夹一些软的、轻的食物，逐渐过渡到让幼儿自己用筷子吃饭。

2岁左右的幼儿能够自己洗手，用纸巾擦拭嘴巴、擦鼻涕，能模仿一些动作，如穿木珠、垒积木到9块、握笔画线条、折纸等。复杂的手的活动可以给大脑以刺激，促使大脑功能的发展。因此，训练幼儿手的精细动作对开发他们的智力大有裨益。这个时期幼儿手的动作训练，可从做力所能及的家务和照顾自己开始。对于幼儿会做能做的事，教养者不要包办代替，如拿碗筷、洗手、洗手帕、系纽扣、脱鞋袜等。可给幼儿提供合适的玩具，先是幼儿能用手握拿的玩具，到幼儿2岁以后，要多让他们玩一些要用手指拿才能进行的游戏，如叠积木、将小糖豆一颗颗捡到盒子里、穿木珠、折纸、玩橡皮泥等。

⚒ 训练范例参考

触觉训练游戏范例

<u>训练1：接触自然</u>

【适宜年龄】

3岁。

【具体做法】

在家中，可以让幼儿触摸不同质地的日常物品。带幼儿外出时，让幼儿触摸柔嫩的花瓣、粗糙的树皮、湿润的树叶、磨砂感的石柱、光滑的金属招牌、硬硬的石头；下雨时，可让幼儿伸出手去感受冰凉的雨水。

<u>训练2：双人翻滚</u>

【适宜年龄】

1～2岁。

【具体做法】

训练者和幼儿一起躺在床上，并抱在一起滚动，或者训练者可以趴在床上，将双脚伸直当障碍物，幼儿自行侧滚到训练者身边，再滚过训练者的身体。可角色互换，让训练者轻滚过幼儿的身体。这样有助于幼儿触觉神经的发展。

<u>训练3：搓珠子</u>

【适宜年龄】

1～3岁。

【具体做法】

准备不同质地的珠子，如玻璃珠、木珠、鹅卵石等。让幼儿坐在小椅子上，帮助其双脚不停地在装有珠子的盆内来回搓动。

【注意事项】

活动中要注意避免幼儿去咬、吞食这些珠子，如发现类似情况要及时阻止。

(三) 语言的训练

语言的发展是幼儿整个智力发展的基础。只有掌握了一定的语言，才能更好地与他人交流，在交流中获取更多的知识。

幼儿20个月就开始出现"双词句大爆炸"现象，30个月时基本上能够掌握母语的基本语法和句法，两三岁的幼儿是学习说话积极性高涨的时期。父母和保教人员要尽量创造条件，增加幼儿学习语言和使用语言交流的机会，让幼儿在生活中随时随地学习语言。如多与他们谈话、教他们歌谣、给他们讲故事等，尽量让他们多说、多练习。可从认识鼻子、眼睛、耳朵以及身体其他各部分的名称，到认识周围环境中经常接触到的各种实物和社会现象。

对于幼儿语言中的错误和缺点，一定不要加以嘲笑，也不要故意重复他的错话和缺点，而应给予正确的示范，及时加以纠正，如幼儿说"宝宝吃饭饭"，教养者需说"宝宝吃饭了"。教养者可以运用幼儿已掌握的字词句来描述某个物体或某件事，并引导幼儿作简单描述，进而发展幼儿的语言思维能力，如"狗狗回来了""丹丹哭了"。教养者可以选择适合幼儿的图书和有声读物，通过朗读儿歌、讲故事培养幼儿良好的阅读习惯，提升幼儿的语言思维和记忆能力。

在进行亲子阅读时，需要教幼儿如何拿书、如何翻书、阅读的正确姿势，阅读后书要放回原来的位置。阅读过程中，可以设置简单的问题，引导幼儿回答。鼓励幼儿独立阅读，养成睡前倾听有声读物的习惯。

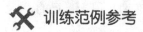 训练范例参考

我的声音真好听训练

<u>训练 1：学习辨声音</u>

【训练目的】

利用日常生活中常见的事物，激发宝宝发声的兴趣。

【具体做法】

让宝宝听日常生活中的声音，如鸟叫声、汽车声、钟表声、电话声。听到这些声音时，问宝宝是什么东西发出的声音，答不出来的话可直接让宝宝边看边听，并告诉他什么是教养者讲话的声音，什么是走路的声音，逐渐学会辨别声音。

【提示、建议】

1.选择的声音要与宝宝生活有关。

2.基本声音掌握以后，教养者可以变换声音。

<u>训练 2：学古诗《游子吟》</u>

【训练目的】

练习发音，增强记忆力。

【具体做法】

教养者带着感情朗读古诗，宝宝跟读，并可以学着边读边打拍子。

游子吟

唐·孟郊

慈母手中线，游子身上衣。

临行密密缝，意恐迟迟归。

谁言寸草心，报得三春晖。

（四）社会适应性教育

1～3岁的幼儿开始对社会规则、行为规范具有初步认识，能作最直接、简单的道德判断。这个年龄段的幼儿喜欢与人交往，特别是开始喜欢与同伴交往，对父母及家庭之外的主要接触者都能产生亲切的情感。

13个月左右的幼儿面对陌生人时可能会表现出紧张不安，但很快这种反应就会过去。

2岁的幼儿和同伴交往时，会首先划清自己的领地，声明哪些东西是属于自己的，然后才开始真正的交往。

到30个月左右，幼儿们已经能够自在地在一起玩耍了。研究表明，13～24个月的幼儿在一起，多半是玩互补型的游戏，而且缺乏想象，车就是车、积木就是积木。到24～36个月，逐渐出现假想性的游戏，例如，拿纸盒当作房子，毛巾当作大衣。

一两岁的幼儿之间形成的友谊能够维持一年之久。这种友谊对他们来说是重要的感情依赖之一。心理学家通过观察发现，幼儿在固定的朋友组合中进行充满交流的游戏，一旦一个朋友离开，幼儿们之间的交流就明显减少了。所以教养者了解幼儿与同伴之间友谊的深度十分必要。幼儿与同伴关系发展深受家庭和亲子关系的影响，与母亲形成安全依赖关系的幼儿更善于交往、更友善、更擅长与人合作。

幼儿期的同伴交流主要是在摆弄玩具和游戏中发生的，也会出现因为争抢玩具而哭闹的情况，但很快就会和好如初。因此，需提高幼儿与同伴交往的能力，有意识地让幼儿与同伴一起分享食物、玩具，引导幼儿考虑他人的想法和感受，教给幼儿与同伴交往的策略，避免出现咬人等攻击行为，及时表扬幼儿出现的良好交往行为，如拥抱同伴、和同伴一起分享玩具等。当出现错误的交往方式时，必须给予幼儿合理的惩罚，让他们理解并记住哪些行为是不受欢迎的。

（五）自理能力的培养

由于两三岁的幼儿参加活动的意识不断增强，生活范围逐渐扩大，故他们需具备一定的独立性来适应客观环境。这个时期他们对一些新鲜的动作和行为很感兴趣，并且乐意去做。可是很多父母和保教人员往往忽视对幼儿生活自理能力的培养，幼儿跑一跑，怕他摔跤；幼儿动一动，怕他弄脏衣服和身体；幼儿要什么就马上给什么，总是想办法来满足幼儿的各种要求。这样一来，幼儿的一切活动都依赖成人的照料，不能适时养成独立生活的能力。也有一些家长和保教人员没有认识到要通过活动来培养幼儿的自理能力，两三岁的幼儿也不让他自己吃饭、洗手、坐便盆，一切都由成人包办。可见，家长和托儿所的保教人员应该有计划地培养幼儿的独立生活能力，让他们养成爱劳动、爱清洁等良好习惯。

 训练范例参考

幼儿自理能力培养训练

【训练目的】

　　培养宝宝的生活自理能力，学会自己做事。

【具体做法】

　　1. 生活中要多为宝宝创造出做"小主人"的环境和机会，如让宝宝自己拿杯子喝水、自己穿鞋袜、自己吃饭，和宝宝一起收拾玩具，凡是在日常生活中宝宝能做的事，都要鼓励其自己做。

　　2. 学习漱口。每餐饭之后，为宝宝准备一小杯温开水，让宝宝模仿成人的样子学习漱口。开始时，可以先让宝宝含一口水，做鼓腮动作，使水在口腔中流动，然后将水吐出。通过不断练习，最后学会漱口。

　　3. 学习刷牙。为宝宝准备一套儿童牙具，模仿成人刷牙。先漱口，然后挤出黄豆粒大的牙膏，再拿牙刷上下轻轻刷动，时间不宜过长以免把牙膏吞咽下去，最后漱口。

刷牙歌

水杯接水半杯满，牙刷入杯要浸湿。

挤出牙膏黄豆大，再给牙膏戴帽子。

喝口水来漱漱口，小小牙刷手中拿。

上排牙齿向下刷，下排牙齿向上刷。

咬合面上来回刷，牙齿内侧也要刷。

刷完牙，要漱口，牙膏沫沫吐出来。

牙刷牙杯洗一洗，轻轻摆来放整齐。

刷完牙，擦擦嘴，牙齿白净人人夸。

　　4. 学习穿衣服。让宝宝坐下，教养者协助宝宝抓住裤腰，将裤子的前面朝上并放平，然后再分别伸进两腿，往上拉至腰部，最后由教养者帮助整理。穿衣服时，先将衣服放在身前(开口朝前),然后让宝宝先用两手抓住衣领披到身后,再将手伸进两袖。系扣时可以从下往上系,以免对不齐。

5.学习擦鼻涕。擦鼻涕时用手捂着一个鼻孔,先擤一面,把纸巾叠拢,再捂住另一边鼻孔,擤另一面,擦净后扔掉纸巾。不能用衣服和袖子来擦鼻涕。

6.学如厕。带宝宝如厕,把小圈放在马桶上,把矮板凳放在马桶前,让宝宝踏上一级,坐在马桶上。男孩最好跟男性监护人如厕,学会站着小便就更方便了。教养者每天通过观察,可以知道宝宝何时需要如厕,做好带他如厕的准备。经过几周的练习,宝宝可以自己如厕。

【提示、建议】

1.教养者要经常为宝宝创造自己动手的机会,不要因为"浪费时间""怕宝宝累着"而替宝宝做事,以免幼儿日后变得"笨手笨脚"。

2.宝宝开始学习做事的时候,由于手的动作不协调,有时会搞得乱七八糟,教养者不要责怪他,以免挫伤宝宝的积极性。

3.在宝宝学习时,教养者要及时给予必要的帮助,使他体验到成功的快乐,意识到自己的力量,从而更有信心主动学习、独立探索。

本章主要阐述幼儿(1～3岁)的保育与教育。首先介绍了幼儿的生长发育特点和幼儿的心理特点,生长发育特点包含幼儿的身体生长发育及动作发展特点,幼儿的心理特点分为感知觉的发展、语言的发展(单词句时期、多词句时期)、注意与记忆的发展、思维与想象发展、情感和社会性发展、意志与个性的发展;然后重点详述了幼儿期的保育,分为喂养原则、饮食习惯的培养、睡眠护理、排便的照料与训练、卫生习惯的培养;最后详述了幼儿的教育,主要包括认知能力的培养、运动能力的训练、语言的训练、社会适应性教育和自理能力的培养。

 思考练习

一、简答题

1.简述幼儿身体的生长发育规律。

2. 从粗大动作和精细动作两个方面，简述幼儿的动作发展规律。

3. 简述幼儿感知觉的发展规律。

4. 简述幼儿的喂养原则和饮食习惯的培养方法。

5. 简述幼儿注意与记忆、思维与想象的发展规律。

6. 简述幼儿的情感与社会性发展的规律。

7. 简述幼儿意志与个性的发展规律。

二、论述题

1. 详述幼儿语言发展的两个阶段及各自的规律特点。

2. 详细论述幼儿认知能力、运动能力、语言、社会适应性、自理能力的训练内容与方法。

第六章 0～3岁婴幼儿疾病与保教

学习目标

1. 了解婴幼儿传染性疾病的预防。

2. 掌握婴幼儿三种营养性常见病的病因、症状及护理方法。

3. 掌握婴幼儿三种皮肤常见病的病因、症状及护理方法。

4. 掌握婴幼儿三种五官常见病的病因、症状及护理方法。

5. 掌握婴幼儿四种呼吸系统常见病的病因、症状及护理方法。

6. 掌握婴幼儿四种消化系统常见病的病因、症状及护理方法。

7. 掌握婴幼儿三种呼吸系统常见传染病的病因、症状、预防及治疗护理方法。

8. 掌握婴幼儿三种消化系统常见传染病的病因、症状、预防及治疗护理方法。

9. 掌握婴幼儿血液传染性疾病的病因、症状、预防及治疗护理方法。

10. 掌握婴幼儿两种常见寄生虫病的病因、症状、预防及治疗护理方法。

关键词

营养性疾病　皮肤常见病　五官常见病　预防接种　计划免疫　血液传染性疾病
常见寄生虫病

知识结构图

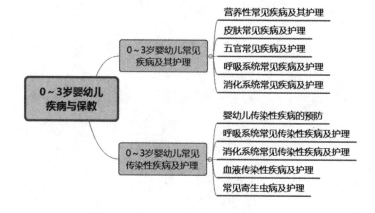

第一节　0～3岁婴幼儿常见疾病及其护理

0～3岁婴幼儿教养者掌握婴幼儿常见疾病及护理知识非常重要。新生儿由于从母体中获得了比较多的免疫球蛋白，因此抗病能力比较强，对于常见细菌和病毒的侵袭都可以抵抗。但新生儿的皮肤非常娇嫩，对一些化脓性细菌和引起破伤风的细菌缺乏免疫力。1~6个月时婴幼儿体内仍有较多的免疫球蛋白，可抵御多种病毒和部分细菌的感染，所以一般较少发生感冒，也较少发生其他感染性疾病。6个月以后由于之前从母体获得的免疫球蛋白逐渐减少，而自身产生免疫球蛋白的能力还比较低，因此抗病能力较差，容易生病。0~3岁的婴幼儿，免疫球蛋白水平仅为成人的1/12，12～16岁才能达到成人水平。

婴幼儿年龄较小，还不能用语言准确地表达病痛，需要教养者细心观察其精神状态、面色、呼吸、肤色、鼻腔、口腔、有无皮疹和异常，尽早发现异常情况，及时进行治疗。如果用手摸婴幼儿额头感到稍有热度，则应用体温计测体温确认。根据观察和测量的情况进行分析，判断有无病情。

在早教机构中如果和家长交接时发现婴幼儿已经患病，需要聆听病情，听从家长的提示，再和家长商量日间的护理要点，如全日观察、服药或就诊等。教养人还需要把有关事项记录下来，提醒自己。婴幼儿出现异常情况不要盲目处理，需要迅速去医院进行诊治。

一、营养性常见疾病及其护理

营养性疾病是指由于营养物摄入不当（包括摄入不足、摄入过多或摄入比例失调）所造成的疾病。

（一）佝偻病及其护理

佝偻病是3岁以下婴幼儿常见的营养缺乏症。由于维生素D不足，引起体内钙、磷代谢紊乱和骨骼发育异常，严重影响婴幼儿健康。

1. 病因

(1) 胎儿期维生素D储备不足。

(2) 接触日光不足，冬季、衣着多、处于多雾多雨地区、户外活动少等因素都可导致内源性维生素D合成不足。

(3) 天然食物及母乳中维生素D少，会导致摄入不足。

(4) 生长过快，对维生素 D 需要量增加，但未及时添加。

(5) 疾病影响。胃肠道或肝、肾疾病可影响维生素 D 吸收。

2. 症状

2 岁以下婴幼儿如果从未或很少晒太阳，未服用维生素 D 预防量，就会出现易激怒、爱哭闹、夜惊、多汗、烦躁不安等明显症状，还可有枕秃、易患呼吸道感染、贫血等症状，如不及时治疗，就会引起骨骼和肌肉病变，如颅骨软化、肋外翻、囟门晚闭、出牙迟缓、肌肉和韧带松弛等，以后可出现方颅、肋骨串珠、鸡胸、脊柱后凸及佝偻病性"手镯"（手腕膨大）。婴幼儿学步后会出现"O""X"形腿。当婴幼儿出现多汗、睡眠不安的体征时就要引起重视，及时找医生进行治疗。

3. 护理

(1) 广泛开展健康教育，从胎儿期开始，采取综合预防措施。如向家长宣传佝偻病的病因、预防措施以及正确摄入维生素 D 的方法，指导家长实施。

(2) 孕妇应多进行户外活动，食用富含钙、磷、维生素 D 的食物，妊娠后期要每日补充维生素 D。

(3) 从 4~6 个月开始及时添加泥糊状食品，补充富含有维生素 D、钙、磷及蛋白质等的营养物质，如蛋黄、肝类、鱼类、鱼子等。

(4) 多进行户外活动，多晒太阳。太阳中的紫外线可以促进钙的吸收。

(5) 维生素 D 预防性补充。幼儿出生两周后可以开始补充维生素 D，直到两周岁左右。

（二）缺铁性贫血及其护理

缺铁性贫血是由于体内缺铁导致血红蛋白合成减少而引起的一种全身性营养缺乏疾病，是儿童贫血中最常见的一种类型，尤以婴幼儿的发病率最高。任何年龄均可发病，以6 个月至 2 岁最多见。发病缓慢，多不能确定发病日期，不少患儿因其他疾病就诊时才被发现患有本病。

1. 病因

(1) 先天储铁不足。常见于早产儿、双胞胎和母亲患严重贫血的婴幼儿。

(2) 铁的摄入量不足。饮食中铁的供给不足是导致缺铁性贫血的重要原因。

(3) 生长发育因素。随体重增长血容量相应增加，生长速度越快，铁的需要量相对越大，越易发生缺铁。

(4) 铁的丢失或消耗过多。正常婴幼儿在出生后两个月内由粪便排出的铁比由饮食中摄取的铁多，由皮肤损失的铁也相对较多。

2. 症状

临床主要特点为小细胞低色素性贫血。皮肤、黏膜逐渐苍白或苍黄，以口唇、口腔黏膜及甲床最为明显。易感疲乏无力，易烦躁哭闹或精神不振，不爱活动，食欲减退。年长儿可能会出现头晕、眼前发黑、耳鸣等。

3. 护理

加强孕期保健，指导孕母摄入含铁丰富的食物。每天常规适量补铁。新生儿出生后要合理喂养，及时添加含铁较多的辅助食品，对消化、营养紊乱及感染性疾病应早预防、早治疗，正常体重儿6个月时或早产儿及双胞胎2个月时给予铁剂，对疾病恢复期患儿注意营养素的供给等。

（三）单纯性肥胖症及其护理

单纯性肥胖症是全身脂肪组织普遍过度增生和堆积的慢性病。婴幼儿期单纯性肥胖症是导致成人期肥胖和心脑血管疾病、糖尿病、代谢综合征的重要危险因素。

1. 病因

由于过度进食，脂肪或糖类摄入过多，营养过剩，又缺乏适宜的体育锻炼，使摄入的热量超过消耗量，剩余的热量就转化成脂肪堆积在体内，引起肥胖。这是目前婴幼儿期比较严重的健康问题和社会问题。

2. 症状

全身皮下脂肪组织过度增加、堆积，有氧能力和运动能力下降。行为偏差表现为过度进食、偏食、挑食，过度偏嗜高热量食物，懒于体力活动，喜静坐式生活方式，人际交流少。

3. 护理

(1) 控制饮食。

强调母乳喂养，人工喂养时要按婴幼儿实际需要进行科学合理喂养，3个月内避免喂固体食物，4个月时合理地添加辅食。1岁以内维持正常体重，避免摄入过多热量，多吃水果蔬菜和粗粮制品。指导家长科学合理地安排膳食，定时定量，养成婴幼儿良好的生活习惯和进食习惯。例如：多食芹菜、萝卜、黄瓜、番茄、苹果、竹笋等含纤维素或非精细加工的食物；少食或不食糖果、巧克力、冰淇淋等高热量、高脂食物；少食或不食油炸食物、西式快餐或甜食；口渴时尽量喝白开水，不喝糖水及含糖饮料。纠正婴幼儿不良的饮食习惯，例如：不能经常吃零食；睡前不要吃东西；吃饭要细嚼慢咽、小口进食；吃饭时间不要过长。家长也不要把喂食作为奖励或惩罚的手段。

(2) 增加运动。

根据婴幼儿的年龄特点设计一些安全、有趣味性、能够减少脂肪的运动项目，有目的、分步骤地锻炼婴幼儿的耐力、肌肉和关节柔韧性。

二、皮肤常见疾病及护理

（一）尿布疹与护理

尿布疹是婴幼儿中最常见的皮肤问题，是婴幼儿臀部的一种炎症，又称臀红。

1. 病因

尿布疹的形成原因是潮湿的皮肤互相摩擦或正常皮肤长期受湿尿布刺激，小便中的尿素被细菌分解产生氨，皮肤受氨刺激而发生皮炎。婴幼儿皮肤细嫩，更易发生尿布疹。

2. 症状

尿布疹常常发生在湿尿布覆盖区，包括外生殖器、会阴、臀部、腹股沟和大腿上部内侧甚至肛门附近，患处皮肤有红色斑点状疹子，可伴有渗出液及糜烂。婴幼儿患上尿布疹表现为爱哭闹、烦躁不安、睡不踏实。

3. 护理

婴幼儿尿布要勤换，一定要为婴幼儿选用适当的布尿布或高质量的纸尿布，及时更换纸尿裤，这是减少尿布疹发生的重要措施之一。

便后勤清洗，每次大小便后，必须将局部用温水洗净、吸干，然后给婴幼儿屁股抹上一层薄薄的润肤油，注意清洗臀部（避免使用刺激性肥皂）；洗完不要扑粉，以免与尿便结成块对臀部形成刺激。

尿布下最好垫一块棉的尿垫，注意不要让塑料布或油布直接接触婴幼儿皮肤，因为它们不透气，影响水分的吸收及蒸发，这是造成尿布疹的诱因。

如病变皮肤上出现水疱或有脓，皮疹持续了两天以上不消失或更严重，就应看儿科医生。

（二）湿疹与护理

湿疹是一种常见的婴幼儿皮肤炎症性疾病，发病原因比较复杂，易发于1个月到1岁的婴幼儿。

1. 病因

湿疹是一种常见的、多发的、反复发作的皮肤炎症，其起因多与遗传和外界诱因有关，其中过敏是最主要的直接因素，如果父母双方均为过敏体质，他们的宝宝有70%左右的可能性为过敏体质，如果一方易过敏，婴幼儿也有一半过敏的可能。

很多因素会诱发或加重湿疹症状，如：进食富含蛋白质的食物，尤其是鱼、虾、蛋类及牛乳；接触化学物品（护肤品、洗浴用品、清洁剂等）、毛制品、化纤物品、植物（各种植物花粉）、动物皮革及羽毛；发生感染（病毒感染、细菌感染等）；日光照射、所处的环境温度高等，都可以刺激婴幼儿的湿疹反复发生或加重。

2. 症状

起病时一般先在面颊部出现小红疹，很快可波及额、颈、胸等处，急性期小红疹亦可变为小水疱，破溃后流水，最后结成黄色的痂皮，渗出后红肿渐轻，进入非急性期仅为丘疹。婴幼儿湿疹时轻时重，反反复复，在急性发作时瘙痒难忍经常烦躁哭闹，影响食欲和休息，严重时还可继发细菌感染。湿疹常为对称性分布，根据临床表现分为干燥型、脂溢型和渗出型。

3. 护理

(1) 喂养方面。

要想避免湿疹，最好的方法就是纯母乳喂养。婴幼儿出生时哪怕母乳尚未下来也不要迫不及待地加牛奶，应耐心等待母乳分泌。一旦婴幼儿患了湿疹，父母要格外耐心地护理和喂养，在怀疑牛奶过敏时可改喂深度水解蛋白奶粉，或将牛奶加热煮沸后多等几分钟，使蛋白质变性，减少过敏。一般添加辅食后湿疹会逐步减轻，一岁左右大部分会消失。有过敏体质的婴幼儿在加蛋黄、鱼虾类食物时要格外小心，密切观察婴幼儿食后的反应，最佳做法是等 7 个月后婴幼儿肠道屏障作用较完善时再加这类食物。人工喂养的婴幼儿患湿疹时，可以喂深度水解蛋白奶粉。宝宝的食物中应该少些盐分，以免体内积液太多而易发湿疹。

(2) 衣物方面。

婴幼儿贴身的衣服应是棉质的，所有的衣服领子最好也是棉质的，避免化纤、羊毛制品的刺激。衣服穿得要略偏凉，衣着应较宽松、轻软，过热、出汗都会引起湿疹加重。床上被褥最好是棉质的，衣物、枕头、被褥等要经常更换，保持干爽。让婴幼儿避免接触羽毛、兽毛、花粉等容易引起过敏的物质。

(3) 洗浴护肤方面。

以温水洗浴最好，避免用去脂力强的碱性洗浴用品，选择偏酸性的洗浴用品，保持皮肤清洁。洗澡时，沐浴剂必须冲净。洗完后，抹干婴幼儿身上的水分，再涂上非油性的润肤膏。婴幼儿的头发亦要每天清洗，若已经患上脂溢性皮炎，仔细清洗头部便可除去疮痂。如果疮痂已变硬粘住头部，则可先在患处涂上橄榄油，过一会再洗。

(4) 环境方面。

室温不宜过高，否则会使湿疹痒感加重。环境中要最大限度地减少过敏原，以降低刺激引起的过敏反应。家里不养宠物，如鸟、猫、狗等。室内要通风，不要在室内吸烟，室内不要放地毯。打扫卫生最好是湿擦，避免扬尘，或用吸尘器处理家里灰尘多的地方，如窗帘、框架等物品上。

（三）痱子及其护理

1. 病因

夏季温度高、湿度大，如果汗腺分泌过多，毛孔和汗腺管容易被堵住，造成排汗不畅，从而生成红色的疹子。这是长痱子的主要原因。婴幼儿之所以容易生痱子是由于皮肤娇嫩，汗腺发育不健全，通过汗液蒸发调节体温的功能较成年人差，汗液不易排出和蒸发。

2. 症状

痱子主要长在经常出汗的额头、脖子、鼻子、胸口、腿部等部位。初起时皮肤发红，然后出现针头大小的红色丘疹或丘疱疹，密集成片，其中有些丘疹呈脓性。生了痱子后剧痒、疼痛，有时还会有一阵阵热辣的灼痛等表现。

3. 护理

出汗太多或天气太热、湿度太大时，不要让婴幼儿穿太多的衣服。最重要的是凉爽、通风好的环境，而且婴幼儿一出汗就要擦干，勤换洗衣物，要让婴幼儿穿吸汗性能好的宽松的棉质衣服，避免穿化纤内衣。

天气炎热时应保证每日用温水洗浴 2～3 次，以保持皮肤清洁，浴后擦上痱子粉。婴幼儿从外边回来后不要用冷水洗浴，因为经冷水一浇，原先张开的汗孔会突然闭塞，汗液潴留，极易引发痱子或加重病情。

婴幼儿生了痱子，切忌涂抹软膏或油类制剂；不要用手挤弄、搔抓患处；避免强烈日光照射；一旦出现异常情况，应及时到医院治疗。

三、五官常见疾病及护理

（一）弱视及其护理

弱视是指发生在婴幼儿时期的眼病，绝大多数患弱视的婴幼儿只表现为视力差，而眼睛外表看起来与正常人一样，眼部检查也没有异常发现，但经散瞳验光、配合适的眼镜，视力也不能矫正至正常。

1. 病因

导致婴幼儿弱视的原因很多，较常见的有近视、散光、斜视、度数较高的远视、角膜混浊、先天性白内障、重度上眼睑下垂、新生儿视路出血及先天性视中枢发育不良等。

2. 症状

婴幼儿弱视主要表位为：在阳光不强烈时也要眯着眼看东西，对光线特别敏感。经常擦眼睛，流眼泪，眼睑肿胀，眼睛发红、肿痛、有眼屎。在看书或电视时，经常把头侧向一边或凑得很近。眼睛斜视，双眼不能协调活动。有的婴幼儿表现为动作笨拙、行走蹒跚，学步较晚。

3. 护理

婴幼儿要定期做眼部保健，及时发现其视力障碍，3 岁的婴幼儿应该有视力和眼位检查的记录，每年应做一次眼科检查。

在婴儿期，要注意用眼卫生。婴幼儿的毛巾、手帕、脸盆应跟大人分开使用，以免染上急性结膜炎、沙眼等传染性眼病。教育婴幼儿不用脏手揉眼睛，不要给他们玩弄剪刀、针等锐利坚硬的东西，以免伤及眼睛。婴幼儿在玩玩具、看连环画或画画时，不要距离太近。要保持正确姿势且光线要充足，不要太暗或太强。此外，还要注意眼睛的营养供给，鼓励婴幼儿多吃粗粮、杂粮、蔬菜、水果，少吃含糖量高的食物，多参加有益的体育锻炼。

（二）斜视及其护理

斜视是一种常见的婴幼儿眼科疾病，表现为两眼不能同时注视目标。

1. 病因

(1) 发育不完善。

婴幼儿双眼单视功能发育不完善，不能很好地协调眼外肌，任何不稳定的因素都能促使斜视的发生。人的单视功能是后天逐渐发育的，这种功能的建立与视觉功能一样，是反复接受外界清晰物像的刺激而逐渐地发育和成熟起来的。5岁前双眼单视功能未完善期间，是儿童斜视的高发期。

(2) 先天异常。

斜视多由先天眼外肌肉的位置发育异常、眼外肌本身发育异常、中胚叶分化不全、眼肌分离不良、肌鞘异常及纤维化等解剖上的缺陷或支配肌肉的神经麻痹所致。也有的是由于生产过程中使用产钳造成婴幼儿头面部损伤或母亲生产时用力过度致胎儿颅压升高产生大脑点状出血，而出血刚好在支配眼球运动的神经核处引起眼外肌麻痹。此外，也有遗传因素，斜视眼在家族中的遗传不是针对全体成员，这种缺陷往往是间接遗传到下一代子女身上。一般出生6个月内发生斜视称先天性斜视，它不具备建立双眼视物的基本条件，对视功能的发育危害最大。

(3) 眼球发育特点。

婴幼儿眼球发育特点使其易患斜视。由于婴幼儿眼球小，眼轴短，多为远视眼，又因婴幼儿角膜及晶状体屈折力大，睫状肌收缩力强，即调节力强，因此婴幼儿想看清物体就需要更多的调节力，同时双眼也用力向内转产生了过量辐辏，容易引起内斜视，这种内斜视称调节性内斜。

(4) 眼球运动中枢控制能力不足。

如果集合过强、外展不足或两者同时存在，就产生了内斜；相反，外展过强、集合不足或者两者同时存在，就产生了外斜。

2. 症状

婴幼儿斜视的症状一般表现为视物时黑眼球向内侧或外侧斜视，单只眼睛眼球向内侧偏斜称为"内斜视"，反之向外侧偏斜的话就是"外斜视"。还有一种是单侧眼珠向上或是向下偏斜，这种情况为"上下斜视"。

3. 护理

斜视的预防措施如下：

(1) 玩具应当悬挂在婴儿床的床栏四周，婴幼儿就不会只盯着一个方向看。逗引婴幼儿的时时候也不要总在一侧。

(2) 父母应当注意变换婴幼儿睡眠的体位，使光线投射方向经常改变。

(3) 婴幼儿对红色反应较强烈，因此可在小床正中上方挂一个红色带有响声的玩具，有益于新生儿双侧眼肌动作的协调训练，从而起到预防斜视的作用。

（三）中耳炎及其护理

中耳炎就是中耳发炎，是婴幼儿发生耳痛的一种常见病因。中耳炎的危害不容忽视，如果不加治疗，会导致永久性听力丧失，进一步延迟婴幼儿的语言功能发展，这是因为在3岁前正常的听力对语言功能的发展至关重要。在一些特殊情况下，中耳炎还能导致严重的并发症，如乳突炎、脑膜炎等，或破坏平衡能力。

1. 病因

婴幼儿的免疫系统还处于发展阶段，功能尚不健全，使得他们易受感冒病毒或其他病毒的感染。连接婴幼儿中耳与喉后部的咽鼓管较短且较偏水平，使得细菌容易从喉部进入耳朵。感冒时，咽鼓管肿胀阻塞，鼓膜和咽鼓管之间的空间充满液体而引流不畅，细菌最易在其中生长繁殖，引起炎症。

2. 症状

如果稍大点的婴幼儿称耳部疼痛或有压迫感，并在发热、打喷嚏时加重，就可能患了中耳炎；如果婴幼儿烦躁、哭闹不安、夜不能寐、拒绝喂哺，应想到中耳炎，因婴幼儿在吃奶、吞咽或夜间平躺时，耳鼓膜承受的压力最大，疼痛加剧；如溢出脓血性液体，在排除外耳道疖之后，可确定中耳炎鼓膜已穿孔；中耳炎有时会导致程度不同的听力丧失。

3. 护理

虽然预防中耳炎没有什么绝对有效的方法，但有些做法可以减少中耳炎的发生。

(1) 母乳喂养。研究表明，经母乳喂养的婴幼儿中耳炎的发病率是牛奶喂养婴幼儿的一半。原因是母乳中含免疫抗体，能抵抗细菌和病毒的感染。

(2) 让婴幼儿坐起来和用倾斜体位喂奶。喂奶时使婴幼儿头部抬起一个角度，特别注意不要让婴幼儿含着奶嘴入睡，以免液体流向咽鼓管，使咽鼓管阻塞，导致细菌繁殖。

(3) 避免婴幼儿经常感冒。感冒会导致咽鼓管阻塞，容易引起中耳炎的发生，所以避免感冒也能减少中耳炎的发生。

(4) 创造无烟环境。被动吸烟增加婴幼儿上呼吸道疾病的发生，导致中耳炎发病增加。

(5) 患急性中耳炎后立即前往医院接受治疗。治疗一般需要半个月到1个月，而且一定要坚持治疗，直到痊愈为止。

(6) 在家里要充分休息。发热会导致耳朵疼痛，可以用湿毛巾冷敷耳后，以减轻疼痛。

(7) 平时擤鼻涕时，轮流使用两侧鼻孔，也是很好的预防方法。

四、呼吸系统常见疾病及护理

（一）上呼吸道感染及其护理

上呼吸道感染是呼吸系统疾病中具有代表性的疾病，是婴幼儿的常见病、多发病。上呼吸道感染主要指鼻、咽部等上呼吸道黏膜的急性炎症，大多数是由病毒引起的。

1. 病因

婴幼儿出生6个月后，随着从母体获得的抗体逐渐减少，患上呼吸道感染的机会开始增多。一年四季均可发病，但冬季、晚秋和早春季节更多发。此病发病率较高，还往往起病急骤，病情进展迅速，而且易出现并发症，如：感染蔓延到邻近器官可引发中耳炎、支气管炎、肺炎；感染通过血液循环播散可引起败血症、脓胸、脑膜炎；感染毒素及变态反应，可发生风湿热、心肌炎、急性肾炎。因此，需要尽快治疗和彻底预防。

2. 症状

患了上呼吸道感染以后，会出现发热、喉咙肿、流鼻涕、咳嗽等症状，还有可能伴随呕吐和腹泻等消化系统的疾病。

3. 护理

如体温超过38.5℃，应该喂退热剂；假如发热依然没退，可以用温热的毛巾擦拭全身或把婴幼儿放在盛有温水的浴缸里，以帮助退热。

如咳嗽和鼻塞严重，可以利用加湿器使室内湿度保持在50%～70%，使呼吸得以畅通，而且还要随时给婴幼儿喂水。婴幼儿呼吸困难时，用棉签或鼻呼吸器掏鼻涕有可能会损伤黏膜，所以一定要慎之又慎。

咳嗽、咳痰是排除体内细菌的防御体系，因此，不要随意让婴幼儿服用止咳祛痰的药物。可以经常喂温热的水，不仅能减少咳嗽，还能使痰得到稀释而容易排出。如婴幼儿没有胃口而不愿吃东西，或者出现腹泻和呕吐，可以喂米糊等易消化的食物。

不管怎么说，感冒最好是事先加以预防。可以让婴幼儿多穿几件薄衣服来调节体温。外出回到家里，要把婴幼儿的手脚洗干净。不仅如此，还要经常给室内换气、清扫，使室内环境保持清洁。

（二）支气管炎及其护理

支气管炎是支气管产生炎症引发的疾病，出生3～6个月的婴幼儿容易患此病。支气管十分狭窄，稍有刺激或分泌物即容易肿胀并生成炎症。若不及时进行治疗，会经常发生支气管炎或哮喘，需要特别引起重视。

1. 症状

支气管炎主要由感冒合并症引起，大多在季节变换的时候和每年 10 月到第二年 3 月时流行。患感冒后 3～4 天出现多痰、呼吸急促、咳嗽、流鼻涕、鼻塞、呼吸困难等症状，还会造成食欲不振。

支气管炎可能发热也可能不发热，一旦患病，病情会在 2～3 天内突然加重，然后慢慢好转。呼吸困难会使体内水分大量损失，食欲不振还会引起脱水，甚至会因合并症而引起肺炎。

2. 护理

支气管炎严重时也可能需要住院治疗，只要治疗及时，一般不会有什么大问题。不过，要是误认为是因感冒引起咳嗽而不予以重视，会造成治疗困难，从而转化成慢性哮喘或肺炎。

多喂水，并用加湿器给屋子里加湿等，都会对治疗有很大的帮助。另外，充分摄取水分，会使痰稀释后容易排出，并能减少对支气管的刺激，使咳嗽症状得以减轻。

出现呼吸困难的症状时，可以让婴幼儿保持半卧位。因咳嗽严重或多痰等造成呼吸困难时，也可以采取轻轻拍打后背的方法。

（三）支气管肺炎及其护理

肺炎是婴幼儿时期常见的疾病，重症肺炎是婴幼儿时期主要死亡原因之一，婴幼儿以急性支气管肺炎为多见。

1. 病因

(1) 婴幼儿呼吸道生理解剖因素。

婴幼儿的鼻咽、气管及支气管狭窄，黏液分泌少，纤毛运动差，肺组织分化不全，弹力纤维不发达，代偿能力差，肺泡少而间质发育旺盛，故含气少血多，加之免疫功能尚未充分发育，因此，容易患气管肺炎。

(2) 疾病影响。

机体本身的健康状况与肺炎的发生有密切的关系。特别是患有营养不良、佝偻病、贫血、先天性心脏病、脑发育不全等机体抵抗力、免疫力低下的情况下容易发病。

(3) 环境因素。

如气候骤变、居室通风不良、空气污浊等环境因素也是引起婴幼儿肺炎的原因。

2. 症状

发热和持续咳嗽是肺炎最大的症状。严重时，高热还可能造成呼吸困难，这是和感冒不同的地方。另外，呼吸会加快，达到 1 分钟 50 次以上。每次呼吸时，鼻翼一扇一扇，脸、嘴唇、指尖、脚尖等部位往往会由青转白。

咳嗽严重时，年龄越小越容易出现呕吐、多痰。即使病因相同，患儿的状态也会各自不同。因此，要根据发病原因和婴幼儿的状态接受恰当的治疗。

3. 护理

(1) 保持空气流通：保持室内空气新鲜，保持适宜的湿度，以利于咳出分泌物。

(2) 供给充足养分：适量增加营养和水分，少食多餐，多饮开水。

(3) 注意充分休息：避免因过度劳累引起呼吸困难。

(4) 保持呼吸畅通：经常抱起患儿，轻拍背部或翻身；发现有鼻痂时，用温开水浸软清除。

（四）急性扁桃体炎及其护理

急性扁桃体炎分为链球菌引起的白细菌感染和病毒等引起的感染。一般在季节变换的时候更容易患上此病。如果患上热感冒，喉咙肿会引起炎症，会产生突然发热(39℃～40℃)、头痛、肌肉痛等症状。

1. 病因

新生儿一般不会患此病，而在出生 1 个月以后经常会患上此病。患扁桃体炎会出现扁桃体增大、鼻塞、用嘴呼吸以及不能入睡等症状。

2. 护理

在儿科诊治后，最重要的是及时服药，经常喝水，好好休息。为了不刺激咽喉，可以给婴幼儿喂软和细的饮食。如果发热、肌肉疼痛厉害，需要接受抗生素治疗。

五、消化系统常见疾病及护理

（一）肠炎及其护理

1. 病因

肠炎分为病毒性肠炎和细菌性肠炎。婴幼儿患的肠炎大部分是病毒性肠炎，其中最常见的是轮状病毒性肠炎，多发于秋冬，一般是通过沾染细菌的饮食或手、玩具等感染的，并有极强的传染性，也可能通过呼吸系统感染。大约 1 周以后，大部分婴幼儿病情都会逐渐好转。

2. 症状

肠炎的症状主要是咳嗽、发热、咽部疼痛、呕吐、腹痛等；大便每日数次，多为水样或蛋花样，年龄大些的婴幼儿大便呈喷射状，无特殊腥味及黏液脓血。由于频繁腹泻与呕吐，食欲低下，患儿容易出现不同程度的脱水、酸中毒现象。严重者可出现电解质紊乱，还可合并脑瘫、肠出血、肠套叠而危及生命。

3. 护理

对于肠炎应加强综合护理。调节饮食，进食必须由少到多，由稀到干。对轻度脱水的患儿，可用口服补液盐溶液调治；脱水严重的，应予静脉输液，以纠正电解质的紊乱。如发高热，首先要让婴幼儿服用退热剂；如腹泻和呕吐，会出现脱水现象，要经常喂淡盐水。为了补充营养，可以喂母乳、米汤等；对于适合于肠炎时喂的特殊奶粉，需按照医生的指示来喂。要做好大便后的清洁，每次用温水清洗肛门，次数多的需用护肤膏涂肛门。

由于肠炎的传染性极强，因此预防最重要。在抚摸婴幼儿时一定要先洗手，特别是替换尿布后要用香皂把手洗干净。

（二）腹痛及其护理

婴幼儿腹痛是相当常见的疾病，腹痛的形式多样，胀痛、绞痛、疼痛的轻重程度与病情并不一致。如腹部疼痛剧烈，婴幼儿哭闹不止，过一会儿又完好如初，可能是得了肠道痉挛，痉挛解除后，疼痛即可缓解。对于因胃肠道痉挛引起的胃肠绞痛，特别是因受寒、饭食过多引起的胃部胀痛，使用热水袋进行热敷能够有效缓解胃肠痉挛，减轻疼痛。但婴幼儿腹痛时，进行上述操作缓解前必须由医生排除以下几种疾病。

1. 急性阑尾炎

急性阑尾炎是婴幼儿中较多见的一种病症。阑尾炎在早期并无典型症状，可能肚脐周围有轻微疼痛，诱使呕吐、腹泻，按压时疼痛并不明显。婴幼儿的免疫功能较差，患阑尾炎时很容易发生穿孔，如果盲目按揉或局部热敷，就可能促使炎症化脓处破溃穿孔，形成弥漫性腹膜炎。

2. 肠虫病

肠虫病是婴幼儿腹痛的常见原因，当某种因素刺激虫体时，可使蛔虫窜上窜下地蠕动，刺激肠道引起痉挛疼痛。此时如果热敷就会加重病情，引发危险。按揉腹部会刺激虫体穿肠破壁，引起弥漫性腹膜炎。

3. 肠套叠

肠套叠是指一部分肠子被卷入下部肠子内而导致肠子重叠的疾病。婴幼儿在周岁前后容易患此疾病，尤其以 5～11 个月的男孩居多。虽然还不能了解其确切的病因，但是有30% 左右的肠套叠是由上呼吸道感染或病毒性胃肠炎引起的；也有因为饮食变化或肠子过敏反应造成肠子蠕动更加活跃而引起的。呕吐、便血、痉挛性腹痛是肠套叠的三大症状，如果发现婴幼儿有以上症状，应立即送到医院就诊。

综上所述，鉴于婴幼儿腹痛病因比较复杂，婴幼儿又缺乏一定的表达能力，所以不要以疼痛的程度来推测病情，更不要盲目动手按揉腹部，最好的办法是立即送医院就医。

（三）呕吐及其护理

婴幼儿呕吐的原因是多种多样的，首先要弄清呕吐的原因，并针对不同的原因进行不同的处理。

1. 喂养不当引起的呕吐

最常见的是由于喂养不当而出现的婴幼儿溢奶或呕吐，对此要用科学方法喂养和加强护理。

用奶瓶喂奶时要注意奶嘴孔眼不要过大，防止婴儿吸奶过急。喂奶次数不要过多，喂奶量不要过大，喂奶前不要让婴幼儿过度哭闹。喂奶时要使奶瓶中的奶水充满奶嘴，这样可以防止婴幼儿胃内吸入过多的空气而导致呕吐。

喂奶后不要过早地翻动婴幼儿，最好把婴幼儿竖抱起来，轻轻拍打其背部，拍出几个"饱嗝"后再放回床上，或将他的枕头抬高，形成右侧立睡姿，可以防止呕吐时发生窒息或引起吸入性肺炎。

2. 生理性呕吐

生理性呕吐一般会随着婴幼儿月龄的增长和胃肠功能逐渐完善而慢慢好转。如果婴幼儿出生后24小时就开始呕吐，或吃后就吐，呕吐物较多，甚至呈喷射状，一般可能是因为颅内疾病或高位肠梗阻。

3. 病理性呕吐

如果除呕吐外还伴有其他异常的症状体征，这是因生病所引起的呕吐，应及早去医院进行治疗。如果呕吐持续存在，并反复出现，改进喂养方法也毫无作用，就要考虑婴幼儿是否存在

患有某种疾病的可能。一般母乳喂养的婴幼儿发生呕吐的次数少于人工喂养的婴幼儿。

婴幼儿发生呕吐时吐出来的东西主要是喂给他的奶，如果混有血液、黄色的胆汁、类似大便的东西，可能是十二指肠梗阻。

如果婴幼儿腹泻的同时频繁呕吐，就可能是胃肠炎引起的，一定要引起重视。这是很严重的疾病，它会造成婴幼儿脱水，处理不当会引起婴幼儿死亡。

如果新生儿每次喂完奶都呕吐出大量的奶，或有喷射状呕吐，并且没有大便，特别是看起来还很饥饿，一定要到医院检查治疗。

（四）便秘及其护理

如果婴幼儿大便时总是比较吃力，或3~4天内不大便，就可以认为是便秘。新生儿每天大便4~8次；1周岁前后每天2次；4周岁起每天3次到每周3次，都属于正常情况。

1. 病因

婴幼儿便秘分为肠子无异常的功能性便秘和肠子出现异常的器质性便秘。另外，药物

等也会引起便秘。不过，95%以上的婴幼儿便秘属于功能性便秘。其病因有水分摄取不足、肛门产生炎症、长期食用缺少纤维质的饮食、精神压力大等。

2. 症状

每次大便时肛门疼痛，或者因为大便太干太硬导致肛门撕裂出血，都是便秘的症状。如果症状十分严重，干硬的大便又会变成一连好几天的溏便。

3. 护理

平时不要养成灌肠的习惯，这样会导致婴幼儿难以自行调节肛门括约肌，严重情况下会使肛门括约肌逐渐松弛。

大便太干太硬容易造成肛门撕裂，可以让婴幼儿把臀部浸泡在冷开水中。如果大便带血，也有可能不是肛门撕裂的缘故，需要接受儿科医生的诊断治疗。

第二节 0～3岁婴幼儿常见传染性疾病及护理

传染病是由各种病原体引起的能在人与人、动物与动物或人与动物之间相互传播的一类疾病。病原体中大部分是微生物，小部分为寄生虫，传染病的特点是有病原体，有传染性和流行性，感染后常有免疫性。

传染病的传播和流行必须具备三个因素，即传染源（能排出病原体的人或动物）、传播途径（病原体传染他人的途径）及易感者（对该种传染病无免疫力者）。传染病的传播途径有空气传播、飞沫传播、粪口传播、接触传播、垂直传播和血液传播。

传染病的预防应采取以切断主要传播环节为主导的综合措施。若能完全切断其中的一个环节，即可防止该种传染病的发生和流行。各种传染病的薄弱环节各不相同，在预防中应充分利用。除主导环节外对其他环节也应采取措施，只有这样才能更好地预防各种传染病。

一、婴幼儿传染性疾病的预防

（一）预防接种与计划免疫

预防接种是将生物制品注射到人体内，使人体产生对传染病的抵抗力，以达到预防传染病的目的。计划免疫是根据传染病流行病学的规律，按不同的年龄进行有计划的预防接种，以达到增强人体免疫力的目的。

健康人对微生物或其毒素能产生两种免疫：一种是体液免疫，一般菌苗、疫苗、类毒素都可引起这种免疫；另一种是细胞免疫，是通过刺激T细胞分化增殖，而形成致敏T细胞。当细菌（如结核杆菌）侵入机体时，致敏T细胞被激活，释放淋巴因子将其吞噬清除，形成抗结核免疫。卡介苗的免疫主要是细胞免疫。

婴幼儿是计划免疫的主要对象，其目的是通过预防接种使婴幼儿自身产生对一些传染病的免疫力，从而控制传染病的发生。预防接种就是通过注射或者口服药物使婴幼儿获得对一些疾病的特殊抵抗力。国家计划免疫的要求和程序，是根据传染病的疫情监测和对人群免疫水平的分析制定的。

我国卫生健康委员会在2021年颁布的新版《国家免疫规划疫苗儿童免疫程序及说明》中，指出了儿童免疫程序的时间节点，要求儿童在7岁内完成规定相应的疫苗接种，以此来预防8种不同类型的疾病。免疫计划的实施，有利于预防婴幼儿的传染性疾病，对降低婴幼儿病死率起到了重要作用。

（二）预防接种的护理

1. 一般反应及其护理

一般反应是由于疫苗本身的理化特性造成的反应，主要有发热、局部红肿、局部硬结等。一般反应中还有一类称为加重反应，加重反应仍属一般反应范畴，只是表现为局部和全身症状的加重，如脊髓灰质炎灭活疫苗口服，偶有恶心、呕吐、皮疹、腹泻等，2~3个月能够自愈。

2. 异常反应及其照料

异常反应发生在极少数被接种者中，与一般反应有一定联系，其发生与疫苗的种类及接种者个体的病理生理状态有密切联系。异常反应有许多种，常见的有局部化脓、晕针、过敏等。

一般反应只要经过适当的对症处理，一般都无严重后果。异常反应与一般反应的性质和表现不同，程度比较严重，一般需要到医院进行适当治疗，多数人可以痊愈。

二、呼吸系统常见传染性疾病及护理

（一）流行性感冒

流行性感冒（简称流感）是流感病毒引起的急性呼吸道感染，是一种传染性强、传播速度快的疾病。一般秋冬季节是其高发期，所引起的并发症和死亡现象非常严重。

1. 病因

流行性感冒主要是受到流感病毒的侵袭所致。流行性感冒通过空气中的飞沫、人与人之间的接触或与被污染物品的接触传播。

2. 症状

流感潜伏期一般为1~7天，多数为2~4天。在流感流行季节，一般儿童感染流感病毒可能表现为轻型流感，主要症状为发热、咳嗽、流涕、鼻塞及咽痛、头痛，少部分出现肌痛、呕吐、腹泻。婴幼儿流感的临床症状往往不典型，可出现高热惊厥。新生儿流感少见，但易合并肺炎，常有败血症表现，如嗜睡、拒奶、呼吸暂停等。对于婴幼儿来说，流感病毒引起的喉炎、气管炎、支气管炎、毛细支气管炎、肺炎及胃肠道症状较成人常见。

3. 预防

流感在人与人之间的传播能力很强，与有限的有效治疗措施相比，积极防控更为重要。主要的预防措施如下：

(1) 保持室内空气流通，流感流行高峰期避免去人群聚集场所。

(2) 咳嗽、打喷嚏时应使用纸巾等，避免飞沫传播。

(3) 常彻底洗手，避免脏手污染自己的口、眼、鼻。

(4) 流感流行期间如出现流感样症状应及时就医，并减少与他人的接触，尽量居家休息。

(5) 流感患儿应呼吸道隔离1周或至主要症状消失。患儿用具及分泌物要彻底消毒。

(6) 加强户外体育锻炼，提高身体抗病能力。

(7) 秋冬气候多变，注意加减衣服。

(8) 接种流感疫苗。接种流感疫苗是不可替代的最有效的预防流感及其并发症的手段。

4. 护理

(1) 保持室内空气的湿润。可以用加湿器增加婴幼儿居室的湿度，尤其是夜晚能帮助婴幼儿更顺畅地呼吸。注意每天要用白醋和水清洁加湿器，避免灰尘及病菌的聚集。

(2) 照顾好婴幼儿的饮食。让婴幼儿多喝水，充足的水分能够使鼻腔分泌物稀薄，从而容易清洁。让婴幼儿多吃一些含维生素C丰富的水果和蔬菜。尽量少吃奶制品，因为其可以增加黏液的分泌。对于食欲减退的婴幼儿，应当准备一些易消化的、色香味俱佳的食品。

(3) 避免交叉感染。流感不是一两次或者一两天之内就能治愈，如果没有新的症状出现，可以在家中服药，家长不必反复带婴幼儿去医院，以避免交叉感染。如果病情加重或者有新症状出现，应当及时带婴幼儿去医院诊治。

（二）水痘

水痘主要见于婴幼儿和学龄前儿童。其传染力强，水痘患者是唯一的传染源，自发病前1～2天直至皮疹干燥结痂均有传染性，接触或飞沫吸入均可传染。该病为自限性疾病，一般不留瘢痕，病后可获得终身免疫，但有时也会在多年后感染复发而出现带状疱疹。

1. 病因

水痘是由水痘带状疱疹病毒初次感染引起的急性传染病，潜伏期约为2周，冬春两季多发。其传染力很强，通过患儿喷嚏、咳嗽的飞沫或接触发疹者来传播。

2. 症状

水痘感染初期,会有直径为 2～3 cm 的红色皮疹出现在头皮、脸部、臀部、腹部等部位,半日左右可以遍布全身。

皮疹在数小时至半日内逐渐变成透明的水疱,多伴有 37℃～38℃ 的发热现象。水疱出现的部位因个体不同而有所差异,有的婴幼儿会出现在外阴部、口腔内、眼皮内侧等,婴幼儿会感觉瘙痒难耐。

水疱在 3～4 日后逐渐变干,形成黑色的疮痂。严重的水痘患儿红色皮疹、水疱及疮痂混杂在一起,1～2 周内所有的水疱变成疮痂。

3. 预防

(1) 控制感染源。隔离患儿至皮疹全部结痂为止,对已接触的易感儿,应观察 3 周。对免疫功能低下、应用免疫抑制剂者,若有接触史,可使用丙种球蛋白或带状疱疹免疫球蛋白,肌内注射。水痘减毒活疫苗对接种者具有较好的保护率。

(2) 注意消毒清洁。对接触水痘疱疹液的衣服、被褥、毛巾、敷料、玩具和餐具等,根据情况分别采取洗、晒、烫、煮、烧等方法彻底消毒,且不与健康人共用。同时还要勤换衣被,保持皮肤清洁。

(3) 通风透光。空气流通也有杀灭空气中病毒的作用,但在对房间进行通风时要注意防止患儿受凉。房间尽可能打开玻璃窗,让阳光照射,通风消毒。

(4) 退烧。

如有发热,最好通过使用冰枕、湿毛巾以及多喝水等方法进行物理退烧。患儿的饮食要富有营养且易消化,患儿要多喝开水或果汁水。

(5) 关注患儿病情变化。关注病情变化,如出疹后持续高热不退、咳喘,或呕吐、头痛、烦躁不安、嗜睡或惊厥,应及时送往医院就医。

(6) 避免抓挠。避免用手抓破疱疹,特别是注意不要抓破面部的痘疹,以免疱疹被抓破引起化脓性感染,若病变损伤较深,有可能留下瘢痕。为了防止这一情况发生,要把婴幼儿的指甲剪短,并保持手部的清洁。

4. 护理

(1) 患儿应早期隔离,直到全部皮疹结痂为止,一般不少于病后两周。与水痘患者接触过的儿童,应隔离观察 3 周。

(2) 加强护理,保持清洁,勤换衣服,勤剪指甲;避免抓搔,防止抓破水疱继发感染。

(3) 应当让患病婴幼儿吃一些清淡、爽口的流食,忌食温热、辛燥的食物,不宜给婴幼儿吃温热的补品和油腻的食物。

(4) 当婴幼儿长水痘时,家长可以在婴幼儿的皮疹患处涂上软膏,或用加入可溶性苏打的温水给婴幼儿洗澡,可以减轻婴幼儿的瘙痒感。

(5) 餐具要煮沸消毒 5～10 分钟，玩具、家具、地面可用肥皂水或来苏水擦洗消毒。

(6) 在痂皮脱落前，不要让婴幼儿和其他婴幼儿接触，以免传染给别的婴幼儿。

三、消化系统常见传染性疾病及护理

（一）手足口病及其护理

手足口病是由肠道病毒引起的传染病，引发手足口病的肠道病毒有 20 多种（型）。

1. 病因

有多种肠道病毒可引起手足口病。最常见的是柯萨奇病毒 A16 型及肠道病毒 71 型，主要经粪口、空气飞沫及接触传播。

2. 症状

发病初期婴幼儿会出现咳嗽、流鼻涕、烦躁、哭闹等症状，多数不发热或是有低热。

发病 1～3 天后，婴幼儿口腔内、口唇内侧、舌、软腭、硬腭、颊部、手足心、肘、膝、臀部和前阴等部位出现小米粒或是绿豆大小、周围发红的灰白色小疱疹或红色丘疹，不痒、不痛、不结痂、不结疤，不像蚊虫咬、药物疹、口唇牙龈疱疹，也不像水痘。

口腔内的疱疹破溃后即出现溃疡，致使婴幼儿常流口水，无法吃东西。重症婴幼儿可伴发热、流涕、咳嗽等症状。

3. 预防

手足口病传播途径多，婴幼儿容易感染，注意卫生是预防的关键。

(1) 严防病从口入。饭前便后、外出后要用肥皂或洗手液等给婴幼儿洗手，不要让婴幼儿喝生水，吃生冷食物，避免接触患病婴幼儿。

(2) 父母或保教人员接触婴幼儿前和替婴幼儿更换尿布、处理粪便后均要洗手，并妥善处理污物。

(3) 幼儿使用的奶瓶、奶嘴使用前后应充分清洗和消毒。

(4) 手足口病流行期间不宜带婴幼儿到人群聚集、空气流通差的公共场所，注意保持家庭环境卫生，居室要经常通风透光，勤晒衣被。

(5) 婴幼儿出现相关症状要及时到医疗机构就诊。患儿不要接触其他婴幼儿，父母要及时对患儿的衣物进行晾晒或消毒，对患儿粪便及时进行消毒处理；轻症患儿不必住院，宜居家治疗、休息，以减少交叉感染。

4. 护理

(1) 及时隔离并对其消毒。一旦发现婴幼儿感染了手足口病，应当及时就医，避免与外界接触。一般需要隔离 2 周左右。

(2) 营养饮食。如果婴幼儿在夏季得病，容易造成脱水和电解质紊乱，需要给婴幼儿适当补充水和营养。婴幼儿宜卧床休息 1 周，多喝温开水。

(3) 护理口腔。口腔疼痛会导致婴幼儿拒食、流涎、哭闹不眠等，因此要保持婴幼儿口腔清洁。饭前饭后用生理盐水漱口，对不会漱口的婴幼儿，可用棉棒蘸生理盐水轻轻清洁口腔。

(4) 护理皮疹。注意保持婴幼儿的皮肤清洁，防止感染。手足部皮疹初期可涂炉甘石洗剂，有疱疹形成或疱疹破溃时可涂 0.5% 碘伏药酒，臀部有皮疹的婴幼儿，应当注意随时清理大小便，保持臀部的清洁干燥。

(5) 注意降温，对于体温在 37.5℃～ 38.5℃之间的婴幼儿，要注意给婴幼儿散热、降温。可通过多喝温水或洗温水浴等方法降温。

（二）肝炎

病毒性肝炎是由多种肝炎病毒引起的以肝细胞病变为主的一种传染病。一般患病的婴幼儿主要表现为食欲减退、恶心、上腹部不适、肝区痛、乏力。还有的婴幼儿会有黄疸、发热和肝大，伴有肝功能损害。有些病人可慢性化，甚至发展成肝硬化，少数可发展为肝癌。

1. 病因

病毒性肝炎的病原学分型，目前已被公认的有甲、乙、丙、丁、戊五种肝炎病毒，分别写作 HAV、HBV、HCV、HDV、HEV，除乙型肝炎病毒为 DNA 病毒外，其余均为 RNA 病毒。

2. 症状

肝炎分为急性黄疸型肝炎和急性无黄疸型肝炎，潜伏期为 15 ～ 45 天，平均为 25 天，总病程为 2 ～ 4 个月。传播途径为粪口传播、接触传播、血液传播和垂直传播。急性黄疸型肝炎可分为以下三期。

(1) 黄疸前期。有畏寒、发热、乏力、食欲不振、恶心、厌油、腹部不适、肝区痛、尿色逐渐加深等表现，本期平均持续 5 ～ 7 天。

(2) 黄疸期。热退，巩膜、皮肤黄染，黄疸出现而自觉症状有所好转，肝大伴压痛、叩击痛，部分患者轻度脾大，本期持续 2 ～ 6 周。

(3) 恢复期。黄疸逐渐消退，症状减轻以至消失，肝脾大小恢复正常，肝功能逐渐恢复，本期持续 2 周～ 4 个月，平均持续 1 个月。

3. 预防

甲型肝炎系因食用被甲型肝炎病毒污染的食物而感染，故流行率很大程度上与环境卫生状况、传播程度、生活经济条件和卫生知识水平密切相关。乙型肝炎病毒最主要通过血液传播，因而最重要的传播方式是母婴垂直传播和医源性感染，预防措施如下：

(1) 管理传染源。对急性甲型肝炎患者隔离至传染性消失，禁止慢性肝炎及无症状的

HBV、HCV携带者献血及从事餐饮、幼托等工作，对 HBV标志阳性肝病患儿，要依其症状、体征和实验室检查结果，分别进行治疗和管理指导。

(2) 切断传播途径。重点防止粪口传播，加强水源监测，保护食品及个人卫生，加强粪便管理；防止通过血液、体液传播，加强献血员筛选，严格掌握输血及血制品应用。如发现或怀疑有伤口或针刺感染乙型肝炎病毒的可能时，可应用高效价乙肝免疫球蛋白注射器介入性治疗，器械应严格消毒并控制母婴传播。

(3) 保护易感人群。人工免疫特别是主动免疫为预防肝炎的根本措施，应及时注射相关疫苗。对病毒性肝炎要尽早发现、早诊断、早隔离、早报告、早治疗及早处理，以防止其流行。

4. 护理

急性肝炎需住院治疗，卧床休息，合理营养，保证热量、蛋白质、维生素供给，恢复期应逐渐增加活动。

重型肝炎要绝对卧床，尽量减少饮食中蛋白质的含量，保证热量、维生素，可输入血白蛋白或新鲜血浆，维持水电解质平稳。

（三）细菌性痢疾

细菌性痢疾是痢疾杆菌引起的肠道传染病。痢疾杆菌经消化道感染人体后，引起结肠黏膜的炎症和溃疡，并释放毒素入血。细菌性痢疾常年散发，夏秋多见，是我国的常见病、多发病。

1. 病因

细菌性痢疾是痢疾杆菌随污染的食物进入胃肠后，在肠道大量繁殖，释放出毒素，引起肠道的炎症病变所造成的。

2. 症状

潜伏期一般为1～3天(数小时至7天)，流行期为每年6～11月，发病高峰期在8月。细菌性痢疾分为急性细菌性痢疾和慢性细菌性痢疾。

1) 急性细菌性痢疾

急性细菌性痢疾分为普通型和中毒型。

普通型急性细菌性痢疾发病急，先出现高热伴寒战，随即出现腹痛、腹泻的症状。婴幼儿每日大便几次至十多次，初为稀便，很快转变为脓血便。婴幼儿大便前常会腹痛，排便后腹痛减轻，严重者可能出现脱肛、大便失禁等。因婴幼儿排便次数多，体内水分损失严重，故常会出现少尿、口渴、精神委靡等脱水症状。

中毒型急性细菌性痢疾初起症状较轻，有的婴幼儿甚至没有腹痛、腹泻的症状，但全身中毒症状严重。大多数婴幼儿24小时内会出现高热症状，体温高达39℃～41℃，还出现反复惊厥、嗜睡、昏迷、休克、心力衰竭等症状。此时应当立即送往医院抢救，否则会威胁婴幼儿生命。

2) 慢性细菌性痢疾

病程超过两个月者诊断为慢性细菌性痢疾。因为长时间的腹泻，婴幼儿可出现营养不良、贫血、佝偻病及多种维生素缺乏症。

3. 预防

(1) 管理传染源。及时发现患者和带菌者，并进行有效隔离和彻底治疗，直至大便培养为阴性。重点监测从事饮食业、保教及在水厂工作的人员，发现感染者应立即隔离并给予彻底治疗。慢性患者和带菌者不得从事上述行业的工作。

(2) 切断传播途径。饭前便后及时洗手，养成良好的卫生习惯，尤其应注意饮食和饮水的卫生情况。

(3) 保护易感人群。口服活菌苗可使人体获得免疫力，免疫可维持 6 ～ 12 个月。

4. 护理

(1) 隔离与消毒。婴幼儿的餐具要单独使用，每次煮沸消毒 15 分钟。衣服、被褥要勤洗、勤晒。护理婴幼儿的家长要注意勤洗手，以防被传染。

(2) 婴幼儿应注意休息。多饮水，可以喂温白开水、糖盐水、果汁等，补充因腹泻丢失的水分。婴幼儿患痢疾后，常会因胃肠功能紊乱出现食欲减退，为了减轻胃肠道的负担，应给婴幼儿吃清淡易消化的米粥、面条汤等半流质食物。

(3) 做好婴幼儿臀部护理。1 岁以内的婴幼儿每次大便后要清洗、擦干、涂油 (凡士林、鱼肝油或植物油都可以)，防止婴幼儿出现红臀或肛门周围糜烂。1 ～ 3 岁的婴幼儿可以用柔软的手纸擦肛门。为了避免因蹲盆时间过长，大便次数过多而引起脱肛，也可以为 1 岁以上的幼儿使用尿布。

(4) 做好婴幼儿腹部护理。腹部保暖可以减少胃肠蠕动和痉挛，达到减少疼痛和大便次数的目的。首先要为婴幼儿穿好衣服，盖严腹部，避免腹部受凉。还可以用热水袋为婴幼儿温暖腹部。放置时最好让婴幼儿侧卧，以减轻热水袋对婴幼儿腹部的压力。痉挛性腹痛时给予阿托品或进行腹部热敷。发热者以物理降温为主，高热时可给予退热药。

四、流行性乙型脑炎及护理

流行性乙型脑炎 (简称乙脑) 的病原体为乙脑病毒，该病主要分布在亚洲远东和东南亚地区，经蚊虫传播，多见于夏秋季。临床上急起发病，以高热、意识障碍、惊厥、强直性痉挛和脑膜刺激征为主要表现，重型患者病后往往留有后遗症，属于血液传染病。

1. 病因

乙脑病毒具较强的嗜神经性，对温度、乙醚、酸等都很敏感，能在乳鼠脑组织内传代，在鸡胚、猴肾中可以生长并复制，温度为25℃～30℃时可在蚊子体内繁殖。蚊子是主要的传播媒介，被蚊虫叮咬后受染。

2. 症状

流行性乙型脑炎潜伏期为10～15天。大多数患者症状较轻或呈无症状的隐性感染，仅少数出现中枢神经系统症状，表现为高热、意识障碍、惊厥等。典型病例的病程分为以下四个阶段。

(1) 初期。起病急，体温急剧上升至39℃～40℃，伴头痛、恶心和呕吐，部分患儿有嗜睡或精神倦怠，并有颈项轻度强直，病程为1～3天。

(2) 极期。体温持续上升，可达40℃以上。初期症状逐渐加重，意识明显障碍，由嗜睡、昏睡直至昏迷。昏迷越深，持续时间越长，病情越严重。神志不清最早可发生在病程第1～2日，但多见于第3～8日。重症患儿可出现全身抽搐、强直性痉挛或强直性瘫痪，少数患者也可出现软瘫。严重患儿可因脑实质(尤其是脑干)病变、缺氧、脑水肿、脑疝、颅内高压、低血钠性脑病等而出现中枢性呼吸衰竭，表现为呼吸节律不规则、双吸气、叹息样呼吸、呼吸暂停、潮式呼吸和下颌呼吸等，最后呼吸停止。体检可发现脑膜刺激征、瞳孔对光反应迟钝、消失或瞳孔散大，腹壁及提睾反射消失，深反射亢进，病理性反射呈阳性。

(3) 恢复期。极期过后体温逐渐下降，精神、神经系统症状逐日好转。重症患者仍有神志迟钝、痴呆、失语、吞咽困难、颜面瘫痪、四肢强直性痉挛或扭转痉挛等症状，少数患儿也可有软瘫。经过积极治疗大多数症状可在半年内恢复。

(4) 后遗症期。少数重症患儿半年后仍有精神、神经症状，为后遗症，主要有意识障碍、痴呆、失语及肢体瘫痪、癫痫等，如予积极治疗可有不同程度的恢复。癫痫后遗症可持续终生。

3. 预防

(1) 灭蚊是最重要的措施，房间要有防蚊的设施。

(2) 接种乙脑疫苗，促使机体产生免疫力。

(3) 早发现，早诊断，早隔离，早治疗。

4. 护理

患儿应住院治疗，病室应有防蚊、降温设备，应密切观察患儿病情发展，精心护理，防止并发症和后遗症，对提高疗效具有重要意义。

五、常见寄生虫病及护理

（一）蛔虫病

蛔虫是人体内最常见的寄生虫之一。成虫寄生于小肠，可引起蛔虫病。

1. 病因

蛔虫病为摄入感染性虫卵所致，传染源是蛔虫患者，经粪口传播。虫卵在十二指肠孵化，产出的幼虫钻入小肠壁，然后经血液循环移行至心和肺，由肺沿支气管上行至口咽部被吞下回到小肠，在小肠发育为成虫。

2. 症状

蛔虫病的症状因虫体的寄生部位和发育阶段不同而异。

1) 蛔蚴移行症

蛔蚴在寄生宿主体内移行时引起发热、全身不适、荨麻疹等。抵达肺脏后引起咳嗽、哮喘、痰中带血丝等症状，重者可有胸痛、呼吸困难和发绀。肺部 X 射线检查可见迁徙性浸润性阴影，临床上称为过敏性肺炎。末梢血液嗜酸性粒细胞明显增多，约 10% 的患者痰中可查到蛔蚴。

2) 肠蛔虫症

常见症状有脐周疼痛、食欲不振、善饥、腹泻、便秘、荨麻疹等。婴幼儿有流涎、磨牙、烦躁不安等，重者出现营养不良。一旦寄生环境发生变化如高热时，蛔虫可在肠腔内相结成团，阻塞肠腔而形成蛔虫性肠梗阻，患者出现剧烈的阵发性腹部绞痛，以脐部为甚，伴有恶心、呕吐，并可吐出蛔虫，腹部可触及能移动的腊肠样肿物。有时蛔虫性肠梗阻可发展成绞窄性肠梗阻、肠扭转或套叠，必须及时手术治疗。蛔虫也可穿过肠壁，引起肠穿孔及腹膜炎，若不及时手术可致死亡。

3) 异位蛔虫症

蛔虫有钻孔的习性，肠道寄生环境改变时可离开肠道进入其他带孔的脏器，引起异位蛔虫症。

3. 预防

(1) 对蛔虫病的防治应采取综合性措施，具体包括查治患者和带虫者、处理粪便、管好水源和预防感染几个方面。

(2) 加强宣传教育，普及卫生知识，注意饮食卫生和个人卫生，做到饭前、便后洗手，不生食未洗净的蔬菜及瓜果，不饮生水，防止食入蛔虫卵，减少感染机会。

(3) 使用无害化人粪做肥料，防止粪便污染环境是切断蛔虫传播途径的重要措施。

4. 护理

(1) 加强营养。增进小儿食欲，供给含高热量、大量蛋白质和丰富维生素的食物。

(2) 可采用腹部按揉或热敷的方法减轻疼痛。遵医嘱使用药物，观察驱虫药疗效及药物副作用。

(3) 密切观察病情变化，要及时发现并发症的症状和体征并配合医生积极处理。

（二）蛲虫病

蛲虫病是以肛门、会阴部瘙痒为临床表现的一种肠道寄生虫病。蛲虫病在世界各地流行极广，我国南方、北方普遍流行，婴幼儿感染率高于成人，尤其在集体机构生活的婴幼儿感染率更高。相关调查资料表明，婴幼儿感染率达40%～70%。在卫生条件较差的家庭往往多数成员同时患病。

1. 病因

人是蛲虫的唯一宿主，蛲虫感染者是蛲虫病的唯一传染源。蛲虫病的传播途径分为自身感染和异体感染两种。自身感染系雌虫于夜间爬行肛门，在周围皮肤上产卵，引起奇痒，婴幼儿用手指瘙痒而沾染虫卵，在进食或吮吸时吞入虫卵。虫卵在胃及十二指肠内孵化成幼虫，最后在小肠下段及大肠内发育为成虫。若虫卵在肛门口孵化，幼虫可爬进肛门，侵入大肠，引起逆行感染，这两种自身感染方式使感染加重，迁延不愈。异体感染是通过被污染虫卵的食物、玩具经口感染，也可经口鼻吸入飞扬的虫卵再咽下而感染，这是造成集体和家庭间传播的主要方式。

2. 症状

有的蛲虫感染者完全无症状。有症状者主要有以下三种表现。

(1) 瘙痒症状。瘙痒是由蛲虫产生的毒性物质和机械刺激所产生的，夜间尤甚，影响睡眠，导致婴幼儿哭闹不安。由于奇痒，幼儿抓破肛门周围皮肤后造成局部皮肤脱落、充血、皮疹、湿疹以及感染化脓。

(2) 消化道症状。蛲虫钻入肠黏膜，以及在胃肠道内产生的机械刺激和化学性刺激可引起食欲减退、恶心、呕吐、腹痛、腹泻等症状。

(3) 精神症状。寄生虫在体内排出的代谢产物导致婴幼儿精神兴奋，失眠不安，夜惊咬指等。蛲虫病患者最为常见的异嗜症状有嗜食土块、煤渣和食盐等。

3. 预防

(1) 要大力宣传蛲虫病的危害、感染的方式以及预防和治疗的意义等，使家长和保教人员都有充分认识。

(2) 个人防治与集体防治要同时进行。教育婴幼儿养成良好卫生习惯，饭前洗手，勤剪指甲，不吸吮手指等。勤换洗内衣裤、被褥。幼儿园等幼儿集体生活的场所要严格分铺，床位间保持一定的距离。

(3) 婴幼儿的衣服、玩具、食器定期消毒，用0.05%碘溶液处理1小时，虫卵可被全部杀死。

4. 护理

患儿不可穿开裆裤，防止其手指接触肛门，每天早晨用肥皂温水清洗肛门周围皮肤；

换下的内衣内裤应予蒸煮或开水浸泡后日晒杀虫，连续 10 天。蛲虫寿命较短，如能防止重复感染，则有自愈可能。

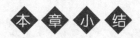

本章主要阐述 0～3 岁婴幼儿疾病与保教。首先介绍了 0～3 岁婴幼儿常见疾病及其护理，包括营养性疾病、皮肤疾病、五官疾病、呼吸系统疾病、消化系统疾病；然后介绍了 0～3 岁婴幼儿常见传染性疾病及护理，包括传染性疾病的预防，以及常见呼吸系统疾病、消化系统疾病、血液传染性疾病、寄生虫病的护理。

 思考练习

一、简答题

1. 简述婴幼儿缺铁性贫血的病因、症状及护理方法。

2. 简述婴幼儿中耳炎的病因、症状及护理方法。

3. 简述婴幼儿支气管肺炎的病因、症状及护理方法。

4. 简述婴幼儿消化系统的几种常见疾病。

5. 简述婴幼儿手足口病的治疗与护理方法。

6. 简述婴幼儿流行性乙型脑炎的症状。

7. 简述婴幼儿蛔虫病与蛲虫病的不同症状。

二、论述题

1. 详述婴幼儿三种皮肤常见疾病的病因、症状及护理方法。

2. 详细论述婴幼儿计划免疫与预防接种及其护理。

3. 详细论述婴幼儿传染性肝炎的病因、症状、预防方法、治疗与护理方法。

第七章 0～3岁婴幼儿教养环境的创设

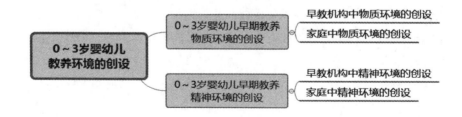

学习目标

1. 熟悉早教机构及家庭中物质环境的创设要素。

2. 熟悉早教机构及家庭中精神环境的创设要素。

3. 熟悉早教机构的环境要求。

4. 熟悉早教机构的空间规划原则。

5. 从生活环境的创设和游戏环境的创设两个方面，掌握如何为婴幼儿创设物质环境。

6. 掌握如何为教养者创设物质环境。

7. 掌握如何为婴幼儿创设适宜的精神环境。

8. 掌握如何为教养者创设适宜的精神环境。

关键词

婴幼儿教养环境　物质环境　空间规划　精神环境

知识结构图

```
                                        ┌─ 早教机构中物质环境的创设
                    ┌─ 0～3岁婴幼儿早期教养 ─┤
                    │   物质环境的创设        └─ 家庭中物质环境的创设
  0～3岁婴幼儿 ──────┤
  教养环境的创设      │                        ┌─ 早教机构中精神环境的创设
                    └─ 0～3岁婴幼儿早期教养 ─┤
                        精神环境的创设        └─ 家庭中精神环境的创设
```

第一节　0～3岁婴幼儿早期教养物质环境的创设

环境是教育的重要元素，婴幼儿的全面发展依赖于最初接触到的良好教养环境。婴幼儿教养环境是教养人员根据婴幼儿身心发展的规律和特点，精心设计和创造的最有利于婴幼儿身心健康成长和潜能开发的物质和精神条件的总和。

每个婴幼儿都在独一无二的环境中成长，创设符合婴幼儿身心发展的环境是婴幼儿的早期发展和持续学习的良好基础。良好的婴幼儿环境能让生活其间的婴幼儿、早教教师和婴幼儿家长产生开心、愉悦、想参与其中的感觉。

一、早教机构中物质环境的创设

早期教养机构（简称早教机构）的物质环境应该既有别于家庭，又不同于 3～6 岁幼儿的教养环境，不仅为婴幼儿发展而创设，为婴幼儿所用，还为教养人所用。因此，早期教养机构物质环境的创设既要考虑婴幼儿的需求，还应考虑婴幼儿教养人的需求。

（一）早教机构的环境要求

1. 营造安全熟悉的氛围

早教机构应营造一个有着丰富感知、充满爱心、安全、自由的氛围。

2. 提供有意义的材料

早教材料应包含各种教育目标和内容，并向婴幼儿和家长传递有效的信息。

3. 创设人际互动的环境

创设有利于人际互动的环境可以为婴幼儿、保教人员、教师三者的尽情游戏、自由交谈、愉快交往提供便利，并向婴幼儿提供各种信息。

（二）早教机构的空间规划

在规划早期教养机构空间时，要统筹安排、合理利用空间，对不同功能区域进行有效区划，做到功能合理、方便管理、朝向适宜、场地日照充足，创造符合婴幼儿生理、心理特点的环境空间。

1. 门面

门面装修要力求设计新颖，令人印象深刻，因为门面是留给家长和婴幼儿的第一印象。

2. 大厅

大厅应包括前台区、接待区、休息区、玩具墙或专柜、宝宝游乐区等小功能空间。

3. 走廊

走廊是早教机构的公共交通空间，应凸显建筑美感和相关信息，还应调整走廊的宽度以建立一个社交区域，有助于宝宝适应环境。

4. 教室

教室要大气、舒适，还要在色彩和装饰方面符合 0～3 岁婴幼儿的生理特点，如图 7-1 所示。

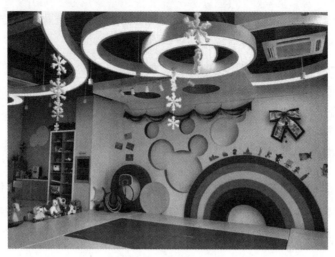

图7-1　早教机构教室

5. 卫生间

卫生间要适合婴幼儿的使用，洗手台、马桶要符合婴幼儿的身高并与成人洗手台、马桶分开，如图 7-2 所示。同时可根据早教机构规模确定卫浴设备数量。

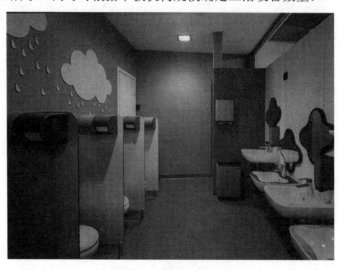

图7-2　早教机构卫生间

6. 办公室

教师办公室的大小可根据在职老师的数量来确定，教师办公室也可以作为家长咨询室、专家指导室等。桌椅、办公用品等要齐全，要有传真机和打印机等必备办公用品。

财务人员办公室的装修要保证资金等的安全，如选择安全系数高的门窗等。

（三）为婴幼儿创设的物质环境

婴幼儿需要能够满足吃喝拉撒睡等生理需求的生活环境，也需要能够满足探索需求的游戏环境。

1. 生活环境的创设

婴幼儿缺乏自我保护能力，因此，早教机构物质环境的创设要始终坚持安全第一的原则，尽力消除种种危及安全和健康的因素。

房间四周的墙壁80 cm以下最好采用无污染的软质材料铺设，地面铺设应平整，铺设弹性软垫，不同界面的交界处应避免有高低落差和棱角；将门、橱柜、桌椅等边角打磨圆，避免直角、棱角；提供的各类玩具、器械等应采用棱角圆钝的轻质材料，如无毒塑料、软木、棉织品等，从而避免锐角器具对婴幼儿造成不必要的伤害；电气设备等也要妥善放置到一定的高度，避免婴幼儿碰触。

生活环境还应突出便利性，方便婴幼儿活动。活动室内小朋友用的桌子、椅子、开放式的玩教具架、橱柜、洗手台、大小便池等设施的高度、大小要适合这个年龄段孩子的身高，以他们用起来方便、舒适为宜。

2. 游戏环境的创设

婴幼儿的主要活动就是游戏，游戏是婴幼儿生理和精神发育的需要，因此创设丰富、支持性的游戏环境有利于促进婴幼儿身心素质的全面发展。

1) 功能分区

在创设游戏区域时，要提供能使婴幼儿进行身体和动作训练，感知、想象和思维训练，交往和交流等情绪语言训练的条件。要考虑布局、材料的提供、物品的摆放及保教人员的分工，以保证婴幼儿的活动质量。几种不同类型的早教机构婴幼儿游戏区域如图7-3(1)～7-3(4)所示，早教机构游戏区域可分为运动区域、认知区域、阅读区域、艺术区域、想象装扮区域等。

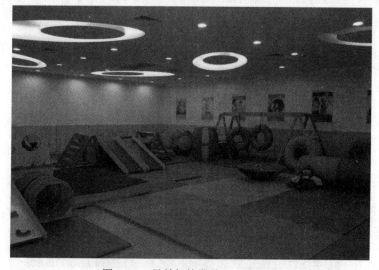

图7-3(1) 早教机构婴幼儿运动区域

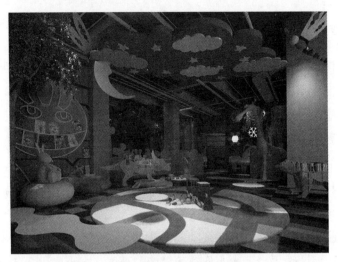

图7-3(2)　早教机构婴幼儿认知区域

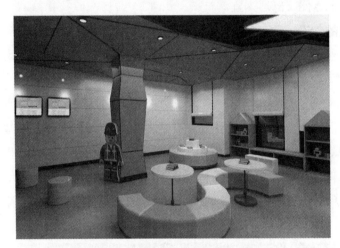

图7-3(3)　早教机构婴幼儿阅读区域

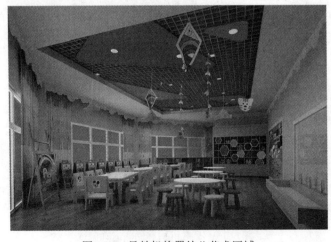

图7-3(4)　早教机构婴幼儿艺术区域

(1) 运动区域。运动区域可以促进婴幼儿自我意识、健康心理、感知运动能力和社会性的发展，分为室内运动区和室外运动区。

室内运动区包括用来爬、钻、跳、拉、绕障碍走等的活动空间和相关的设备材料，如小型滑梯、小攀登架、小汽车、各种垫子、可钻爬的箱子、各种拖拉玩具等。

室外运动区包括塑胶场地、玩沙玩水的设施、私密空间（如小帐篷、小房子等）、休息区域等，一般设有滑梯、攀登架、平衡木、跷跷板、摇马、玩沙玩水的玩具、各种球类玩具以及推、拉和骑的小车等。室外运动区的大小可根据早教机构户外场地的大小具体设定。

(2) 认知区域。认知区域可以促进婴幼儿小肌肉的发展，提高感知能力、操作探索能力，丰富感知经验。提供的材料包括串珠、拼图、套筒、敲打玩具、分类玩具、图形玩具、小型建构玩具、拆装玩具、容器、大小不同的盒子和瓶子等。

(3) 阅读区域。阅读区域可以促进婴幼儿认知能力、语言能力、表演能力和社会性情感的发展。阅读区需设在光线充足、相对安静的地方；提供各种不同类型的书，包括布书、塑料书、可以拼插的书、声音书、立体书等，同时可以配备录音机、无线听筒、毛绒玩具、表演头饰、玩偶；还可以利用软靠垫、家庭式沙发、小地毯等使阅读区更加舒适、温馨。

(4) 艺术区域。艺术区域可以促进婴幼儿感知觉的发展，进行艺术潜质的挖掘。艺术区域需要提供艺术活动所需的材料设施，如开展美术活动的画册、涂鸦工具、玩色材料、撕贴材料、工作服、大毛笔棒、半成品材料等；开展音乐活动的打击乐器、头饰、表演舞台、音乐播放器、电视机、录音机、投影仪、大屏幕等。

(5) 想象装扮区域。想象装扮区域可以促进婴幼儿社会性情感、交往能力、想象力、创造力的发展。环境创设要像家庭一样温馨、温暖，基本材料包括可以模拟表现生活环境的物品，如家具、娃娃、餐具、仿真食品等；还可以提供一些其他材料，如厨具玩具、简单的医疗用品玩具、镜子，可以用来装扮的帽子、小书包、眼镜、服装、配饰、扇子、彩带等。

2) 玩具材料

玩具材料的选择与使用应考虑"四多"：多种类、多质地、多色彩、多功能。多种类可以满足不同发展期婴幼儿的需要。多质地可以引导婴幼儿感知不同材料、不同质地的物品。多色彩可以增强婴幼儿参与活动的兴趣。多功能即渗透多种目标，挖掘玩具的多种玩法，体现"一物多玩"。

玩具材料的投放种类要少，同种玩具数量要多。一段时间后可以将婴幼儿熟悉的玩具收起来，更换其他玩具，婴幼儿会感觉新颖而提高兴趣。

（四）为教养者创设的物质环境

鉴于早教机构特有的教育属性，我们考虑的对象还有婴幼儿的家长和教师，即婴幼儿教养者。因为他们是这个环境的共同体，他们不仅是婴幼儿活动的陪伴者、观察者，更是获取育儿技能的需求者。因此，环境必须从服务于教养者的角度来思考和定位。创设一种有利于家长、教师主动参与、自主调整、自主建构的多向互动环境。

1. 为家长创设温馨的人文环境

家长是早教活动的主要参与者，因此，要尽可能地为他们提供方便，满足他们的需要，将人文关怀自然渗透其中，使他们感到轻松、自然、方便。例如，可以在早教中心门口的鞋架一角放置一次性鞋套，便于使用；设置高低不同的挂衣架，方便放置衣物；在合适的位置摆放一次性茶杯、毛巾和餐巾纸盒，可供随时使用；在室内外安放沙发、坐椅，方便家长休息、交流和阅读；在大厅一角设置吧台，提供个性化的早教咨询。

2. 为家长与教师创设获取教养信息的环境

为了把环境的教育思想和理念渗透到对家长、教师早教行为的指导上，可在早教中心墙上和门上粘贴近阶段早教活动方案、作息时间表、活动指导说明、亲子导读，以及"智慧妈咪""教你一招"等专栏，在亲子阅读区提供早教期刊和书籍，方便教师和家长阅读、浏览，让家长、教师及时了解活动方案的教养理念、操作步骤和家庭教养建议。

3. 为家长与教师创设有效沟通的环境

可以利用走廊等公共空间和室内沙发区为家长、教师创设观察孩子、沟通交流育儿经验的环境。在这个过程中他们可以不断改善和调整自己的教养观念和行为，逐渐把握孩子身心发展的特点和规律。

二、家庭中物质环境的创设

教育家蒙台梭利认为：环境是教育的工具，儿童是探索者，需吸收赖以生活环境中的各种印象来建构其心智。家庭物质环境是婴幼儿成长的重要教育元素。

（一）为孩子营造适宜的活动空间

尽管家庭不需要像早教机构那样专门分区域设置许多婴幼儿游戏活动的空间，但父母在家庭中的公共区域适当地设置一些小的儿童游戏的空间，会让婴幼儿感觉到自己在家庭中的位置，并会觉得在家做游戏同样富于乐趣。

住房面积有限的家庭，可选择家中明亮的地方，如阳台或窗台附近，作为孩子的活动区域。家长可以整理出阳台的空间，或将阳台的内墙作为孩子的美工区，孩子既可以用水彩在上面画画，也可以把蜡笔画粘贴在上面；在阳台的地面铺上小地毯，摆放图书、玩具，作为阅览区或活动区，让孩子自由阅读或任意搭建活动区。

（二）充分利用家庭中的物质资源

家庭中包含着许多显性或隐性的物质资源，如家庭中的小楼梯、台阶等，可以作为有初步行走能力的婴幼儿的运动场所，既锻炼孩子的大肌肉动作和平衡能力，又让小宝宝小肌肉精细动作得到发展。

（三）提供适宜的玩具

玩具是婴幼儿最好的"朋友"，每个孩子都喜欢玩具，但必须创设适宜婴幼儿发展的玩具世界。"适合宝宝的才是最好的"，爸爸妈妈在买玩具的时候，需要根据宝宝的年龄，正确估计宝宝的能力，挑选符合其年龄和能力特点的玩具。如果超出其年龄范围，宝宝可能因为不会玩而对玩具失去兴趣。以下是为不同年龄阶段的婴幼儿选择玩具的建议。

0～3个月：宝宝喜欢颜色鲜艳、能动、能发出声音的玩具，最好是宝宝躺着就能看到它动，能听到它发出美妙声音的玩具，如颜色鲜艳的气球、摇铃。

4～6个月：宝宝这时只要在醒着的时间，都在忙着看、听、抓握和伸手挥动，能抓东西时喜欢能舔并能握住的玩具，如带手柄的响铃、无毒的橡塑玩具。

7～9个月：宝宝会坐了，能自由使用双手，所以能敲打、能发出声音的玩具很适合这个时期的宝宝。当宝宝会爬了，能滚着玩或推着玩的玩具更适合，如塑料球、皮球和可推动的玩具小汽车。

10～12个月：宝宝能模仿大人了，配合上歌曲的节拍会拍手、摇动身体，这个时候的宝宝喜欢能使用指头的玩具，如小木珠、积木。

13～18个月：宝宝喜欢能放进去又能拿出来的玩具，如积木、形状盒、电话形状的玩具，这些都是宝宝的最爱。

18～24个月：宝宝喜欢能移动的玩具，如布书、小推车、音乐玩具等，宝宝都很喜欢。

25～36个月：宝宝喜欢益智类型的玩具，如拼插玩具、串珠子、套装小餐具、拼图等。

（四）利用废旧物品制作手工玩具

在宝宝成长过程中，好奇、探索是宝宝的天性，爸爸妈妈们应每天尽量抽出时间，跟宝宝一起发挥想象力，变"废"为宝，充分发挥废旧物品的作用，用双手制作出一些有针对性功能的简单的玩具，陪着宝宝一起探索，让宝宝真正做到在游戏中学习和创造。

家里的碎布头、旧衣服、塑料瓶、鸡蛋壳、包装盒等都可以当作材料。例如，鸡蛋壳做不倒翁；塑料瓶做打电话的听筒；毛线衣缝只小狗；包装盒安上四个瓶盖轱辘，一辆会跑的小汽车就做成了；一张废报纸揉成的纸球，就可以成为孩子练习投掷游戏的用品；旧鞋盒竖起来，就能成为孩子练习腿部力量的球门；家长用过的化妆品盒子、包装纸筒子、吸管、月饼盒子、包装袋等，都能成为孩子游戏、学习的载体。在手工玩具DIY过程中不断调动宝宝的游戏兴趣，不仅可以发展其智力、培养其创造力，还可以增进亲子之间的情感，使其获得同爸爸妈妈一起动手的快乐，获得满足感与成就感。

第二节　0～3岁婴幼儿早期教养精神环境的创设

精神环境主要指人际关系及心理氛围等，它虽然是无形的，却直接影响着婴幼儿的情感、交往行为和个性发展。婴幼儿早期教养精神环境创设具体体现在成人与婴幼儿、婴幼儿与婴幼儿、教师与教养者之间的相互作用和交往方式等方面。

一、早教机构中精神环境的创设

早教机构中精神环境的创设包括为婴幼儿创设的精神环境和为教养者创设的精神环境。

（一）为婴幼儿创设的精神环境

充满关爱与呵护的人际关系是婴幼儿成长所必需的。因此，为婴幼儿提供宽松、愉悦、平等、自主的活动空间，创设能够满足婴幼儿交往和被爱需求的精神环境，对婴幼儿的成长是非常重要的。

1. 平等与宽松

平等与宽松的心理氛围会让婴幼儿感到安全，因此，在婴幼儿早期教养活动中，教师应尽量减少和避免对婴幼儿的约束与要求，给他们更多自主选择和自主活动的空间。

2. 理解与关爱

在生活上给予婴幼儿更多的呵护和关爱，有益于婴幼儿积极情感的发展。在早教活动中，可以用身体接触、表情、动作等多种适宜的方式，来表达对婴幼儿的关心、接纳、爱抚、鼓励等。特别是要能从婴幼儿的身心特点出发，理解和接纳婴幼儿的情绪和各种行为表现，尊重婴幼儿发展中表现出的行为特点，理解婴幼儿的行为。

3. 交流与等待

交流是连接教师和婴幼儿情感的纽带，教师应关注婴幼儿个体不同的表现，随时和婴幼儿交流，让他们感到教师对自己的喜爱，产生积极情感，有了情感信任，婴幼儿也会逐渐愿意表达自己的想法。教师可以依据婴幼儿的不同特点，采取针对性的教育。同时，教师要尊重婴幼儿发展中的差异，当他们的表现达不到自己的要求时，要能够等待，并顺应他们的发展水平。

4. 鼓励与期待

好孩子是夸出来的，教师的鼓励和积极的期待，会引导婴幼儿认为"我能行"，有效地增强他们的自信心，从而对他们产生积极影响。

（二）为教养者创设的精神环境

教师与教养者之间的人际交往对婴幼儿的社会性培养具有多重的影响。教师与教养者之间关系和谐，会激发婴幼儿积极的社会性行为，他们耳濡目染，不仅可学会体察别人的情绪情感，也能学会正确、适宜的行为方式。因此，为教养者创设精神环境时应考虑"三性"。

1. 平等

早期教养机构的教师或辅导人员，应与婴幼儿教养者互相尊重、互相理解，要用平等的态度与教养者交流，真诚地帮助他们获得科学正确的育儿方法和解决问题的有效途径，为促进婴幼儿全面和谐发展的共同目标而努力。

2. 指导

早期教养机构要为不同年龄阶段婴幼儿的教养者提供早期教育指导与服务，在尊重教养者的前提下给予科学合理的育儿指导；同时，教师要在言行举止上起榜样作用，为家长提供科学育儿的方法。

3. 互动

早期教养机构教师与婴幼儿教养者要多沟通、多交流，通过有效的互动，发挥各种教养资源的优势，取长补短，形成教育合力。

二、家庭中精神环境的创设

由于婴幼儿年龄小，主要生活场所在家里，因此，婴幼儿会受到家庭环境尤其是家庭精神环境，如家庭人际关系、家庭养育方式、父母心理健康状况等的熏陶、感染。

（一）宽松和谐的家庭关系

诸多相关心理实验证明，幼儿早期处于宽松、自由心理环境中时求知欲最强、创造水平也最高，抗挫折能力强，处理问题的应变能力强，易具有不畏艰难的精神，而且愉快和兴奋是儿童智力活动的最佳情绪背景。家庭关系（包括父母之间、父母与祖父母之间、邻里之间的关系等）的和谐与否，不仅影响孩子的社会性发展，也影响孩子心理健康的发展。

（二）亲密融洽的亲子关系

父母要成为婴幼儿的玩伴，细心聆听孩子说话，能够花费时间、精力和孩子一起玩，以积极的态度关注孩子的感受，在游戏中培养婴幼儿独立的习惯和多种能力，丰富他们的认知经验。尊重婴幼儿意愿，注意孩子的个性发展，减少包办和干预行为，更不要代替他们解决问题。当他们确实需要帮助时，可以用提问、建议、商量和扮演角色的方式给予恰当的指导。

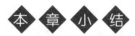

本章主要阐述 0～3 岁婴幼儿教养环境的创设。首先概述早教机构中教养物质环境的创设，包含早教机构的环境要求、空间规划、为婴幼儿创设的物质环境、为教养者创设的物质环境；其次阐述了家庭中物质环境的创设，包括为孩子营造适宜的活动空间、充分利用家庭中的物质资源、提供适宜的玩具、利用废旧物品制作手工玩具；接着详述早教机构精神环境的创设，主要是为婴幼儿创设的精神环境和为教养者创设的精神环境；最后，简述了家庭中精神环境的创设，要创设宽松和谐的家庭关系及亲密融洽的亲子关系。

 思考练习

一、简答题

1. 简述早教机构的环境要求。

2. 简述早教机构的空间规划原则。

3. 简述对早教机构中游戏环境的创设应注意哪些方面。

4. 简述对早教机构中婴幼儿精神环境的创设应注意哪些方面。

二、论述题

1. 详细论述在早教机构和家庭中分别如何为婴幼儿和教养者创设适宜的物质环境。

2. 详细论述在早教机构和家庭中为婴幼儿和教养者创设适宜的精神环境需要考虑的主要因素。

第八章　0～3岁婴幼儿教养活动的设计与实施

学习目标

1. 了解0～3岁婴幼儿教养活动的总目标、领域目标和具体目标。

2. 了解早教机构中教养活动的组织形式。

3. 理解0～3岁婴幼儿教养活动的含义。

4. 理解0～3岁婴幼儿教养活动内容选择的原则。

5. 理解早教机构中教养活动的角色定位。

6. 掌握0～3岁婴幼儿教养活动的具体内容及要求。

7. 掌握早教机构中教养活动的环节设计。

8. 掌握早教机构中教养活动的设计与实施要求。

9. 掌握家庭中教养活动的设计与实施要求。

10. 掌握家庭中亲子游戏与亲子阅读的具体实施方法，能够针对实际问题进行分析。

关键词

婴幼儿教养活动　婴幼儿早期教养活动的具体目标　亲子游戏　亲子阅读

知识结构图

0～3岁婴幼儿教养活动的设计与实施
- 0～3岁婴幼儿教养活动的目标与内容
  - 婴幼儿教养活动的目标
  - 婴幼儿教养活动的内容
- 0～3岁婴幼儿教养活动的设计与实施
  - 早教机构中教养活动的设计与实施
  - 家庭中教养活动的设计与实施

第一节　0～3岁婴幼儿教养活动的目标与内容

狭义上讲，0～3岁婴幼儿教养活动是指有目的、有计划、有系统地根据婴幼儿的身心发展特点和规律，结合婴幼儿自身的个体差异，直接面向0～3岁婴幼儿所开展的教与养的活动，从而促进婴幼儿感知觉、动作、语言、思维、记忆、想象力等不断发生和发展的活动。活动的实施者可以是接受过专业培训的教师，也可以是婴幼儿家长。

广义上讲，0～3岁婴幼儿教养活动包括面向婴幼儿的教养活动，还包括面向婴幼儿家长的早期教养指导活动。

由于婴幼儿过于年幼，在早期教养机构中，0～3岁婴幼儿教养活动是家长配合教师进行的，以教师联合家长的形式与婴幼儿开展的互动活动。早教机构中的教师要为家长传播科学育儿知识，提供科学的教养实践指导，共同促进婴幼儿健康发展。此外，由社区开展的早期教育专题讲座、婴幼儿教养问题咨询和家长沙龙等也属于早期教养指导活动。本章着重讲述直接面向0～3岁婴幼儿所开展的教与养的活动。

一、婴幼儿教养活动的目标

活动目标是活动的出发点和归宿。0～3岁婴幼儿教养活动的目标可分为总目标、领域目标和具体目标。

（一）总目标

从婴幼儿成长的角度来说，教养活动的总目标就是利用成人与孩子之间的互动促进婴幼儿身心全面发展，培养健康、快乐、自信、高能的孩子。总目标具体表现如下：

(1) 发展婴幼儿的基本动作，进行适当的体格锻炼，增强婴幼儿的抵抗力，提高婴幼儿的健康水平，促进婴幼儿身心正常发展。

(2) 发展婴幼儿模仿、理解和运用语言的能力。通过语言交流及观察周围环境事物，使婴幼儿智力得到发展，并获得相应知识。

(3) 对婴幼儿进行友爱、礼貌、诚实、勇敢等良好品德的教育，培养婴幼儿活泼开朗的性格。

(4) 培养婴幼儿的饮食、睡眠、衣着、盥洗、与人交往等各个方面的文明卫生习惯。

(5) 组织适应婴幼儿年龄发展的各种艺术活动，使婴幼儿萌发感受美的初步情趣，培养初步审美。

（二）领域目标

从婴幼儿发展方面，我们将婴幼儿教养活动分为如下领域：生活习惯、动作发展、语言、认知能力、社会性发展、美育活动、认知图形和数字等。

1. 生活习惯

生活习惯主要包括睡眠、饮食、盥洗、大小便等。

1）睡眠

（1）根据婴幼儿年龄特点、体质及身体状况安排好昼夜的睡眠时间和次数，保证婴幼儿足够的睡眠时间。

（2）培养婴幼儿良好的睡眠习惯，即在成人照顾下，逐步培养婴幼儿能够快速入睡、深度睡眠和安静地醒来。

2）饮食

（1）按照不同年龄需求照顾婴幼儿吃饭，保证按时吃饭、不浪费、不挑食、不玩闹、吃饱吃好。

（2）培养良好的饮食习惯，逐步培养正确使用食具，独立吃饭的能力。

3）盥洗

培养婴幼儿爱清洁、讲卫生的良好习惯。

4）大小便

逐步培养婴幼儿定时坐便盆和大小便时能够用语言要求坐便盆的习惯。

2. 动作发展

1）基本动作掌握

发展婴幼儿抬头、翻身、爬、坐、站、走、跑、钻、跳、攀登、平衡、投等粗大动作和抓、握、捏、取、放、摇、扔、捡、传递、敲击、拼、插等精细动作，逐步使婴幼儿动作平衡、自如、灵敏、协调等。

2）身体发育

通过对基本动作的掌握锻炼婴幼儿体质，增强婴幼儿活动能力，促进身体正常发育，提高婴幼儿对环境的适应性，促进婴幼儿的健康成长。

3. 语言

（1）引导婴幼儿喜欢并认真听成人讲话，逐渐能听懂并作出相关反应或动作。

（2）鼓励和引导婴幼儿自发发音和学发音，做到吐字清楚、发音标准、词汇丰富，教婴幼儿学说普通话，敢于在同伴面前用较清楚响亮的声音讲话或念儿歌。

（3）经常给婴幼儿讲故事，让婴幼儿在听故事、看图书、听儿歌中得到乐趣。

（4）培养婴幼儿学词和学句的兴趣，学习通过语言与成人和小朋友交流，能用语言表达自己的要求和愿望、并能叙述简单的事情。

(5) 培养婴幼儿能够用语言回答和提出简单的问题。

4. 认知能力

(1) 采取多种方法，发展婴幼儿对视觉、触觉的感受。

(2) 随月龄的增长逐步发展婴幼儿视觉、听觉和触觉的协调能力。

(3) 通过对周围环境的认识，逐步发展婴幼儿的注意、观察和记忆的能力。

5. 社会性发展

(1) 发展孩子初步的自我意识。

(2) 培养婴幼儿良好的情绪和与成人间眷恋亲密的感情。

(3) 培养婴幼儿喜欢与他人接触、交往，尊重成人，能与小朋友礼貌友好地相处。

(4) 培养婴幼儿自己动手做事情的兴趣和独立性。

6. 美育活动

美育活动主要包括音乐启迪和美工活动。

1) 音乐启迪

(1) 通过音乐活动发展婴幼儿的听觉，培养听音乐的兴趣。

(2) 培养婴幼儿爱好音乐并形成对音乐的初步感受力、记忆力，对韵律活动的兴趣和积极性。

(3) 教授婴幼儿学唱简单的歌曲，随音乐节拍做简单的模仿动作和游戏，初步培养对节奏的兴趣和敏感性。

(4) 教授婴幼儿学会听音乐走步、入座等。

(5) 教授婴幼儿初步学会唱歌、表演及进行音乐游戏的基本技能。

2) 美工活动

(1) 培养婴幼儿对色彩、线条的兴趣和对美工的兴趣(看、摸、画)，发展婴幼儿的观察、记忆、想象和思维能力。

(2) 通过美工活动培养婴幼儿动手参与绘画的兴趣(涂鸦、欣赏、作画)，并养成认真、仔细和整洁的良好习惯。

(3) 培养婴幼儿参与手工活动的兴趣(玩泥、玩纸、剪贴)，通过美工活动，教授婴幼儿学习握笔、绘画、折纸、粘贴的基本技能。

7. 认知图形和数字

(1) 通过游戏活动，教婴幼儿认识简单的图形。

(2) 结合日常生活，教婴幼儿学习时间和空间等知识。

(3) 通过多种形式，引起婴幼儿对数字计算的兴趣。

（三）具体目标

婴幼儿早期教养活动的具体目标即指针对一次活动的目标。

具体活动的目标应根据婴幼儿教养活动的总目标和领域目标，结合婴幼儿发展的整体发展水平，考虑个体发展的状况、问题和需求进行制订，应具体明确、具有可操作性。例如，"提高婴幼儿手眼协调能力"这样的目标就比较笼统，而"婴幼儿会用小勺子盛物品，并送到指定位置"就较为具体明确。

二、婴幼儿教养活动的内容

0～3岁婴幼儿教养活动的内容是实现0～3岁婴幼儿教养活动目标的载体。

教师及教养者应根据0～3岁婴幼儿教养活动的目标，并结合婴幼儿的年龄特点和关键经验，选择适宜的教养活动内容。

（一）内容选择的原则

1. 应充分考虑婴幼儿的年龄特点

0～3岁婴幼儿的身体各器官和系统都在迅猛发展，早教活动内容的选择应准确把握婴幼儿的生理特点，根据其身体发展的不同关键期和动作发展的顺序进行设计。

例如，在婴幼儿大肌肉动作方面，11～12个月、13～15个月、16～18个月分别是走、蹲、跑的关键期，教师及教养者应设计与关键期相对应的活动，促进婴幼儿大肌肉的发展。在婴幼儿小肌肉动作方面，教师及教养者应遵循小肌肉动作发展的顺序设计活动，先设计手掌抓握的活动，再设计五指拿取的活动，再发展到三指捏的活动，最后过渡到使用工具（如勺子、筷子等）的活动。

2. 应充分考虑婴幼儿的个体差异

由于每个婴幼儿的先天条件、成长环境、教养环境不同，其发展水平和个性特点也各有差异。教师及教养者应有目的地观察、了解每个婴幼儿的发展水平、个性特点和发展需要，有针对性地选择适宜的活动内容。例如，同样是穿珠子的游戏活动，教师应给发展较快的婴幼儿提供稍厚而孔小的珠子，而给发展较慢的婴幼儿提供薄而孔大的珠子。

（二）具体内容及要求

根据0～3岁婴幼儿教养活动的目标、内容选择的原则，我们从生活习惯、动作发展、语言、认知能力、社会性发展、美育活动、认知图形和数字等方面来讨论婴幼儿早期教养活动的具体内容及要求。

1. 生活习惯

生活习惯主要包括睡眠、饮食、盥洗自理、大小便等。

1) 睡眠

(1) 根据婴幼儿的年龄和体质，决定睡眠和起床的顺序，年龄小、体质弱的婴幼儿先睡后起，午睡时要脱衣。

(2) 安排婴幼儿睡眠时，保证环境安静、光线暗淡、动作轻柔、态度和蔼、室温适宜、空气新鲜、被褥适合季节。

(3) 婴幼儿睡前避免过度兴奋，保持稳定情绪，成人在组织睡眠过程中，用语言指导，培养与睡眠有关的独立能力。

(4) 婴幼儿上床前，成人要避免其将玩具和杂物等带到床上。

(5) 婴幼儿睡眠时要有专人负责并巡回照顾，及时纠正其不良的睡眠习惯，对于睡眠不安的婴幼儿，要了解情况并及时处理。

(6) 确保婴幼儿在睡前吃饱、排便，睡觉时不拍不摇不抱，培养婴幼儿自主入睡的习惯。

(7) 在条件允许时，夏季适当锻炼婴幼儿在通风环境中睡眠，但要注意避免着凉感冒。

2) 饮食

(1) 培养 4～5 个月的婴幼儿自己扶奶瓶，成人同时开始用勺喂辅食；培养 6～7 个月的婴幼儿学会自己拿饼干等食物吃，自己抱瓶吃奶；让 10 个月的婴幼儿练习用杯子喝水。

(2) 进餐前要让婴幼儿安静休息一段时间，成人要做好餐前的一切准备工作，保证按时开饭。

(3) 培养婴幼儿餐前洗手的习惯，对吃得慢和体弱婴幼儿可提前准备餐食，并重点关注。

(4) 进餐时座位固定，培养婴幼儿注意力集中、细嚼慢咽的好习惯。严禁斥责婴幼儿，保证婴幼儿情绪愉快。

(5) 按年龄逐步培养婴幼儿独立吃饭的能力，使其正确使用餐具、理解和掌握与进餐有关的语言。

(6) 成人要集中精力照顾婴幼儿进食，掌握好食量，少盛勤添，保证婴幼儿吃完自己的一份。

(7) 培养婴幼儿咽下最后一口饭再离开座位的习惯，并学会用纸巾擦嘴。

(8) 婴幼儿两餐之间喝水 1 次，每天保证饮水 3～4 次，婴幼儿口渴时允许随时喝水。

3) 盥洗自理

(1) 根据不同年龄和季节规律定期给婴幼儿洗头、洗澡、剪指甲、理发，洗澡时注意水温。

(2) 盥洗时要使用流动水，帮助婴幼儿逐步学会使用肥皂、毛巾等，用语言和动作启发和帮助婴幼儿学会正确的盥洗方法。

(3) 在示范讲解和成人帮助下，使婴幼儿逐步学会穿脱衣服、拉拉链、解系扣子和系鞋带。

(4) 婴幼儿的衣服、盥洗用具要专用，被褥要定期晾晒，毛巾、用具要每天消毒。

4) 大小便

(1) 婴幼儿大小便时应有专人照顾，每次坐便盆时间不宜超过5分钟，便后查看大小便情况，发现异常及时处理。

(2) 8个月起婴儿开始学习坐便盆，一岁半以前要适当提醒婴幼儿在固定的时间坐便盆。一岁半以后的婴幼儿逐步培养他们主动坐便盆，两岁半以后学会自主坐便盆。

(3) 培养婴幼儿在固定的地方大小便，坐便盆时不能吃食物或玩玩具，注意培养良好的卫生习惯，不用手摸便盆。

(4) 掌握婴幼儿小便的规律，随时提醒，减少尿裤、尿床，逐步培养婴幼儿控制排尿、排便的能力。

(5) 便盆以白色为宜，口径适度，每天消毒1～2次。

2. 动作发展

婴幼儿动作发展可分为大肌肉动作的发展和小肌肉动作的发展，这两方面的详细内容与要求请参照本书第二章至第五章的相关内容。

3. 语言

1) 0岁～1岁半

(1) 对于2个月的婴儿，逗他时他能伴着微笑发出声音。

(2) 3～4个月的婴儿能咿呀学语，逗引他时能大声笑。

(3) 5个月的婴儿会拉长声发喉音，能将头转向叫他名字的人，与成人说话时，有手脚不断活动的反应。

(4) 6个月的婴儿能发出较复杂的声音，用不同声音表示不同反应，能够分辨和蔼与严肃的表情和声音。

(5) 7～8个月的婴儿能发出"ba""ma"等音节，有理解简单语言的能力，如能用眼睛找所问的东西，能做简单的回答性动作，比如说再见知道摆手，不要的东西就摇头。

(6) 9～11个月的婴儿能认识常见的人和物，会模仿叫"爸爸""妈妈"。

(7) 1岁～1岁3个月的幼儿会用单词表达要求，会主动叫"爸爸""妈妈"。

(8) 1岁3个月～1岁半的幼儿会说一些简单的词，如"再见""给我""不要"等，会说出自己的名字，对不会说的词句有时会用表情来代替，认识自己的床位和衣服。

这一阶段的教养要求如下：

婴幼儿教养者要经常跟婴幼儿说话，给他唱歌或听音乐，发展婴幼儿的听力，逗引婴幼儿微笑。成人和婴幼儿讲话时，要引导婴幼儿咿呀学语，手脚不断活动。培养婴幼儿对声音的反应，能将头转向发音的方向，逗引婴幼儿发音回答。成人用温柔的声音表示鼓励，用严肃的声音表示禁止，培养婴幼儿分辨声调的能力。培养婴幼儿理解语言的能力，鼓励婴幼儿用语声和动作回答问题，例如，指出某一物品或熟悉的人在哪里，训练婴幼儿会用眼睛找或用手指出。培养婴幼儿在成人提醒下，做一些简单的动作。对婴幼儿进行语言发展的训练，通过日常生活所接触的物品和动作，使其理解这个单词的意义，并逐步发展对各种声音的模仿。培养婴幼儿模仿成人发音，从发单音到学一些重复音节，如"爸爸""妈妈"。启发婴幼儿用单词表达自己的愿望，引导婴幼儿称呼亲近的人。通过日常生活所接触到的事物，引导婴幼儿将语言与实物或动作联系起来。利用玩具、图片及游戏等方式帮助婴幼儿发展语言能力。

2）1岁半～2岁

(1) 培养婴幼儿理解成人语言，说出较多的语句。

(2) 学会模仿正确发音，积极用语言和小朋友及成人交往，能用语言调节自己的行为。

(3) 学会3～5首简单的儿歌(每首4句，每句3～5个字)，能说4～6个字组成的句子，掌握200个左右词汇。

(4) 观察事物时能集中注意力5～10分钟，听完故事后能说出故事中的主要人物。

(5) 对语言发展较为迟缓的婴幼儿进行个别指导，启发、鼓励其多说话，多给练习机会，使其语言发展达到一般水平。

3）2岁～2岁半

(1) 学习正确发音，能模仿成人说普通话，能使用简单的名词、动词、代词和形容词，掌握680个左右词汇。

(2) 逐步教婴幼儿发出较困难的和容易发错的字音，如舌根音"哥哥"，舌尖音"兔"，舌尖前音"手"和舌尖后音"师"等。

(3) 培养婴幼儿集中注意力8～10分钟，能初步理解简单故事和儿歌内容，能在成人启发帮助下，说出故事中的主要人物和主要情节。

(4) 学会4～5首儿歌(每首4～6句，每句5～7个字)，能说出6～7个字的短句(主要为陈述句)，能使用疑问句、祈使句、感叹句，偶见复句，句子意思较之前完整。

(5) 启发婴幼儿提出和回答问题，避免以手势来代替语言，成人要认真回答婴幼儿的提问，同时要注意培养婴幼儿发音清楚、用语准确的能力。

(6) 通过生活中的各项活动，发展婴幼儿语言能力，创造条件扩大婴幼儿眼界，使他们多听、多看、多说、多问、多想。

4）2岁半～3岁

(1) 教婴幼儿正确运用词类说出较复杂的句子，鼓励婴幼儿用语言表达自己的愿望，使语言成为成人与婴幼儿相互间交往的工具。

(2) 成人教婴幼儿学说普通话。

(3) 进一步丰富词汇，扩大婴幼儿对副词、连词等虚词的理解，能用简单的句子表达自己的愿望并回答成人的提问。

(4) 培养婴幼儿集中注意力 10～20 分钟，当成人多次重复讲 1 个故事以后，婴幼儿在成人启发帮助下能复述故事的内容。

(5) 学会 4～5 首儿歌 (每首 6～8 句，每句 6～8 个字)，能说 10 个字组成的句子，掌握 1150 个左右词汇。

4. 认知能力

1) 0～1 岁

(1) 2 个月眼睛能随物移动，注视成人的脸及鲜艳的玩具和吸引他的动作。

(2) 3～5 个月开始把视线从一种物体转移到另一种物体。5 个月会玩"藏猫猫"，知道找声源。

(3) 6 个月对周围环境感兴趣，能注视周围更多的人和物。对不同的事物表现出不同的表情，不喜欢陌生人抱。

(4) 9 个月会找当面藏起来的人或物体。

(5) 10 个月开始对自己感兴趣的事物能进行较长时间的观察，喜欢看鲜艳的玩具和图片，特别喜欢红颜色。

这一阶段的教养要求如下：

教养者每次接触婴幼儿时，态度要亲切和蔼，以吸引婴幼儿注视。把其视线吸引到色彩鲜艳的玩具上，引导婴幼儿视线随玩具移动。创造多种发展观察力的条件，使婴幼儿醒时能看到成人和周围的物体。做简单的游戏，发展婴幼儿的认识能力。引导婴幼儿观察周围的一切事物，培养婴幼儿模仿所看到的某些事物的声音和动作。

2) 1 岁半～2 岁

(1) 认识周围的人及人体的基本组成部分，如头、眼、耳、嘴、鼻、手、脚等。

(2) 认识一些日常生活用品和衣物。

(3) 认识周围环境，记住自己的座位、床位、毛巾标记。

(4) 认识常见的几种交通工具及蔬菜、水果。

(5) 认识常见的家禽及动物。

(6) 认识到事物的颜色是不同的，如知道苹果是红色的。认识简单的图形，如圆形。

(7) 认识自然现象，如出太阳、刮风、下雨。

3) 2 岁～2 岁半

(1) 认识周围较多的人，能正确称呼并懂得尊重成人。

(2) 认识人体各部位，如牙齿、舌头、手指、脚趾等。

(3) 认识日常生活用品，知道名称及用途。

(4) 认识海、陆、空交通工具。

(5) 认识常见蔬菜，知道其名称及简单特征。

(6) 认识常见水果，知道其名称及简单特征。

(7) 认识更多的常见颜色，如红、黄、绿等。认识更多种图形，如三角形、正方形等。

(8) 认识常见动物，知道其名称和简单的外形特征。

(9) 理解白天、晚上。

(10) 理解自然景象，如下雪、打雷等。

4) 2岁半～3岁

(1) 对家庭成员关系有更详细的认识，知道父母的名字。

(2) 理解成人的劳动，尊重成人。

(3) 认识各种交通工具且知道其名称和用途。

(4) 知道一些重大节日，如"六一"儿童节、"十一"国庆节、"三八"妇女节等。

(5) 认识时间、空间，能区分上、下、前、后，里面、外面等。

(6) 认识的颜色更丰富，并开始能区分近似图形，如正方形和长方形。

(7) 认识数种动物并能说出其名称及简单的外形特征。

(8) 初步认识春、夏、秋、冬四季。

5. 社会性发展

1) 0～1岁

(1) 2～3个月时，大部分醒着的时间都处于快乐的状态中，会特别注视经常照顾自己的人，快乐时会微笑，3个月还会发出笑声，会用声音应答。

(2) 4～5个月时，对人持有选择的态度。

(3) 6～7个月时，开始能表示愉快或不高兴等情感，喜欢接近亲近的人，开始认生。

(4) 8个月以后开始辨别严肃与和蔼的声调，并表现出不同的反应。

(5) 10个月以后喜欢自己活动，会用面部表情、手势和简单的语言与成人交往。受到表扬时表现出高兴，受到批评时表现出不愉快。

(6) 1岁以后开始对其他婴幼儿感兴趣，能共同玩一会儿，会保护自己手中的玩具。

2) 1岁半～2岁

(1) 具有初步的是非观念，在成人的启发下懂得帮助小朋友。

(2) 在成人提醒下，会问"早"、"问""好"、说"再见"。见到不同的人会打招呼。

3) 2岁～2岁半

(1) 懂得同情、安慰别人，爱护小朋友。

(2) 对人有礼貌，见不同的人主动打招呼。

4) 2岁半～3岁

(1) 具有较初步的独立生活能力，能在成人帮助下独立吃饭、大小便、穿脱衣服等。

(2) 初步懂得遵守纪律、热爱劳动等。

6. 美育活动

美育活动主要包括音乐启迪和美工活动。

1) 音乐启迪

(1) 1岁半～2岁。

① 培养婴幼儿能安静、精神集中地听音乐的习惯。

② 引导婴幼儿唱歌，随音乐做出简单的动作，如拍手、点头、搓手等，并表现出快乐的表情。

③ 学唱2～3首简单的歌曲，音域不超过5度。

④ 学做2～3种音乐游戏，逐渐会一些表演动作。

(2) 2岁～2岁半。

① 培养婴幼儿在欣赏歌曲的基础上能随成人唱完一首歌，培养婴幼儿齐唱、合唱，逐步发展为独唱。

② 培养婴幼儿随音乐模仿成人做简单的动作如举臂、叉腰。

③ 欣赏4～6首歌曲，学会婴幼儿歌曲4首，音域不超过5度。

(3) 2岁半～3岁。

① 学听前奏。能完整地听一首歌曲，培养婴幼儿粗略理解歌曲内容和名称。

② 培养婴幼儿随音乐节奏做模仿动物的动作及一些舞蹈动作如踏步、翻腕等。

③ 欣赏7～10首歌曲，学会婴幼儿歌曲4首，能跟随音乐做3个律动动作，音域在5～6度。

2) 美工活动

(1) 1岁半～2岁。

① 初步认识笔和纸，说出名称。

② 在成人指导下，初步学会握笔，在纸上随意画。

③ 能把纸折成2折或5折。

(2) 2岁～2岁半。

① 要求握笔正确，能模仿成人画横竖线条、弧线和圆。

② 用纸折方形、三角形，边角基本整齐。

③ 让婴幼儿欣赏成人捏泥土，同时认识泥和泥工板，并说出名称。

(3) 2岁半～3岁。

① 在掌握画横、竖线和圆的基础上，学会模仿画"气球""下雨"等。

② 折简单的纸工，如正方形、长方形、扇子、纸风琴等，要求边角整齐。

③ 把泥团成圆球、搓成面条或压成圆饼。

④ 初步学会粘贴，即把由成人涂好浆糊的剪纸贴在白纸或红纸上。

7. 认知图形和数字

1）1 岁半～2 岁

(1) 让婴幼儿知道"1"和"1 个"。

(2) 认识圆的、大的、小的。

2）2 岁～2 岁半

(1) 认识"1"和"许多"。

(2) 认识"三角形""正方形"。

(3) 知道"上""下"。

(4) 初步知道"白天""晚上"。

3）2 岁半～3 岁

(1) 知道 1 个再添上 1 个是 2 个。

(2) 学会数 1～5 个数，能手口一致对物数 1～5，并知道所数物数量的总和。

(3) 认识长方形的特征，能区别长方形的长和宽的长短。

(4) 知道"白天""晚上"。

第二节 0～3岁婴幼儿教养活动的设计与实施

0～3 岁婴幼儿教养活动的设计与实施主要是在早教机构和家庭中进行的。

一、早教机构中教养活动的设计与实施

早教机构中对于 0～3 岁婴幼儿教养活动的组织与实施应以婴幼儿潜能开发与个性和谐发展为出发点，以婴幼儿教师与教养者平等对话、和谐沟通为基础，以激发兴趣、积极引导为实施重点，以养成习惯、全面发展为活动过程的落脚点。

由于早教机构中教养活动的组织与实施对象是 3 岁以内的婴幼儿和他们的教养者，其教养活动在活动时间、活动形式、活动人数、活动环节等方面与幼儿园的教育活动有明显的差别。

（一）组织形式

早教机构中婴幼儿教养活动的组织形式可以从不同的角度划分为以下几种形式。

1. 依据参与活动的时间划分

依据参与早教活动的时间，可将早教机构中的教养活动分为小时制早教活动、半日制早教活动和周末制早教活动。

小时制早教活动指婴幼儿在教养者的陪同下，在早教机构中参与 1～2 小时的早教活动。半日制早教活动指婴幼儿在教养者的陪同下，在早教机构中参与半日的早教活动。周末制早教活动指教养者与婴幼儿在周末参与早教机构组织的早教活动。

2. 依据活动开展的模式划分

依据早教活动开展的模式，可将早教机构中的教养活动分为"走出去"的早教活动和"请进来"的早教活动两类。

"走出去"的活动指早教机构的教师走进社区开展多种性质的早教活动的服务，如入户指导、玩具图书馆、流动大篷车、社区儿童活动站等。

"请进来"的活动指早教机构的环境、玩具等各种资源定期或不定期向社区开放，有父母讲堂、育儿咨询、亲子沙龙、亲子游戏等多种形式。

3. 依据参与活动的人数划分

依据参与活动的人数，可将早教机构中的教养活动分为个别活动、小组活动和集体活动三种。这三种活动形式可以相互结合、灵活运用。当参与对象的月龄段不同时，多采用分组活动的形式，进行小组指导。

（二）活动环节设计

早教机构中婴幼儿教养活动的环节设计相对较为固定，具体包含问候环节、精细动作环节、艺术活动环节、亲子游戏环节四个板块。

1. 问候环节

当婴幼儿在家长的陪同下从家里来到早教机构，简单交流之后，可以先适当安排些自由活动。婴幼儿可以自主选择各种玩具，这对婴幼儿来说是一个简短的适应和过渡，也便于教师与教养者沟通交流，便于教师观察婴幼儿的情绪及行动表现。

问候环节在于融洽气氛，也是大家相互熟悉的环节，可以锻炼幼儿的胆量，增强他们的口语表达能力和对自我的认知，促进他们的社会性发展。为了增加活动的趣味性，问候可以采用谈话的形式，也可以采用游戏的方式。如玩传球的游戏，球传到哪个宝宝手里，哪个宝宝就站起来向大家问好，作自我介绍。

问候环节的主题设计也可与当日活动主题结合，如"蝴蝶飞飞"主题活动中，老师可以用一只会飞舞的玩具小蝴蝶作为教具，蝴蝶飞到谁的身边，谁就站起来向大家作自我介绍。

2. 精细动作环节

精细动作环节可设计不同的活动形式提高婴幼儿的手眼协调能力和动作的准确性，促进婴幼儿手部精细动作的发展，如拧、夹、舀、倒等操作活动以及折、画、撕、粘等美工活动。

3.艺术活动环节

在艺术活动环节，教师可安排一些音乐欣赏活动，引导婴幼儿随音乐做动作，培养婴幼儿的音乐节奏感，发展婴幼儿的模仿力及表现力。

4.亲子游戏环节

进行亲子游戏前，教师需进行周密的游戏筹备工作，包括制订活动计划，设计活动方案，准备游戏材料，提前发放通知给家长，告知游戏地点、目标、内容、程序、注意事项等。游戏开展过程中，教师应充分激发婴幼儿兴趣，向家长说明游戏内容、操作方法、注意事项等。游戏结束后应总结归纳，与家长一起反思总结，并进行评价。

（三）角色定位

在早教机构的教养活动中，婴幼儿、家长、教师都是活动的参与者，只有将三者的角色准确定位，才能真正实现早教机构教养活动的目标。

1.婴幼儿的主体地位

早教机构婴幼儿教养活动的设计、活动材料的准备以及活动的组织都需要以婴幼儿为中心，根据婴幼儿的年龄特点和发展现状来安排，应保证婴幼儿在活动中的主动性和积极性。

2.教师的主导作用

早教教师设计的亲子活动要具有创造性和适宜性，确保早教机构教养活动的有效实施。

3.家长的配合作用

家长是教养活动的支持者、合作者和观察者，家长用自己的热情感染孩子，做孩子的玩伴，在活动中不包办代替，尊重孩子在菜单选择中的意愿，并给予积极的支持，要尽可能多地向孩子提供锻炼的机会，培养他们的独立性。另外，家长也要善于观察，了解孩子在活动中的表现，发现孩子的特点，有利于今后采取更有效的教育措施来促进孩子的个性化发展。

（四）设计与实施要求

在早教机构中，对于0～3岁婴幼儿教养活动的设计与实施有如下具体要求。

(1) 营造清洁、安全、温馨的家庭式环境，提供方便、柔和、易消毒的生活设施，创设温馨、宁静的睡眠环境，保障婴幼儿身心健康的和谐发展。

(2) 观察婴幼儿的活动过程，及时捕捉和记录其行为的瞬间，用个案记录和分析的方法，因人而异地为其发展制订个性化的教养方案及成长档案。

(3) 观察了解不同月龄婴幼儿的需要，把握其情绪变化，尊重和满足其爱抚、亲近、搂抱等情感需求，给予悉心关爱。

(4) 尊重、顺应婴幼儿自然的生理节律，加强生活护理，用一对一的方式帮助和指导盥洗。随着月龄的增长，支持、鼓励其自己动手。

(5) 采用以蹲、跪、坐为主的平视方式，与婴幼儿面对面、一对一地进行交流。成人的语速要慢，语句要简短、重复、略带夸张。关注婴幼儿的自言自语，在自愿、自发的前提下，引导其多看、多听、多说、多动，主动与其交谈。

(6) 充分考虑给婴幼儿留有足够大的活动空间，创设爬行自如的，适合独自活动、与同伴平行活动及进行小群体活动的空间。空间要有相对开放的区隔，隔栏要低矮。物品放置取用要方便、有序，有相对的稳定性。

(7) 提供数量充足、安全、能满足多种感知需要的玩具和材料。玩具和材料应逐步提供，并以开放的形式呈现，给婴幼儿以舒适随意之感，便于自由选用。

(8) 关注每个婴幼儿对玩具和材料的不同需求，充分利用生活中的真实物品，挖掘其内含的多种教育价值，让其在摆弄、操作物品中，获得各种感官活动的经验。

(9) 随着婴幼儿月龄的增长，适当创设语言交流、音乐感受及肢体律动等集体游戏的氛围，引发其模仿学习。用轻柔适宜的音乐、朗朗上口的儿歌、简短明了的指导语组织日常活动，让婴幼儿体验群体生活的乐趣。

(10) 日常生活中各环节的安排要相对固定，内容与内容间要尽可能整合，同一内容应多次重复，但一项内容的活动时间不宜过长。活动方式要灵活多样，以单人、小组活动形式为主，尽可能多地把活动安排在户外(环境条件适宜的地方)进行。

(11) 通过家长和早教机构共育的形式，指导家长开展亲子游戏、亲子阅读等活动，为婴幼儿的发展提供丰富多元的教育资源。

(12) 为不同月龄婴儿的父母提供早期教养服务。在尊重家长不同教养方式的前提下，给予生活养育、护理保健等方面的科学、合理的育儿指导。

二、家庭中教养活动的设计与实施

家庭作为社会的基本单位，是一个人接受教育的第一场所。如果一个人从小就接受良好、全面的教育与引导，那么他成长为一个社会人之后就会成为一个鲜活、健康的社会成员。

（一）设计与实施要求

在家庭中，对于0～3岁婴幼儿教养活动的设计与实施有如下具体要求。

(1) 重视母乳喂养，参照月龄，按孩子需要提供适量奶、水，逐步添加辅食及生长发育所需的营养补充剂。逐渐提供适宜锻炼孩子咀嚼、吞咽能力的半流质食品和方便其手抓的固体食品。注意个别差异。

(2) 创设温度适宜、空气新鲜、光线柔和的睡眠环境，保证充足的睡眠时间，逐渐帮助孩子形成有规律的睡眠。

(3) 应在家中相对固定的区域提供干净卫生的坐便器，悉心观察孩子的便意，给予及时的回应。教会孩子用动作或语言主动表示大小便，逐步养成定时排便的习惯。

(4) 保护孩子的眼睛，注意室内光线，经常移动玩具摆放的位置，防止其斜视等。注意观察孩子凝视物体时的眼神，发现异常要及时就诊。

(5) 注重孩子的口腔卫生，按不同月龄用纱布或专用牙刷为其按摩牙床或清洁口腔。

(6) 提供保暖性好、透气性强、安全、宽松适度的棉织衣物和大小合适、方便穿脱的鞋袜。

(7) 为孩子提供卫生、安全、舒适、充满亲情的日常护理环境和充足的活动空间，营造良好的秩序感。

(8) 充分利用阳光、空气、水等自然因素，提供较大、安全的活动空间。选择空气新鲜的绿化场所，开展适合孩子身心特点的户外游戏和体格锻炼，尤其保证冬季出生的孩子接受日光浴的时间，提高对自然环境的适应能力。

(9) 根据孩子不同月龄的特点，提供安全卫生、刺激感知觉、满足其活动需要的材料或玩具；提供能够发展孩子想象力的日常生活用品、图片、自制或成品玩具。活动中应对孩子细心照看。

(10) 提供练习生活技能的机会，鼓励孩子自己动手，如手扶奶瓶、吃饭、学习穿脱衣裤和鞋袜，对其依靠自己努力的行为表示赞赏。

(11) 家长应保证每日有一小时以上的时间与孩子进行情感交流，如目光注视、肌肤接触、亲子对话等。学会关注、捕捉孩子在情绪、动作、语言等方面出现的新行为，做到及时回应，适时引导，使孩子获得依赖感和安全感。

(12) 尽可能提供丰富的语言环境，伴随具体的环境和动作，随时随地用简明清晰、生动形象的语言与孩子进行日常交流。

(13) 选择适合孩子阅读的图书和有声读物，进行亲子阅读，多给孩子讲故事、念儿歌，并鼓励孩子用语言大胆表达。

(14) 让孩子倾听和感受不同性质、多种类型的音乐，注意播放音量、次数应适度。经常与孩子一起唱童谣、歌曲。引导孩子感受音乐并随之做各种动作。关注其对声音的反应，发现异常及时就诊。

(15) 提供多种材料，鼓励孩子大胆涂画、撕贴，对其表现出的想象力和创造力表示赞赏。

(16) 收集日常生活中的物品制作成玩具或提供适合的玩具，经常和孩子一起做游戏，满足其角色扮演的愿望，鼓励孩子的自主行为，激发其探索周围生活的兴趣，帮助其积累各种感知经验。

(17) 创设与周围成人接触和与同龄、异龄伙伴活动的机会，帮助孩子感受交往的愉悦，积累交往的经验。

(18) 注意观察和顺应孩子的情绪，理解 7～12 个月的孩子怕生、25～36 个月的孩子出现情绪不稳定是正常现象，向其提供表达情绪情感的机会。

(19) 选择身心健康、充满爱心、仪表整洁、具有一定育儿知识技能的照料者。

(20) 家庭与育儿机构之间、家庭成员相互之间及时沟通、相互协调，保持教养要求、方法的一致性。

(21) 家长应具备基本的保健知识和技能，在家庭中设置并经常整理儿童保健药箱，及时处理突发的小事件。掌握儿童急救医疗地点和联系方式，发生意外时及时求助，保障孩子健康安全成长。

(22) 定期为孩子进行体格发育检查，及时进行预防接种。利用现代通信技术和社区卫生、教育、文化等资源，主动了解育儿知识，并参加育儿讲座、咨询等各种学习活动。

（二）家庭亲子游戏活动的开展

亲子游戏是家庭内父母与孩子之间以亲子感情为基础而进行的一种活动，是亲子之间交往的重要形式。亲子游戏不仅能增进父母与孩子之间的感情，给整个家庭带来欢乐，还有助于宝宝智力发育，培养其思考能力，促进孩子的认知能力、社会交往能力。所以，家长陪着孩子做一些小游戏，是家长与宝宝之间"交往"的最好方式。

1. 创设良好的亲子游戏环境

亲子游戏需要具备一定的环境，这样孩子在自己的小天地里才敢放心大胆、无忧无虑地玩，也只有提供合适的游戏环境，孩子才能充分发挥想象，充实游戏内容。父母也可以在游戏环境中将多种学习活动与孩子的游戏融为一体，寓教于乐。家长充分利用现有条件在家中为孩子创设良好的游戏环境时应注意以下两个方面。

(1) 婴幼儿在亲子游戏中需要良好的物质环境，更需要一个温馨、和谐、民主、平等的心理环境。在与孩子进行亲子游戏时，家长应该摆平心态，只有这样，家长才会对孩子有一个正确的期望值，从而科学地开展亲子游戏。

(2) 在条件允许的情况下，可专门给孩子提供一间游戏房或房间中的一个游戏区域，便于孩子在自己的小天地里开展各种各样的游戏。

2. 选择适宜的亲子游戏类型

亲子游戏的内容多种多样，对于不同年龄段的婴幼儿，亲子游戏的类型也有所不同。针对不同年龄段的婴幼儿，可参考如下亲子游戏类型。

1) 0~1岁半的亲子游戏

卷春卷——把孩子用毛毯卷起来，卷完了再重新展开，如此反复。卷起来后还可鼓励并协助孩子爬出来，孩子一旦成功爬出来，立刻把他快乐地抱起，高高地举过头顶，并喝彩和给予赞赏。

俏眼睛——有些反应过度或反应迟钝的孩子，对面部触碰会有特别强烈的抵抗反应。

对这样的孩子可以和他面对面坐着，或让孩子头枕父母的大腿躺着，看着孩子的眼睛，边观察孩子的反应，边进行游戏。

此外，选择一些有训练动作的游戏内容，进一步巩固孩子走、跑、跳的动作，并教给他们正确的动作，帮助纠正错误动作，如"追小球""小兔跳"，同时也可选择合适的游戏，促进孩子钻、爬、平衡等动作的发展，如"钻山洞""小狗爬""过小桥"等。注意日常生活中语言的培养，利用一切机会和孩子说话并纠正孩子错误的语言表达，引导孩子连贯、完整、清楚地说出句子、表达意思。

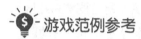 游戏范例参考

数指偶

【游戏目的】

促进宝宝的语言和数学能力。

【游戏准备】

准备5个动物指偶(小鸡、小鸭、小猫、小狗、小老鼠)。

【游戏方法】

让宝宝坐好，妈妈边演示指偶边讲故事。宝宝会产生注视的兴趣，双眼会随着小动物的一个个出现而移动。妈妈可伸出5个手指，边和宝宝一起数数，边念儿歌："一、二、三、四、五，上山打老虎。打到几只虎？让我数一数。数来又数去，一、二、三、四、五。"也可让宝宝出示指偶，妈妈讲故事。

【小提示】

要在宝宝对游戏感兴趣或注意力集中时进行。

抓住摇晃的球

【游戏目的】

训练宝宝的视觉反应能力和身体运动能力。

【游戏准备】

将球绑在绳子上左右摇晃。

【游戏方法】

让宝宝仰卧，双手放在身体两侧。在宝宝可以抓到球的范围里，让球晃动。此时宝宝为了抓住球会伸出手来。当宝宝快抓到球时，将球渐渐荡到较远的地方，而宝宝想要抓到球，就要移动自己的身体。逗宝宝玩一会儿后，就让宝宝抓住球。这时妈妈可以跟他玩"拔河"游戏——互相拉扯球，并且故意输给宝宝，然后说："我们的宝宝力气好大啊！"来鼓励宝宝。

【小提示】

　　将球换成宝宝喜欢的玩偶也可以。

大盒子

【游戏目的】

　　让宝宝认识空间。

【游戏准备】

　　一只比较结实的、底浅、体积稍大的纸盒，几个宝宝熟悉的玩具。

【游戏方法】

　　让宝宝随意地从纸盒里拿进、取出玩具，开始可能需要妈妈给宝宝示范，宝宝很喜欢这样玩；当宝宝把大纸盒里的玩具拿出来时，可逗引宝宝爬进纸盒里，"这是宝宝的家"，让他坐一坐，扶着站一站；当宝宝把玩具装进大纸盒里时，妈妈可教宝宝推动大纸盒，"嘀嘀嘀，送货车来啦！"

【小提示】

　　要让宝宝注意安全。

宝宝跟我做

【游戏目的】

　　听指令做动作可以提高宝宝的语言理解能力，并锻炼宝宝的语言节奏感，提高交往能力。

【游戏准备】

　　准备几首简单的儿歌，做做热身运动，使宝宝活跃起来。

【游戏方法】

　　妈妈和宝宝相对而坐，妈妈边做动作边念儿歌，让宝宝也做同样的动作。歌词为："请你跟我这样做，我就跟你这样做，小手指一指，眼睛在哪里？眼睛在这里(用手指眼睛)。""请你跟我这样做，我就跟你这样做，小手摸一摸，鼻子在哪里？鼻子在这里(用手摸鼻子)。"依次认识五官……

【小提示】

　　大人念儿歌的速度慢一点，宝宝反应需要一段时间，可以多做几次，让宝宝逐渐开始模仿。儿歌可以随时编创，能调动宝宝的兴趣即可。

分水果

【游戏目的】

　　可教宝宝认识各种水果的名称，并且学习简单的语言，还可教宝宝学会分享，培养与人合作的精神。

【游戏准备】

准备一些常见的水果（如苹果、香蕉、橙子等）、一个篮子、一些玩偶。

【游戏方法】

将一个盛着各种水果的篮子放到宝宝面前。拿一些玩偶，由妈妈抱着，然后对宝宝说："小熊要吃苹果，宝宝请帮它拿一个。"也可以随意说出篮子里的水果叫宝宝拿。

【小提示】

当宝宝熟悉游戏的玩法后，可以增加水果的种类。可角色互换，由宝宝发出指令。

盖盖子

【游戏目的】

让宝宝掌握物体之间的最简单的联系，以发展宝宝的初级思维活动。

【游戏准备】

先准备一只杯子和大、中、小三只盖子，其中只有一个盖子正好能盖在杯子上。

【游戏方法】

妈妈先教宝宝盖杯子的动作，然后把三只盖子都给宝宝，看宝宝用哪个盖子能把杯子盖好。

扮鸭子

【游戏目的】

训练宝宝练习念简短的儿歌，以促进语言的发展，从而提高宝宝的语言表达能力。

【游戏准备】

一个鸭子的头饰。在宝宝吃饱饭一段时间之后，帮助宝宝先热热身——伸伸胳膊、蹬蹬腿、扭扭腰。

【游戏方法】

妈妈戴上鸭子的头饰，扮成小鸭妈妈，让宝宝扮成小鸭。鸭妈妈领着小鸭边找东西边走，并发出"嘎嘎嘎……"的叫声，头一摇一摆，模仿鸭子吃食的样子，让宝宝跟着模仿。可以随口念儿歌："嘎嘎嘎，我是小小鸭。"让宝宝跟着模仿。玩过几遍后，让宝宝尝试做鸭妈妈，家长在适当的时候给宝宝以提示或帮助，让宝宝体验扮演不同角色的快乐。

【小提示】

可更换模仿动作，锻炼宝宝学说简单句的能力，并进行发音练习。把握游戏时间，不要让宝宝感到疲劳，注意动作幅度不要太大，以免宝宝受伤。

2) 1 岁半 ~ 3 岁的亲子游戏

角色扮演游戏——扮家家酒、开汽车、开火车、学医生看病等。扮演医生的婴幼儿穿上白大褂，戴上听诊器，一本正经地给扮演病人的孩子听心脏、打针、开药方，体验去医院看病的全部过程。玩过这种游戏的孩子真去医院看病时，就很少害怕或号啕大哭了。

智力游戏——玩纸牌、拼图、分辨声音等。以纸牌为例，纸牌可根据需要自制，如果想培养孩子辨别颜色，则可在牌面涂上各种颜色，将涂色面排成行，然后和孩子一起比赛，看谁能最快地把同色的牌成对拿出来。这种比赛的形式使孩子很有兴趣，有助于训练孩子的记忆力。

建构游戏——婴幼儿通过手的操作，把一个个零散、可塑、没有规则限制的建构材料(如积木、雪花插片、积塑玩具、胶粒玩具、废旧的纸盒、塑料瓶、冰棍棒等)，根据自己的愿望去想象、构思和建构，以最大限度地发挥婴幼儿的主动性和创造性。这些游戏不仅能促进婴幼儿认知、操作、美感等多方面的发展，而且也使得幼儿的思维活跃、记忆深刻、想象丰富。

音乐体育游戏——赛跑、过独木桥、钻圈、捉迷藏或伴随音乐做操、随音乐节律演奏打击乐等。这些游戏可促进孩子的大动作发展，提高协调性、音乐感、节奏感。

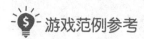 游戏范例参考

学穿鞋袜

【游戏目的】

锻炼宝宝的自理能力。

【游戏准备】

准备好宝宝的鞋袜。

【游戏方法】

首先学习穿袜子：将袜口叠到袜跟，提住袜跟将脚伸进袜子至袜尖，足跟贴住袜跟，再将袜口提上来。这种穿法能使足跟与袜跟相符、穿得舒服。然后学习穿鞋：大脚趾最长，在脚的里侧，把两只鞋的鞋头靠放在一起，让宝宝认出哪一只鞋应穿在左脚上、哪一只应穿在右脚上。反复练习后，宝宝就能熟练地自己穿上鞋袜。进一步练习宝宝的自理能力，使他产生自信，知道区别左右脚。

认识用途

【游戏目的】

发展宝宝的认知能力，提高形象思维能力。

【游戏准备】

画有雨点、雨伞、绳子、剪刀的图片。

【游戏方法】

妈妈把画有雨点、雨伞、绳子、剪刀的图片摆在宝宝的面前。妈妈拿出画有雨点的图片问宝宝："外面下雨了，你出门时该拿什么？"引导宝宝将画有雨伞的图片放在画有雨点的图片旁边。妈妈再拿出画有绳子的图片问宝宝："用什么东西能把绳子剪断？"引导宝宝将画有剪刀的图片放在画有绳子的图片旁边。

【小提示】

父母可以不断变换日常用品的图片，以加深宝宝的认识。

看图画

【游戏目的】

丰富宝宝的知识，提高他的语言理解能力。

【游戏准备】

带图故事书。

【游戏方法】

家长和宝宝一起看图，并问宝宝："公园里有很多人在玩，有哪些人呢？""汽车在哪儿？""小狗在哪儿？""男孩有几个？""女孩有几个？"让他作出回答。即使他无法全部回答出来，只要能够答出半数以上的问题也可以。不懂的地方，妈妈就教他。妈妈还可指着图问宝宝："他们在做什么？"让他说出图中人在玩什么游戏。

【小提示】

在宝宝疲倦之前停止游戏。

自己洗小手

【游戏目的】

锻炼宝宝自理能力。

【游戏准备】

最好给宝宝准备专用的小毛刷、肥皂、洗脸盆、毛巾等。

【游戏方法】

给宝宝准备专用的小毛刷，教宝宝用刷子刷洗指甲缝里的脏东西，并用肥皂将手心、手背、指间都搓洗干净并用水冲。之后家长给宝宝检查，没洗干净的地方再洗一次，最后再用干净的干毛巾擦干双手。这时的宝宝自我意识很强，很喜欢有属于自己的东西，这也会使其更乐于去清洗双手。宝宝洗干净后，妈妈要给奖励，如果洗不干净，妈妈要重新帮宝宝仔细洗干净，让宝宝学习如何把手洗干净。

【小提示】

妈妈要定期给宝宝剪指甲，告诉宝宝这是为了干净，并防止细菌在指甲中存活。

认识相反的概念

【游戏目的】

通过相互比较，让宝宝逐渐认识高矮、大小等相反的概念。

【游戏准备】

去公园或小区。

【游戏方法】

周末爸爸妈妈可以带宝宝到社区的公园去玩跷跷板，让宝宝和别的小朋友一起玩，宝宝用脚蹬地，板跷到高处，另一个小朋友就着地；另一个小朋友再蹬地，宝宝就着地，让宝宝体验到足部用力抬高自己、一上一下的快感，爸爸或妈妈在一边随着宝宝的起落说："宝宝高，小朋友低；宝宝上，小朋友下。"另外，在吃饭时，可以比较爸爸和宝宝的勺子，一个大一个小，告诉宝宝："爸爸的勺子大，宝宝的勺子小。"

猜手影

【游戏目的】

培养宝宝的空间想象能力，从而发展宝宝的右脑。

【游戏准备】

在灯光或阳光下有投影的地方玩，必要时可以增加一些辅助材料，如小棍子、布条等。

【游戏方法】

家长用手做成兔子、飞鸟、马头等形状，在灯光或阳光的照射下将影像投射在墙上或地面上，让宝宝辨识。还可以借助一些工具做出一定的动作，如小兔咬耳朵、鸟飞、马吃草、小鸭戏水等，以激发宝宝的兴趣。

【小提示】

游戏前，先要教宝宝认识这些动物，然后可以教宝宝一块儿做。

过家家

【游戏目的】

通过角色扮演可以学习社会的角色规范，促进宝宝的交往能力。同时了解常见物品的名称和用途，并促进宝宝对语言的理解。

【游戏准备】

塑料制成的锅、铲等各种厨房用具类玩具若干。

【游戏方法】

拿出准备好的玩具，吸引宝宝，妈妈对宝宝说："咱们一起玩过家家吧！"在宝宝同意后，和宝宝一起把塑料的锅、碗、菜刀等玩具摆在椅子或茶几上；妈妈对宝宝说："宝宝，爸爸要下班了，我们一起做饭吧！我来择菜，你蒸一锅米饭，好吗？"如果宝宝不知所措，妈妈要给予指导；过一会儿，再次请宝宝帮忙："宝宝，帮我把白菜切一切吧！"然后，指导宝宝"切菜"。如此，随机地在游戏中根据具体情境，向宝宝下达指令并指导其完成。

【小提示】

妈妈的问题不要过多，不要频繁地给宝宝提"要求"，以免造成宝宝的厌倦；另外，要注意掌握游戏的氛围，只有妈妈投入，宝宝才能专注于游戏；在游戏中，妈妈可以随机地根据情况加入一些其他游戏，比如，"咦，铲子不见了，咱们一起找找吧"。

收拾书包

【游戏目的】

为宝宝入园做好准备。

【游戏准备】

准备一个小书包，里面有宝宝的小故事书、蜡笔、小铅笔、卷笔刀等。

【游戏方法】

先把书包挂在宝宝拿得到的地方，然后和宝宝做去幼儿园的游戏。妈妈当老师，给宝宝上课，然后给宝宝讲述故事、唱儿歌、画画。过一会儿后，妈妈说"小朋友们，现在下课了"。然后让宝宝收拾东西回家。看宝宝是不是可以有条不紊地把拿出来的物品全部放回书包里。然后背上书包，在家里走一圈，结束游戏。

3. 做好亲子游戏的引导

在开展不同种类的亲子游戏时，家长要扮演不同的角色。例如，在玩角色扮演游戏时婴幼儿是主动、自愿参与游戏的，婴幼儿是游戏的主人，因此家长只能从支持者和参谋的角度来促进游戏，在指导时，以间接的指导方式为主。在游戏中，家长可参加到游戏中并担任角色，以角色的身份通过语言或动作示范，促进游戏的开展；在玩建构游戏时，家长应作为观众，要让孩子自己设计、自己动手操作来玩，对孩子设计的作品表示赞赏，在孩子遇到困难时给予鼓励；在玩智力游戏时，家长应扮演引导者的角色，孩子是解决问题的主导者，家长作为引导者可以从旁启发引导。

另外，家长要积极鼓励孩子尝试多种游戏活动。因为不同的游戏对孩子身心各方面发展有着不同的作用，如角色扮演游戏主要让孩子有初步的角色意识，运用玩具、材料来扮演自己熟悉和感兴趣的角色，会模仿角色的典型行为和语言，学习初步的社会交往；建构游戏主要培养孩子的结构概念，掌握各物体的结构特征，熟悉结构材料和性能，培养孩子的空间方位感、逻辑思维能力及动手操作能力；智力游戏主要是开发孩子的智力和创造力，丰富孩子的科学知识。所以，家长应多鼓励孩子尝试玩多种游戏。

(三) 家庭亲子阅读活动的开展

亲子阅读是教养者与孩子一起阅读的一项活动，通过阅读活动让孩子养成阅读的兴趣和习惯，将阅读变成孩子生活中必不可少的一部分。婴幼儿教养者可以通过家庭亲子阅读活动的开展，让孩子感受到阅读的快乐，培养孩子爱阅读、会阅读、乐阅读的习惯。

1. 创设温馨的亲子阅读环境

温馨舒适的阅读环境能激发孩子阅读的兴趣，产生主动阅读的愿望。家长在家中应给孩子创设一个属于孩子自己的舒适惬意而又童趣化的阅读空间，可以是一个相对独立的房间，也可以是光线充足、安静而又舒适温馨的房间一角。

1) 共同设计布置

可以和孩子一起设计布置阅读环境，让孩子在地上铺设自己喜欢的卡通图案的地毯，并放置一个高度适宜孩子随意选取自己喜爱的书籍的书柜，还要准备几个颜色柔和又柔软的靠垫，以便孩子和家长阅读时可以舒适地靠在上面。家长在和孩子阅读时，可以把年龄小的孩子抱在胸前，大点的孩子可以让他们坐在旁边靠着教养者，家长用手抚摸孩子的手或头，用轻声的言语和深情的眼神，让孩子感受到父母深深的爱，产生一种安全感和亲切感，有利于孩子对阅读活动本身产生兴趣。

2) 共同装饰美化

阅读区域的墙壁可用孩子与家长共同制作的装饰物进行美化，但是环境切忌布置得太花哨，不要给孩子凌乱的感觉，而应美观、整洁、大方又富有童趣，使整个空间充满浓浓的知识性和趣味性。让孩子喜欢上它，只要一进入这个空间就会有阅读的欲望。

3) 记录阅读情况

为了督促孩子阅读，家长可以和孩子一起设计一张阅读记录表，每天在固定时间段抽半小时左右进行亲子阅读，可以是睡觉前或是晚饭后，并让孩子用自己的方式如符号、简单的文字、图画等来记录每天阅读的内容和一些收获。

2. 选择合适的亲子阅读材料

在选择阅读材料之前，家长要根据孩子所处的年龄阶段，确定他们所需书籍的类型和内容。需要特别注意的是，选书时首先要考虑的是孩子，以孩子为本位，掌握适龄的原则，根据孩子的发展需求来选择书籍。

1) 准备工作

家长在和孩子一起去购书前应做一些准备工作。首先，要回顾孩子前一阶段的阅读情况，分析孩子的阅读兴趣点，以确定购买什么样的书。再和孩子一起商量，听取孩子选择书的意见，让他们有参与感。其次，为了不削弱孩子购书的热情，家长要先了解一下这类书籍的位置，避免带孩子选书时长时间到处乱转。同时也可和孩子一起了解书店里书籍的归类和摆放规律，让孩子掌握选书、购书的技能。最后，书买回后，就可以跟孩子说："宝贝，让我们一起来看看你买的书吧。"孩子便会带着这种成就感和满足感阅读这些书，有效地提升阅读兴趣。

2) 有计划地选书

在图书的选择上，一般来说，应为0～3岁婴幼儿选择画面较大、色彩鲜明、容易吸引其注意的图书；题材以童话、故事、儿歌类为主，内容与宝宝的日常生活或动物、植物有关，简单有趣，能激发宝宝的阅读兴趣，同时有发挥想象力和创造力的机会。所选书中的文字应正确优美且读起来郎朗上口，语句简短而重复。另外，所选择阅读材料的纸要厚且结实，字号要大，字数要少，以图画为主。具体可按月龄划分如下。

7～9个月的宝宝需要耐用的书，让他们可以自由地翻阅，例如布质书、封面为软塑料或油布的书、书页边缘用布制作或加护封的书。这个年龄的孩子偏爱插图大而清楚、色彩丰富的书，并且很喜欢翻书，可以选择用厚纸板做成的书籍，或者选择铜版纸印刷的书，方便孩子翻书和清理孩子摸上去的手印。

10～12个月的宝宝喜欢的书的主题应该和他们熟悉的事物有关，如奶瓶、食物、衣服、玩具、宠物和人。故事的内容要简单、文字要押韵，甚至没有文字。

13～15个月的宝宝喜欢的书里面要有他们可以轻易辨认出的物体，比如动物、植物。

16～18个月的宝宝喜欢主题和信息清楚扼要的图画书，也喜欢内容重复、词句押韵、音节有趣的书。

19～24个月的宝宝喜欢情节简单的故事，尤其喜欢那些和他们过着类似生活的儿童与动物的故事。比如故事中说的是一个正在学坐坐便器的小孩，就很容易对其产生认同感。宝宝可以从书中学到各种价值观，了解自己的感受，并对成长有正确的认识。

25～30个月的宝宝喜欢具有简单情节的书、图画里有更多细节和动作的书、有预测性质的图书以及童谣类的书。

31～36个月的宝宝喜欢人类、动物、植物方面的书以及与自己生活经验有关的图画书，情节可以是稍微复杂、充满想象力、引人入胜的，也可以是语言简单、重复且有趣的。

3. 运用多样的亲子阅读方法

亲子阅读不是单纯地给孩子"讲故事"，而是运用多样的阅读方法，让孩子在听一听、看一看、讲一讲、玩一玩的阅读过程中感受、体验、掌握阅读内容，唤起婴幼儿的创造力、想象力，促进孩子认知发展，打下良好的学习基础，使孩子一生受用无穷。家长也重拾了童心，感受了阅读的乐趣，营造了良好的家庭学习氛围。

1) 游戏阅读法

玩是孩子的天性，为了让阅读不枯燥，家长可以在阅读中准备一些可用于故事表演的道具，如纱巾、布娃娃、毛绒玩具等，和孩子一起将故事表演出来。通过亲子阅读，家长可以和孩子进行角色表演，让孩子在表演中重温阅读内容。如讲完《猴子学样》的故事后，家长可以准备帽子作为道具，让孩子扮猴子，家长扮老汉进行亲子表演游戏，鼓励孩子用故事中的语言对话，当阅读变成游戏之后，孩子的参与是自然而然的，接受故事的内容也就变得自然而然了。

2) 同向阅读法

同向阅读法是指家长和孩子一起阅读图书。家长可以反复阅读几遍：第一遍，家长在孩子看图画的同时读故事给孩子听，让孩子初步感受故事的内容和图画的美丽；第二遍，家长可以采用让孩子接句的方式，家长讲前半句，孩子接后半句，让孩子感受语言的魅力；第三遍，家长可以向孩子提一些问题或引导孩子提出简单的问题，以发展孩子的语言组织能力和拓展孩子想象的空间。在讲故事的过程中，家长一定要绘声绘色，可以模仿一下故事中的动物、人物的语气和动作，并要求孩子也一起参与。父母还要适当地对孩子的一些行为进行表扬，不要责怪孩子，孩子自然就会越来越喜欢听故事，对阅读越来越感兴趣。

3) 置后阅读法

置后阅读法是把观察、思考、表述置前，阅读置后的一种方法。家长和孩子一起选择阅读的读本后，家长先让孩子初步感知图上的内容，自己理解后编故事讲给父母听。刚开始有时候会不着边际，但不管怎样，毕竟都是他们创造的成果，家长首先要给予肯定和鼓励，及时发现讲述中的闪光点，让他们体验喜悦、树立信心。例如，在阅读图书《小熊请客》时，首先可以和孩子一起看图书的封面，让孩子知道这本书的名字叫《小熊请客》，里面有很精彩的故事，宝宝先自己一页页地边看边编，孩子会结合现实生活讲出许多书里没有的对话和情节。在孩子编完后，家长可根据故事的内容用提问的方式引导孩子观察画面中的细节，鼓励孩子用自己的语言描述出来，让故事更为生动，进一步提高孩子自主阅读的能力。

📖 阅读资料参考

唱儿歌

拉大锯

拉大锯，扯大锯，外婆家，唱大戏。

妈妈去，爸爸去，小宝宝，也要去。

拉大锯，扯大锯，你过来，我过去。

拉一把，扯一把，小宝宝，快长大。

堆雪人

北风吹，雪花飘，堆雪人，真热闹。

两个胡桃当眼珠，辣椒鼻子朝上翘。

太阳不出它微笑。太阳出来它没了。

金钩钩

金钩钩，银钩钩，说话要算数，不然是小狗。

金钩钩，银钩钩，说话要算数，请你伸出小手手。

一二三，勾呀勾呀勾三勾！

📖 阅读资料参考

冬天的雪人

雪好大啊！连绵的山峦成了松软的白馒头。从瓦房的檐下飞出两只麻雀，叽喳叽喳地叫着，落在老榆树的秃丫上，瑟瑟抖动着羽毛，小脑袋四下转动。它们已经饿了一天，很想找点东西吃。麻雀在雪地上扑腾，可是，它们失望了，这天地间除了白色还是白色。

"过来吧，我这儿有吃的。"是谁在说话？麻雀瞧见树下的雪人。麻雀扑棱着飞过来，雪人闪着乌黑的眼睛，和善地说："喏，这儿有两粒黑豆，你们可以充饥。"

麻雀歪头看了又看，雪人身边哪有什么可吃的东西呀！雪人眼里闪着乌黑的光亮，又说："喏，瞧我的眼睛，那眼珠不是可以吃么！"两只麻雀吓了一跳，急忙跳开去，远远地瞅着雪人眼里的两粒黑豆。

"我们不能吃掉你的眼珠，那样，你什么也看不见了。"麻雀急忙说。"看不见什么才好呢。"雪人的声音很低，带着几分悲戚，"屋里的小姑娘失学那么久了，你们愿意眼睁睁地见她这样下去吗？"

麻雀回头望望，瓦房的门虚掩着，它们看见小姑娘坐在火炉边，在为生病的妈妈熬着草药，一股股苦涩味儿飘出来，弥漫在银白色的空间。"当然不愿意看见她失学。"麻雀嘶哑着声音，"可是，总不能因为不愿看见，你就闭上自己的眼睛啊！""我不是这个意思。"雪人笑了，雪人笑起来是很美的，尽管那小巧的嘴巴是小姑娘用红布条贴上去的。"你们能帮助她，你们可以飞过山峦，飞向远方的城市，去告诉所有的人，让他们伸出援助的手，让小姑娘重新回到学校。"

麻雀听了很兴奋，扇扇翅膀，动情地说："你等着瞧吧，我们一定能实现你的心愿！""别忙。"雪人喊住它们，两眼忽闪着光亮，"先吃下我眼里的黑豆，你们才可能战胜风雪，飞向远方。"两只麻雀你瞅瞅我，我瞅瞅你，谁也不上前。雪人眼里进出火花，大声说："这黑黑的眼珠是小姑娘给我的，现在我应该还给小姑娘，你们怕什么？难道怕风雪严寒？难道还怕路途遥远？"两只麻雀怔住了，待在那儿一动不动。

忽然，雪人眨眨眼睛，两行泪珠儿流了下来，两粒黑豆也顺着泪水滚了出来，掉在洁净的雪地上。雪人深深的眼窝里没有了光亮，端坐在那里，不再说话了。两只麻雀难过地低下头，轻轻叼起了黑豆。白色旷野里，两个小黑点急速地朝远方飞去。

春暖花开的时候，小姑娘背着新书包蹦跳着出了门，那是远方的好心人让她重新回到了学校。她多想把这个好消息告诉檐下的麻雀，还有老榆树下的雪人，可是，她再也没见着那两只麻雀，树下的雪人也不见了。她看见堆雪人的地方已经长出一丛小草，两朵黄色的小花在春风中摇曳……

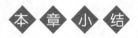

本 章 小 结

本章重点阐述了0～3岁婴幼儿教养活动的设计与实施。首先介绍了0～3岁婴幼儿教养活动的总目标、领域目标和具体目标；接着详述了婴幼儿教养活动的内容和要求；最后分别从早教机构和家庭两个方面，详细介绍了婴幼儿教养活动的基本内容要求和设计实施方法。

思考练习

一、简答题

1. 简述 0～3 岁婴幼儿教养活动的含义、总目标、领域目标和具体目标。

2. 简述 0～3 岁婴幼儿教养活动内容选择的原则。

3. 简述早教机构中教养活动的组织形式及角色定位。

4. 简述早教机构中教养活动的环节设计。

5. 简述家庭中教养活动的设计与实施要求。

二、论述题

1. 从生活习惯、动作发展、语言、认知能力、社会性发展、美育活动、认知图形和数字几个方面，详细论述 0～3 岁婴幼儿教养活动的具体内容及要求。

2. 详述家庭亲子游戏与亲子阅读的具体实施方法，针对家庭亲子游戏和亲子阅读的现状，寻找其存在的问题，并分析问题存在的原因，拟出适宜的对策与具体实施方案。

第九章　0～3岁婴幼儿家长的亲职教育

学习目标

1. 了解0～3岁婴幼儿亲职教育的背景。
2. 理解0～3岁婴幼儿亲职教育的特点。
3. 掌握0～3岁婴幼儿亲职教育的概念及具体含义。
4. 掌握0～3岁婴幼儿亲职教育的内容与实施方式。

关键词

亲职教育　个案方式　团体方式　家访方式

知识结构图

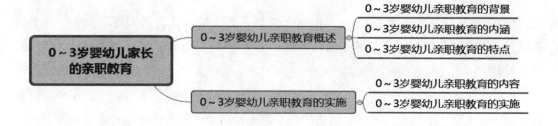

第一节　0～3岁婴幼儿亲职教育概述

亲职教育是从家庭教育演变而来的新概念，是20世纪末期在美国、日本和我国台湾等国家和地区兴起的一种新的教育模式。家长虽然是孩子的第一任老师，但许多家长没有经过系统的教育训练，缺乏专门的教育知识与素养，面对孩子复杂多变的成长问题经常束手无策。越来越多的父母认识到科学教养的重要性，迫切地需要得到专业指引，因此亲职教育的重要性逐渐凸显。

亲职教育有利于提高父母的知识技能，帮助父母形成良好的态度和教养观念，从而为婴幼儿的成长提供良好的家庭生态环境，使亲职教育取得更好的成效。

一、0～3岁婴幼儿亲职教育的背景

"亲职教育"这一称谓在20世纪30年代为西方国家所倡导。该称谓在不同国家表述略有不同，在德国称为"双亲教育"，俄罗斯称为"家长教育"，美国称为"亲职教育"。不少发达国家都有相关的专业培训机构，在德国，有母亲学校、双亲学校、夫妇研习会；在日本，有亲子剧场、公民馆；在美国，设有双亲研习机构，研制"父母行为量表"来测量父母的亲职教育水平等。

随着现代社会的发展，家庭教育已成为世界广泛关注的问题，同时也成为世界共同研究的课题。现有家庭教育的种种不足，随着社会发展需求的不断提高显得越来越突出。要使家庭教育适应社会发展的要求，最根本的方法就是必须提升父母自身的整体素质，掌握家庭教育实施的基本知识、方法、技巧等，因此要培训父母使其认识到自己应该怎样去做合格的父母，正确地开展家庭教育，超越既有家庭教育的观念——仅仅是父母或长辈对婴幼儿进行教育。

同时，为人父母者都希望能做合格的好父母，培养出健康、出色的下一代，满足个人与社会的期望，有益于国家、社会和个人的发展，于是，亲职教育便应运而生。

二、0～3岁婴幼儿亲职教育的内涵

"亲职教育"是从英文"Parent Education"转化而来的，其含义为对家长进行关于如何成为一个合格称职的好家长的专门化教育，也就是"怎样为人父母"的教育。"亲"即父母双亲，或广义而言的家长；而"职"是指职业，即将前者"亲"界定为一种职业。

传统意义上对于家长的理解，多集中于将其看作一种社会赋予的角色。近年来，越来越多的研究发现，家长角色并不是被自然赋予即可扮演的过程，更是一种需要抚养者在了解并执行其养育职责、掌握一定教养技能后才能胜任的过程。因此，"亲职"将父母当成了一种职业，提供了另外一种看待家长的视角——它更多地强调父母胜任这一职业的职责和能力。

（一）相关学者的观点

"亲职教育"这一概念是从家庭教育演变而来的，是成人教育的一环，也是一种终身学习活动。许多学者都对亲职教育作过界定。

我国台湾学者林清江认为，亲职教育有广义和狭义之分。广义的亲职教育是培养现在和未来的所有父母成为健全的父母；狭义的亲职教育是针对某些不健全的父母而实施的，帮助其改进教养方式，从而成为健全的父母。

王晓燕在《关于父母教育》一文中指出：亲职教育即父母教育，简言之就是教人怎样做父母的教育，其核心是通过训练父母，使父母掌握养儿育女的正确知识和技能，以达到预防婴幼儿出现问题的目的。

林家兴在其著作《亲职教育的原理与实务》中指出："亲职教育是成人教育的一部分，以父母为对象，以增进父母管教子女的知识能力和改善亲子关系为目标，是由正式或非正式的学校的亲职专家所开设的终身学习的课程。"

詹栋梁认为亲职教育是培养父母教育子女的能力，以形成其适当的职分的教育。

众多亲职教育工作者认为，"亲职教育"是指有系统地提供一套关于如何为人父母的知识与技能的过程，使参与者能有效地帮助子女成长，属于成人教育的范畴。

（二）概念

《教育大辞典》对"亲职教育"的定义是："对父母实施的教育，其目的是改变或加强父母的教育观念，使父母获得抚养、教育子女的知识和技能。"亲职教育即对家长进行的如何成为一个合格称职的好家长的专门化教育。

（三）具体含义

亲职教育的具体含义主要包括以下三个方面：

(1) 指导现代父母扮演称职的父母角色，使他们明确如何尽到父母的职责。

(2) 为父母提供调整亲子关系的具体策略，改善父母教育过程中的不当态度与行为。

(3) 唤醒或指导未婚男女，帮助其提前做好为人父母的准备。

三、0~3岁婴幼儿亲职教育的特点

从某种意义上讲，亲职教育称得上是初为人父母者的"启蒙"教育。实施亲职教育，唤醒为人父母者调整现有亲子关系，改变过去教养子女的态度和方法，尝试采用以辅导学为基础的民主式教养方式是十分重要的，而且受到社会的广泛重视。婴幼儿亲职教育的特点主要包括以下几点。

（一）教育对象为家长

亲职教育的主要对象为婴幼儿家长。家庭作为婴幼儿教养责任体，具有重要的、特殊的作用，父母、未来的父母或者其他监护人是否认真履行其职责以及教养水平的高低，直接关系到婴幼儿的健康成长，影响家庭早期教育的质量，也关系到国家和社会的未来。

通过亲职教育强化父母、未来的父母或者其他监护人对婴幼儿保护的意识，督促其认识并履行作为监护人的责任，对其不利于婴幼儿的行为给予事前干预，确保婴幼儿的最大利益和最好发展。

亲职教育对婴幼儿家长而言，不仅仅是一般性的教养孩子，使其获得知识的积累和技能的增加，还应是通过系统的学习、反思和实践过程，明确自身的角色职责和定位，进而实现自身观念和角色行为的转变，使其在婴幼儿的教养过程中更理性、更具有家庭和社会责任感，以利于婴幼儿的健康成长。

（二）教育主体多元

婴幼儿家长亲职教育主体包括具有学前教育专业知识和技能的相关团体和个人，如早期教育中心、幼托园、妇幼保健院、社区、社会媒体、家庭教育指导中心、家庭教育指导师等。

（三）教育过程贯穿终身

亲职教育为终身的成人教育，是家长一生的功课。因为在家庭每一阶段，孩子的发展水平不同，亲子关系面临的挑战不同，亲职教育水平要求也不同。要尽到父母的职责必须很好地了解孩子的成长过程，家长需要获得抚育孩子的相关教育和训练，需要拥有抚育子女的智慧和能力，需要具有因时空改变、需求相异作出教育调整的本领。对家长进行亲职教育应充分考虑家长的学习特点，强调实用性和针对性，以问题为中心，实施长久有效的教育模式。

（四）作为家庭教育的基础、前提和必要条件

亲职教育是实施家庭教育的基础、前提和必要条件，其与家庭教育的主要区别在于：家庭教育主要是家中的成年人与孩子之间的互动，以未成年子女为主要对象；亲职教育是以父母（或未来的父母或者其他监护人）为主要对象，以帮助其树立正确的教育观念，掌握科学的育儿知识，改善其教育行为，提高其科学育儿水平，以保障和促进未成年人健康成长和更好地发展。所以，有效的亲职教育是实施家庭教育的基础、前提和必要条件。

 资料链接

白领热考"家长执照"

做医生需持行医执照，当老师要有教师资格证书……当家长竟也有"家长执照"可考。"家长执照"是由一些早教机构提出来的。家长们参加早教机构提供的培训课程，其内容一般包括孕前和孕期知识、婴幼儿的生长发育规律、家长如何和婴幼儿有效沟通等。课程结束后，早教机构会对家长进行相关的测试，家长若通过了就可以获得"家长执照"。

　　年轻父母乐于接受专业、科学的育儿知识，热衷考"家长执照"是一种好现象，表明他们对下一代的健康成长高度关注。同时，适当地接受上一辈的经验，结合专业老师的科学育儿方法，也不失为一种好方法。

　　25岁的小王是某公司的职员，她有一个将近1周岁的儿子。为了掌握更多科学、专业的育儿知识，小王从怀孕开始就坚持定期参加孕育和早教培训，到目前已经记了两大本笔记。"在育儿上，因为时代不同，我觉得父母那一辈的经验已经不太适用，而我本身又缺乏相关经验。自从参加培训班后，通过专业老师的经验传授以及和其他家长的深入交流，现在我在养育小婴儿上，不会像其他年轻父母那么焦虑，挺得心应手的。"小王说，"其实我热衷培训，为的并不是那一张所谓的'执照'，而是一些实用的知识。"

第二节　0~3岁婴幼儿亲职教育的实施

　　在亲职教育中，由于婴幼儿家长的文化水平、素质、背景各不相同，对亲职教育的需求各异。国内外亲职教育理论研究现状表明，亲职教育与家庭教育水平正相关。亲职教育的核心要义在于满足婴幼儿家长的教育需求，帮助家长树立合理的家庭教育价值观，不断提升家长教育素养，帮助其实现科学育儿，促进婴幼儿成长。

一、0~3岁婴幼儿亲职教育的内容

　　亲职教育是引导父母认识父母角色、更新教养观念以及科学教养子女的一种社会教育活动，亲职教育的具体内容主要包括以下几个方面。

(一) 形成做"好父母"的基本认识

　　做父母容易，但是想要成为好父母就没有那么简单。如果父母没有足够的时间和正确的教养方法去教养子女，那么他们就没有尽到父母的职责，当然不能称作好父母。大体来说，想成为合格的"好父母"，需要具有以下基本认识。

1.父母角色的认定

　　好家长并不是天生的，只有通过后天的不断学习才能实现。父母双方在家庭中扮演着不同的角色，好父母能够对自己的角色有清晰的认识，并扮演好自己的角色。

　　父母是孩子的第一任老师，要想使子女身心获得健全发展，父母在家庭里要各自扮演好自己的角色，谨言慎行，合作无间，表现出完整人格及民主的风度。作为父母，要从心理上认同自己是家庭生活的重心。作为子女的精神支柱，父母的一言一行都会对孩子的心理与行为产生很大的影响。

2. 父母职责的担当

"亲职"是血缘之下亲自履行的使命。父母要有抚养孩子的义务感，担负起教育孩子的职责。在我国的传统观念中，父母"不学而会"的观念根深蒂固，不少父母只是完成了生育的职责，而忽视了对子女的教育，将教育职责推给长辈及学校。父母是家庭生活中的支柱，夫妻双方应同心协力，共同维护家庭生活的稳定，增强教育子女的责任心，倾注心血，挤时间、找机会关爱和关注孩子、教育孩子，共同提高家庭教育质量。父母对子女负有生育、养育和教育的职责，这三方面同等重要且相互影响。

3. 亲职工作的认知

1) 相关理论

好父母是学出来的，美国精神医生和教育学家戴克斯认为，如同孩子需要训练一样，父母也需要再教育，需要学习对孩子各种行为的新型反应方式及应对之道，如此才能培育出新态度，总结与孩子相处之道，然而现在的父母却很少有机会接受一系列完整的亲职教育课程或训练。"父母效能训练"的创始人戈登认为，父母常因为子女的不良行为而受到指责和要求，但是并没有足够的机会接受关于教养子女方法的训练。

可见，与其在子女不适应行为发生后，去责难父母的教养方式不当，不如预先实施亲职教育，提供一些合理而有效的方法，协助父母教养子女，以预防和减少孩子适应问题的发生。

2) 具体内容

称职家长的亲职工作主要包括：接纳婴幼儿、信任婴幼儿、相信婴幼儿的能力；坦诚地对待婴幼儿，切勿以嘲讽的口气跟婴幼儿说话；倾听婴幼儿的述说，尽量腾出时间来听听婴幼儿的心里话；了解婴幼儿，因为父母的理解与关爱是婴幼儿永远需要的。具体来说，称职家长的亲职工作内容涉及以下方面：

(1) 父母应该给婴幼儿提供良好的生长环境，使他们的身体能适度发展，同时要了解其各阶段发展的关键期。

(2) 最重要的是给婴幼儿爱和安全感，然后从多方面去鼓励他们独立、自理；教导他们凡事要客观、理智，能够接受批评和容忍不同的意见；面对挫折需要冷静，不怕失败。

(3) 父母是婴幼儿社会化发展的引导者，应多给婴幼儿提供环境刺激与自由活动的机会，以此来促进认知的发展，养成正确的态度和价值观。

(4) 健康且有建设性的情绪反应是爱、快乐、同情、喜欢等，父母自身的情绪要稳定，同时要分析婴幼儿异常的情绪反应，加以及时的疏通排解。

(5) 关于道德发展，最重要的就是身教重于言教，应避免给婴幼儿错误的行为示范。

(6) 帮助婴幼儿认识自己；帮助婴幼儿多做尝试、选择和决定；引导婴幼儿多欣赏自己。

(7) 增强婴幼儿的能力感；增强婴幼儿的安全感；避免过分保护婴幼儿。

(8) 引导婴幼儿认识自己的情绪；提供机会让婴幼儿以合适的方法宣泄情绪；示范正面处理情绪的方法。

(9) 引导婴幼儿理解规则的重要性；协助婴幼儿建立自控能力。

(10) 提供足够的空间和机会，鼓励婴幼儿多做大肌肉活动；提供安全的家居环境；提供有秩序和规律的生活；建立婴幼儿良好的起居饮食习惯。

(11) 提供与玩伴接触的机会；教导与群体相处的技巧；教导游戏技巧。

(12) 提供丰富的语言学习环境；增强婴幼儿的表达意愿和阅读兴趣。

(13) 提供能使婴幼儿想要探索的学习环境，鼓励婴幼儿多尝试和思考。

（二）形成正确的教养态度

父母的教养态度大致可分为以下四类。

1. 溺爱型

溺爱型父母的教养态度是对孩子过分娇宠、有求必应，家长只想为孩子提供无所不能的帮助和保护。由于父母过分包办代替，会使孩子养成极大的依赖性，长此以往，容易让孩子形成自私、任性、放肆、易发脾气、好夸大其词的品性。

2. 专横严苛型

专横严苛型父母的教养态度是专横的、遵循旧式家规的。这类家庭比较强调辈分，强调绝对服从父母的意志，因此，稍有不从就以惩罚相待。在这类父母过分严厉的教养态度下，孩子自身缺少自主权，要看父母脸色做人，可能变得胆小、自卑、缺乏自信和独立性，或者走向另一面，变得残暴、蛮横、爱撒谎、逆反心理强，并往往会捉弄别人，在寻找报复中得到心理上的补偿和平衡。

3. 漠不关心型

漠不关心型父母的教养态度多是放任自流、不过问。儿童成长在这种忽略型家庭中，由于得不到关心，感受不到父母的爱而产生孤独感，逐渐会形成富于攻击、冷酷甚至放荡不羁的不良品质，常常会有情绪不安、反复无常、易怒、对周围的事物漠不关心的心态。

4. 平等民主型

平等民主型父母以民主、平等的态度教育儿童。这类家庭的家庭成员之间能互相爱护、关心，父母能多给子女鼓励和教导，而对子女的缺点、错误能恰如其分地批评指正，提高子女的认识，使其改正缺点。这样就逐渐培养了孩子坦诚友好、自尊自立、热情大方的性格，有助于培养孩子正确对待挫折、接受批评、经受压力、关心他人、独立处事的能力。

由此可见，不同类型家庭的不同教养态度对儿童人格及健康心理的形成的影响是不同的。父母在家庭教育中起主导作用，是孩子言行举止的示范者、待人接物的指导者、孩子成长的责任人。因此，父母有责任去构建良好的家庭环境，形成正确的教养态度，使家庭气氛融洽、民主、和谐、平等,这样才有利于培养孩子的责任心、民主意识和进取精神,以及自尊、自强、自立、自爱的优秀品格。

(三)掌握专业的理念和方法

教育子女既是一门科学,也是一门艺术,仅仅认识到做好父母还远远不够,还必须掌握一定的育儿科学知识与技能。既然"父母"被当作一种职业,亲职教育就显得非常重要,教育的观念和方法不是天生具备的,它是需要学习和体会的。

1.学习育儿科学知识

孩子从小到大,从牙牙学语,到有知识、懂道理,成为一个能自立的公民,是遵循一定的发展规律的。做父母的要了解孩子的发展规律,按照科学规律来抚养和教育孩子。为此,就必须掌握相应的科学育儿知识,如生理学、儿童心理学、儿童卫生学、婴幼儿保育与教育等方面的知识。

俗话说"3岁看老",实际上指出了3~4岁是儿童行为习惯形成的关键期,孩子3岁形成的性格、行为、习惯往往到长大后也不会改变。因此,要重视婴幼儿早期教育,这是符合儿童心理发展规律的。家长阅读有关家庭教育的书籍,掌握教育子女的科学与艺术,就更加必要了。近年来,各种家庭教育的相关书籍、刊物、APP 等,都是加强家庭教育理论修养的好教材,可供家长选择以自学。

2.学习夫妻相处之道

在一个家庭中,夫妻间的和谐相处就已经为子女教育奠定了良好的基础。父母是子女最佳的模仿对象,并且能给孩子最重要的安全感,使他们相信父母是爱他们的。夫妻能融洽相处,对事物的看法、对子女的教养态度才会采取和谐一致的步调。如果婴幼儿能在充满温暖与欢乐氛围的家庭中成长,其心胸必然开朗,行事也必将积极进取。所以,父母学习夫妻相处之道并在生活中践行,对于婴幼儿的成长大有裨益。

3.掌握亲子沟通技巧

和谐的亲子关系需要家长与子女的相互沟通,和谐的亲子关系亦是教养子女成功的基石。亲职教育的专业理念和方法可以帮助家长掌握亲子沟通技巧,增进亲子间的沟通,促进父母与子女的和平相处。

4.提高育儿能力水平

家长的育儿能力主要指家长运用教育孩子的科学知识,解决家庭教育实践中遇到的各种问题,促使孩子身心健康发展的技能、策略和艺术,主要包括了解孩子的能力、观察孩子的能力、分析评价孩子的能力和指导孩子的能力。

1)了解孩子的能力

了解孩子是家长教育孩子的前提。家长需了解孩子的年龄特征,了解孩子的各种权利,了解孩子的活动形式，了解孩子的个性特点。

2) 观察孩子的能力

为了全面、深刻地理解孩子，家长必须有目的、有计划地观察孩子，通过亲眼看和亲耳听，获得关于孩子身心发展的各种真实材料并加以记录，为分析、评价孩子提供重要的依据。

家长应每天挤出一点时间，使观察常态化，对孩子各方面的情况进行观察，发现孩子的典型行为，通过拍照、摄像、文字等方式及时加以记录。

3) 分析评价孩子的能力

家长要对孩子的情况进行全面分析和正确评价，为行之有效地指导孩子和促进孩子发展提供条件。

4) 指导孩子的能力

家长在分析评价孩子的基础上，还要针对孩子的实际情况，采取相应的教育措施，给予孩子具体的指导，以促进孩子更好地发展。

二、0~3岁婴幼儿亲职教育的实施

亲职教育是家庭教育内涵的深化和发展，它包含两方面："怎样做父母"的尽职教育；父母"如何与孩子建立正向的亲子关系"的情感教育。由过去以教育孩子为主，转向以父母自我教育为主；由父母权威管教为主，转向关注发展和引导为主；由单一的家长角色转为医生、护士、教师、朋友等多角色；教育方式由一味训斥转为在参与游戏中给予孩子关怀和教育，为人格发展奠定基础。因此，它的实施对提高新生一代基础素质具有重要意义。亲职教育的实施需构建亲职教育支持服务体系，采用多种实施方式，并遵循一定的原则进行。

（一）构建支持服务体系

目前我国开展亲职教育虽然面临诸多问题，但是解决问题的关键是要构建以政府为主导、学校为阵地、社区为基础以及大众传媒为媒介的亲职教育支持服务体系，为亲职教育的开展提供保障，不断推进亲职教育的开展。

1. 以政府为主导，制定相应的法律法规及细则

《中华人民共和国民法典》第二十六条规定："父母对未成年子女负有抚养、教育和保护的义务。"这种义务主要是父母对子女承担相应的抚养费用，显然，这种规定已经无法满足当前亲职教育的需求。政府应该深入诠释父母对子女抚养教育义务的内涵，比如规定父母不仅要承担子女抚养教育的费用，而且应掌握适应子女成长需要的知识、技巧和能力。同时，法律应该明确规定父母的具体职责、父母教养的具体方式、父母应承担的法律责任等。此外，政府也可以制定专门的《亲职教育法》以及亲职教育的相关政策，建立亲职教

育权威指导机构，加大对亲职教育的财政投入，并向特殊家庭中的"弱势家长"倾斜。

2. 以学校为阵地，发挥自身的教育优势

学校作为主要的教育场所，在亲职教育中要发挥应有的作用，可通过以下方式实施。

(1) 要充分利用家长学校。家长学校不仅要教授教育学、心理学知识，而且要根据儿童的年龄分阶段地开展亲职教育。

(2) 学校可定期举办活动，进一步推动家校合作的开展，加强亲子之间的关系。

(3) 以高校为依托，整合资源，为父母的"职前"和"在职"教育提供条件。在高校可以增设亲职教育课程，对师范专业的学生进行专业指导，从而提高教师亲职教育的专业化程度。同时，高校应开放式办学，使来自不同阶层的父母亲都可以进行"在职"教育。同时，高校可以成立亲职教育研究机构，联合社区、学校、家长等团体，编写亲职教育指导手册，开发亲职教育本土教材等。

3. 以社区为基础，提供必要的社会支持

社区作为社会的基本组成单位，能够为亲职教育提供重要的帮助和指导。如在社区内建立亲职教育服务站、心理咨询中心、亲职教育培训中心等，为父母进行亲职教育提供必要的知识、技能以及情感支持。

同时企事业单位和其他社会团体也要大力支持亲职教育，比如企事业单位可以为孕期妈妈提供培训指导，同时为处在哺乳期的父母参加亲职教育提供时间保证。

4. 以大众传媒为媒介，大力宣传并提供有效指导

由于家长学校在社会上还没有完全普及，大众媒体对亲职教育的宣传不够，因此父母对于亲职教育的意识还很淡薄。可以开设有关亲职教育的电视栏目，由权威性的出版社出版一些关于亲职教育的书籍供家长阅读，建立有关亲职教育的网站，利用报纸、杂志、广播、新媒体等来宣传亲职教育知识，从而唤起家长对于亲职教育的意识，让全社会都来关注亲职教育，关注孩子的成长，为孩子营造一个和谐、稳定的成长环境。

可见，亲职教育的发展需要家长、学校、社会、社区的密切配合。开展亲职教育不能单靠学校教育机构，要充分挖掘社区资源，利用社会团体的力量，实现资源整合，推进家庭、学校、社会亲职教育一体化建设，为亲职教育提供长效保障。

（二）亲职教育实施的方式

亲职教育的实施方式分为三大类型，即个案方式、团体方式和家访方式。

1. 个案方式

个案方式是由一位亲职教育专家针对一位或一对父母实施亲职教育。这种方式能深入了解不同家庭的教育问题，为婴幼儿家长提供个别性、特殊性、针对性的服务。常见的个案方式有个别指导、个别咨询和个案管理。

1) 个别指导

父母在教养孩子的过程中，经常面临知识与技能不足的困境，需要亲职专家或有经验父母的指导。例如，有关婴幼儿生长发育的规律、如何添加辅食、如何与婴幼儿游戏、如何辨别婴幼儿是否生病等问题都可以通过个别指导的方式来解决。

 资料链接

如何利用节日契机引导孩子?

亲职教育顾问：中秋节快到了，家中有各种月饼包装盒，精美的盒子丢掉很可惜，我们不如用它们来做开发孩子能力的游戏。看到桌子上这个精美的月饼礼品盒，你们认为应该如何引导我们的孩子?

婴幼儿家长：从颜色上给孩子讲解，念上面的字，让孩子摸一摸。

家庭保育员：让孩子看看月饼的形状，尝一尝月饼。

亲职教育顾问：大家说得很好。我们还可以利用月饼盒子开发孩子的观察力、记忆力、思维能力等基本能力以及动手能力。针对1~2岁的孩子，我们可以开展以下活动。

(1) 把礼品盒中各种大小、形状不一的月饼小包装盒子取出来，让孩子摸一摸、看一看，从大小不一上引导孩子去观察，并告诉他哪个是长方体盒子、哪个是圆形盒子、哪个是正方体盒子。

(2) 把两个相同包装的月饼拿出来，并将其中一个包装中的月饼取出来，把有月饼的包装盒子放在孩子的左手上，把空月饼包装盒放在孩子的右手上，让孩子感受轻、重的内涵，告诉他轻、重的概念。

(3) 动手能力训练：把礼品盒中的月饼都取出来，让孩子按它们在礼品盒中的位置重新摆好。我们引导孩子把圆形包装盒放在圆形的空位置中。这是一个思维能力训练，同时也锻炼了孩子的动手能力。

(4) 数学潜能开发：把取出来的月饼包装盒子按横、竖方向排成长龙，让孩子点数来理解1，2，3，…，10数字的含义，激发孩子对数字的敏感度。也可以摆成杨辉三角：第一排放1个，第二排放2个，第三排放3个，第四排放4个，等等。

(5) 思维能力(比较高低)训练：把高低不等的月饼盒子竖起来，告诉孩子哪些高、哪些低来进行对比训练。

(6) 动手能力训练(拆月饼盒子)：取出5个左右的月饼盒子，鼓励孩子模仿家长把月饼包装盒拆开，锻炼孩子双手的灵活性。

关于月饼盒子还有很多游戏，下周我们再讨论，本周就从这几方面引导就可以了。

婴幼儿家长：老师，您真的太厉害了，什么物品到您手里都成了教具。没有想到月饼盒中还有这么多教育孩子的学问，今年的月饼盒子不会再轻易丢掉了。

2) 个别咨询

对于有情绪困扰或心理问题的父母，以个别咨询的方式来实施亲职教育，是有其必要性的。父母通过一对一的个别咨询，接受亲职教育专家或心理辅导专家的个别辅导，不仅可以增进自我了解，解决个人的情绪与心理问题，还可以学习教养子女的技巧和态度，从而改善亲子关系。

3) 个案管理

对于问题较为复杂的个案，亲职教育的实施可以通过个案管理的方式进行。个案管理是由亲职教育专家担任个案的经纪人或管理员，协助个案获取社区服务资源，主要通过联系有关机构，安排各种社会福利的争取与申请，向有关机构交涉，以争取个案的权益，以及安排就医、入学、就业、生活安置等事项。

2. 团体方式

团体方式的亲职教育包括班级教学、大团体活动、小团体活动等，通常由一位亲职教育专家对一群父母实施亲职教育。实施亲职教育的团体方式，依照时间向度，可分为单次举行、系列式以及持续式的团体方式；依照举行的方式，可分为专题讲座、家长沙龙、亲子互动、研习会、小组研习、班级教学以及互助团体等。

1) 单次举行的团体方式

单次举行的团体方式通常包括专题讲座、家长沙龙、亲子互动、研习会等。

(1) 专题讲座。专题讲座通常由主办单位(早教机构或社区、企事业单位等)邀请一位亲职教育专家(学前教育专家、儿童保健专家、儿童心理专家、经验丰富的教育工作者或家长等)，根据婴幼儿家长的兴趣与需要，针对一个主题，通过讲座的形式集中传递家庭教育的理论知识与实践策略，对听众没有人数与年龄的限制。专题讲座可采取讲授为主、答疑为辅，先讲后答、边讲边答或答后讨论等形式进行。它一般在短时间内为尽可能多的家长普及系统的婴幼儿家庭教育知识，效率较高，是亲职教育的一种重要形式。若要充分发挥专题讲座的指导效应，讲座前需调查婴幼儿家长的学习需求，选择有针对性的素材，讲座中通过深入浅出、幽默生动、结合案例的方式将理论知识转换为具体可操作的策略，讲座后通过多种渠道收集讲座反馈意见，进行追踪指导。

(2) 家长沙龙。家长沙龙通常是由主办单位邀请两三位亲职教育专家与多对父母对婴幼儿家庭教育中发现的问题或带有争议性的问题进行深入交流、分享教育经验的活动。家长沙龙为婴幼儿家长提供了交流互动平台，能充分调动每个家长的参与性，促进家长思考总结教育经验，加深对教育的理解并迁移成功的教育经验。家长沙龙不同于专题讲座的最大特点在于，家长成为活动的主体，亲职教育专家在发表引言之后，家长可以提出问题，或者选择自己感兴趣的问题，共同探讨解决问题，亲职专家起着组织、记录、引导、总结和升华的作用。

(3) 亲子互动。亲子互动通常由主办单位筹办，比较常见的形式有亲子游园会、亲子营等。亲子互动式的亲职教育方式比较适合学龄前的子女及其家长。从家长之间的互相观摩，亲子实际参与和分享，再到亲职教育专家的指导，学习有效教养子女的正确方式。

(4) 研习会。研习会通常由亲职教育专家根据一个研习主题，进行半天到两天的密集研习。为了增加参与者的学习兴趣和研讨效果，主持人通常会安排一些实际操作或体验的活动，如角色扮演、技巧训练、示范观摩、影片欣赏或分组讨论等。

2) 系列式的团体方式

系列式的团体方式指一个亲职教育课程以团体方式实施，实施的总时数通常为十几或二十个小时，即每周实施一至三小时，连续进行几周，甚至十几或二十几周，并且由同一位亲职教育专家来实施亲职教育。以系列方式举行的亲职教育课程主要有小组研习、班级教学、团体咨询等。

(1) 小组研习。小组研习是以小组方式实施亲职教育，父母成长团、亲子沟通技巧训练营等均属于系列式的亲职教育课程。

(2) 班级教学。班级教学是以传统的课程教学方式实施亲职教育，通常由一位教师担任教学，教材以课本为主，教法以讲演式为主，学生的参与方式比较接近传统学生的学习方式。班级教学的实施方式应以方便配合学校的排课与计划表为准，比较适于针对高中生与大学生实施亲职教育，作为未来父母的准备教育。

(3) 团体咨询。对于想深入了解自我，进而改善亲子关系的父母，团体咨询可以提供更多的帮助。团体咨询的实施通常由咨询师或亲职教育专家带领，参加的父母以 6～8 人为限，参加的时间段可以因个人的需要而定。

3) 持续式的团体方式

持续式的团体方式是指在课程的时间上并没有开始和结束，团体成员可以在适当的时机加入和退出。比较常见的持续式团体有父母团体和互助团体。

(1) 父母团体。父母团体通常设在住宿式的疗养院、少年管教所、收容所或特殊学校里。凡是子女被收容的家长，会被要求去参加机构所举办的团体咨询。子女被收容的时候，父母便开始参加，子女离开收容机构的时候，父母便结束团体咨询。

(2) 互助团体。互助团体是志愿参加活动的父母团体，通常是指父母自行组织、自行领导、自行运作的团体，也可附设于某一机构或学校，由心理辅导专家或亲职教育专家担任顾问。

3. 家访方式

实施亲职教育时，经常会遇到这样的情况，那些最需要亲职教育的父母，通常不肯或不能来上课。这些父母对于以家庭访问实施亲职教育的方式则比较愿意接受。家访方式的亲职教育是由心理辅导专家、亲职教育专家或个案管理员直接将有关亲职教育的服务以家访的形式提供给有需要的父母。常见的家访方式有家访指导、家访咨询和家访个案管理。

1) 家访指导

家访指导通常由亲职教育专家前往有需要的家庭，针对父母教养子女所遭遇的问题，提供面对面的服务。亲职教育主要的内容包括教导父母如何照顾新生儿、如何管教子女、如何进行亲子沟通等，提供父母所需要的知识和教养子女的技能。

2) 家访咨询

对于那些情绪焦虑或在管教子女方面存在困扰的父母，以及因故无法前来心理辅导中心接受咨询的家长，可以提供到家服务的家访咨询，由心理辅导或亲职教育专家定期前往有需要的家庭，进行个别咨询或家庭咨询，针对父母自己的问题或亲子之间的问题给予必要的协助。

3) 家访个案管理

家访个案管理通常由个案管理员来进行，个案管理员可以由专家或准专业的义工来担任，针对个别家庭的需要，定期或不定期地前往个案的家里提供所需要的服务。个案管理的服务项目包括咨询，资料提供，代为联系有关机构，代为安排就医、入学、就业、就餐等。

（三）亲职教育实施的原则

亲职教育的实施应遵循以下原则。

1. 家长主体原则

婴幼儿父母既是亲职教育的对象，又是亲职教育的主体。亲职教育实施机构要充分尊重和信任婴幼儿父母，通过多种形式了解父母的亲职教育需求，结合家长的已有基础和经验，兼顾家长的学习特点，激发家长自主学习的热情，指导家长确立责任意识，不断学习和掌握有关家庭教育的知识，提高自身修养，为子女树立榜样。

2. 结合实际原则

结合实际原则是指在亲职教育中要以父母在教养过程中实际遇到的问题为突破口，用通俗易懂的话语，通过案例诊断分析、示范演练等方式将理论知识转化为家长易学易会的实践策略，便于家长学以致用。

3. 有效性原则

有效性原则是指亲职培训专家围绕既定的目标，充分发挥亲职教育的作用，通过各种方式，合理组织和利用社区、父母、学校等资源，使亲职教育取得预期的成效。一是要树立科学的目标，尽量满足不同父母对亲职教育的需求；二是负责亲职教育的社会机构、学校、社区要完善管理机制和制度，避免盲目性和随意性，提高管理机构的科学性；三是合理配置资源，做到物尽其用、人尽其才，协调好各方的关系。

资料链接

婴幼儿系列活动方案

某早教机构开展了"活力宝贝"大型亲子活动、"育儿面对面"咨询活动、"悦读齐分享"活动、"请进来"开放日活动等。亲子活动让婴幼儿家长们了解早教机构教师的教育理念，向家长展示亲子教育的指导方法。早教机构本着开放性、公益性、有序性的原则，为婴幼儿家庭服务。

一："活力宝贝"大型亲子活动

"活力宝贝"大型亲子活动是以"运动·艺术"为主题的社区亲子活动。

在活动中，组织运动馆里的宝宝玩钻山洞的游戏，一旁的妈妈和老师鼓励宝宝大胆地往前爬，有位妈妈正拿着音乐盒吸引宝宝，宝宝爬得好开心呀！

还有早教教师带领宝宝与爸爸妈妈一起做垫子操。通过伸伸手、弯弯腰、抬抬腿等动作提高宝宝的身体灵活性，发展身体协调能力，增进亲子情感。

早教教师还为宝宝准备了有趣的弹珠滚画"找房子"，宝宝用弹珠蘸上各种颜色为弹珠宝宝找家。就这样滚动着弹珠，一幅美丽的色彩画出炉了，宝宝们玩得不亦乐乎，爸爸妈妈们也都说要好好收藏孩子的第一幅作品。

二："育儿面对面"咨询活动

在咨询中，家长更多关注的是婴幼儿的营养和健康，亲子教师也就这类问题和家长进行了探讨。这次育儿咨询的时间虽然只有短短的两个小时，但教师专业的解答和耐心的服务态度给家长们留下了深刻的印象，活动取得了较好的效果。

三："悦读齐分享"活动

早教教师组织家长和婴幼儿一起进行亲子阅读，通过书籍的阅读和分享，不仅提高了婴幼儿的语言表达能力，而且增进了亲子情感。亲子阅读不仅是促进婴幼儿智力发展的一把钥匙，而且是促进亲子关系的重要纽带。

四："请进来"开放日活动

此活动邀请了社区的婴幼儿与家长，在教师的带领下，家长与婴幼儿一起跳快乐操、玩钻爬游戏、做手工。

在一系列活动中，婴幼儿体验到了早教机构的快乐生活，家长们不仅学会了正确的亲子指导方法，而且也充分感受到了早教机构教师的耐心和专业。

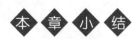

　　本章主要阐述 0～3 岁婴幼儿家长的亲职教育。首先介绍了 0～3 岁婴幼儿亲职教育的背景、内涵及特点；接着介绍了 0～3 岁婴幼儿亲职教育的具体内容；最后介绍了 0～3 岁婴幼儿亲职教育的实施方式及实施的具体原则。

 思考练习

一、简答题

1. 简述 0～3 岁婴幼儿亲职教育的特点。

2. 简述 0～3 岁婴幼儿亲职教育的概念及具体含义。

二、论述题

联系实际生活，详细论述 0～3 岁婴幼儿亲职教育的内容及其实施方式。

第十章 社区早期教育的发展

学习目标

1. 了解社区早期教育机构的内涵。

2. 了解社区早期教育服务模式。

3. 了解社区 0～3 岁婴幼儿早期教育的特点。

4. 掌握社区早期教育机构的开办前提。

5. 掌握社区早期教育的内部管理。

6. 了解社区早期教育的外部管理。

关键词

社区早期教育机构 社区早期教育的内部管理 社区早期教育的外部管理

知识结构图

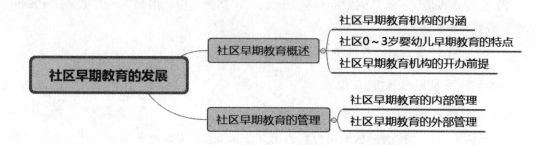

第一节 社区早期教育概述

"社区"一词最早是由德国社会学家滕尼斯于 1887 年提出的。目前，社会学理论工作者一般倾向于认为,社区是由生活在一定地域范围内的人们所形成的一种社会生活共同体。因此,有人说,社区是人生的驿站,社区是生活的港湾,社区是城市发展的标志。人除了在工作单位工作,大半时间是在社区度过的。

一、社区早期教育机构的内涵

随着社区生活的建设和社区教育的出现,社区早期教育也悄然兴起。为促进广大社区内学前婴幼儿的优生、优育、优教,社区为之创设环境,发挥社区人力资源力量,已取得了初步成效。0～3岁婴幼儿是社区人口的组成部分,其教育是社区建设的一项重要内容,社区在此承担着组织开展0～3岁早期教育活动及对相关教育活动进行管理的责任和义务。

(一)社区早期教育机构的含义

社区早期教育机构指以婴幼儿为对象,以家庭为基础,以社区为依托,以政府为统领,为广大婴幼儿提供教养活动场所,并为家长及看护人提供科学育儿指导、咨询的机构。

(二)开办社区早期教育机构的目的

开办社区早期教育机构的目的是提高家长及看护人的科学育儿水平,促进婴幼儿身心和谐发展。它有别于传统的以校为本、以学习教学为中心的教育模式,是一种多层次、多内容、多种类的社会教育。

(三)社区早期教育机构设施

常见的社区早期教育机构包括社区内的幼儿园和其他教育机构,其教育设施大致分为以下三种。

(1)专为婴幼儿设立的机构,如儿童馆、儿童咨询所、儿童公园等。

(2)专为婴幼儿与家长共同参与而服务的机构,如图书馆、博物馆、儿童文化中心和各种终身教育中心等。

(3)专门进行"父母教育"的机构,如母亲班、双亲班等。

(四)社区早期教育服务模式

常见的社区早期教育服务模式主要包括以下几种。

(1)托班。社区应探索如何利用现有的托班设施设备,发挥其作用,为社区散居婴幼儿所用。

(2)亲子园。形成完善的亲子园课程体系、亲子园操作流程、亲子园相关活动方式。

(3)准父母班。进一步形成准爸爸准妈妈培训班的操作模式,了解准爸爸准妈妈们的需要,完成课程内容选择和设计。

(4)社区早教指导站。建立社区早教指导站,完善早教指导站的功能,发挥早教指导站的作用。

(5) 讲座咨询会。丰富讲座咨询会的内容和形式，收集整理出社区家庭关注的早教资料。

(6) 入户指导。探索不同家庭的需求及相应的指导策略，做好入户指导资料的收集、整理、提炼工作。

二、社区0~3岁婴幼儿早期教育的特点

"教育社会化、社会教育化"已成为当今世界各国教育改革和发展的共同趋势，而社区教育是"教育社会化、社会教育化"的最佳结合点。社区婴幼儿早期教育是社区教育的重要组成部分，其主要特点表现在如下几方面。

1. 地域性

社区早期教育体现地域的共同利益与需求。社区早期教育一般在现有行政建制的区域(城市、区、街道、居民区、乡、村)中发展，也可不受现有区域划分的局限。

2. 综合性

社区0~3岁婴幼儿早期教育是综合了多种教育目的、多种教育形式的教育。

3. 实用性

社区0~3岁婴幼儿早期教育的内容应由实际需要而定，具备较强的实践性和应用性。

4. 双向性

双向性体现在早教机构或幼儿园为社区服务，社区支持早教机构或幼儿园。双向服务使社区0~3岁婴幼儿早期教育得以生存并具有无限生命力。

三、社区早期教育机构的开办前提

社区早期教育在我国的兴起和发展，为早期教育的改革和发展展现了一个美好的前景。学前儿童是社区人口的组成部分，其教育是社区建设的一项重要内容。开办社区早期教育基地是要让散居婴幼儿有接受教育的机会，提高社区内婴幼儿及其家庭的受益率。

(一)成立运行管理机构

社区早教管理机构至少需要配备早教机构主任、业务主管、保健医生、早教指导师、档案管理人员、财务人员等专职人员。其主要任务包括：协商机构的办学方针和思路，确定管理层的人员构成和岗位职责，确立规章制度，商议教师的聘任标准和福利待遇，讨论机构的财务预算及执行情况，商讨各种运行问题。

(二)掌握社区婴幼儿的信息

了解社区0~3岁婴幼儿的具体信息，明确社区早教机构服务的范围及服务对象，这是社区早期教育机构顺利开办的主要前提。

社区早期教育机构可在与社区建立交流的基础之上，获取社区0～3岁婴幼儿数量及年龄的相关信息，并建立0～3岁婴幼儿基本档案。为了了解婴幼儿家庭和社区的基本情况，可以通过走访社区居委会、入户走访、电话和面谈结合等形式，就社区0～3岁儿童家庭中的人口结构、父母受教育程度、居住环境、对子女的期望值以及社区家庭早期教育现状进行多方面调查，并认真统计和分析调查结果，从中发现社区家庭教育的现状及家长的早教需求，为早教工作的开展指明方向。

（三）了解婴幼儿早期教育现状及需求

了解社区0～3岁婴幼儿家长的早期教育现状及需求，可以为科学制订早期教育机构服务计划作准备。社区早期教育机构可采取访谈、问卷、入户调查、座谈等方式向街道办、家庭调查了解早期教育现状及需求。开办社区早教机构要根据当地家长的特点与需求、社区的实际状况与条件等，确立早期教育机构的目标定位、服务范围及类型，并制订社区早期教育机构服务计划。

（四）构建社区早期教育机构社会服务体系

社区早期教育机构应该充分利用并开发社区的相关资源，如教育、儿保、媒体等，使0～3岁婴幼儿家庭能够从中得益，应不断拓宽服务内容，加强婴幼儿生长发育监测、计划免疫、营养保健服务，与街道、妇联、教育、卫生等部门联合起来，多渠道、多形式地为家长提供多样化的科学育儿知识服务；还可以利用社区资源组织亲子活动、家庭讲座和咨询活动，使家长得到更系统、深入、有针对性的指导与培训，提高家长们的科学育儿能力。社区早期教育机构社会服务体系的构建主要需做好以下几方面的工作。

1. 宣传

采用上门宣传、电话联系、专题讲座、社区广播、小报宣传等各种方法，向社区所有0～3岁婴幼儿家庭宣传科学育儿理念、方法，动员其参与社区亲子活动，听取他们的需求和建议。促进教师积极主动地与家长沟通交流早期教育经验。

1) 宣传形式

利用社区橱窗、广播站、电子广告屏、宣传板、宣传员、健身活动区等，开辟灵活多样的宣传渠道，组织各种类型的宣传。例如，向社区发放宣传资料；针对婴幼儿和看护者的需求，社区早期教育基地安排保健医生、基地园长和早教指导者，或者聘请专家，进入社区开展育儿咨询与指导等活动，有条件的话，可以开办"社区早教大讲堂"之类的专题讲座；开办咨询热线，建立网络平台，进行全覆盖的早教宣传。

2) 宣传内容

社区早期教育机构应广泛宣传科学的早教理念、婴幼儿的生理与心理发展特点、婴幼儿的卫生保健和营养膳食、婴幼儿的保教、早教机构的活动设计及特殊婴幼儿的保教等内容。

2. 活动示范

坚持选派有经验、有责任心的早教专业教师，精心设计和实施各类早期教育活动，使家长初步掌握0～3岁婴幼儿教养知识技能，了解婴幼儿的生理和心理特点；重视发挥辐射作用，鼓励已参与早期教育活动的家长宣传活动信息和效果，用滚动形式扩大社区早期教育机构的影响，从而提高0～3岁婴幼儿受教育率。

3. 资源整合

为了满足社会和家长的需求，可以利用自身优势整合社会、学校、家庭的资源，举办各种早期教育的交流活动，如"早期教育咨询""早期教育经验交流会""家教讲座"等。

（五）落实切实可行的考核制度

根据基础教育"地方负责、分级管理"的原则，社区早期教育机构作为学前教育的组成部分，区县教育行政部门应承担对其的审批工作。为确保0～3岁婴幼儿社区早教机构的办学质量，目前各地的教育行政部门也逐渐形成了一整套考核办法，通常集中在管理、师资、组织实施、实际效果等方面。

第二节　社区早期教育的管理

社区早期教育的管理是社区早期教育赖以生存、持续发展的关键。对社区早期教育的管理，主要涉及内部管理和外部管理。

一、社区早期教育的内部管理

社区早期教育的内部管理主要涉及规章制度、师资条件两方面的内容。

（一）规章制度

建立社区早期教育的规章制度，就是要针对社区早期教育机构的实际情况，落实各项工作的基本要求、工作程序以及工作人员职责、权利及行为准则等，作出科学化、规范化的要求，将其以书面的形式固定下来，并通过正式的程序公布并执行。建立健全必要的规章制度是社区早期教育实现科学化、高效管理的前提。

根据社区早期教育的工作职能，可以把社区早期教育的规章制度分为四类：社区服务制度、社区亲子中心管理制度、社区卫生保健制度以及社区早教队伍建设制度。

1. 社区服务制度

下面重点通过社区联系制度、社区适龄儿童登记制度、面向社会开放制度三方面介绍社区服务制度。

1) 社区联系制度

社区联系制度主要包含以下三方面内容。

(1) 积极参加社区文化建设，加强与社区的联系，发挥社区早期教育机构的指导作用。

(2) 公布社区联络员的联系方式，方便有需要的家庭随时咨询。

(3) 社区联络员定期向社区内家庭发放早期教育宣传材料、活动通知并定期张贴宣传海报进行广泛宣传。

2) 社区适龄儿童登记制度

社区适龄儿童登记制度主要包含以下四方面内容。

(1) 保持与社区管理部门的联系，及时获取社区 0～3 岁婴幼儿的相关信息。

(2) 对社区 0～3 岁婴幼儿建立档案，随时记录更新。

(3) 做好日常早教亲子班的幼儿出勤情况记录。

(4) 登记参加社区早期教育活动婴幼儿的情况。

3) 面向社会开放制度

面向社会开放制度主要包含以下几方面内容。

(1) 定期向社会公布社区早期教育活动计划、形式及时间安排。

(2) 每学期至少举办一次早期教育社区宣传活动。

(3) 定期向社区 0～3 岁婴幼儿开放社区幼儿园内大型玩具。

(4) 不定期开展社区入户指导、免费发放宣传材料、组织早期教育活动讲座等。

(5) 亲子班定期举办亲子活动、家长会、家长沙龙等活动。

(6) 活动面向社区每一个婴幼儿，特别关注特殊婴幼儿与低收入家庭婴幼儿，力求为每一个婴幼儿提供早期教育服务与指导。

2. 社区亲子中心管理制度

社区亲子中心管理制度主要包括各岗位人员工作制度、社区亲子中心安全制度、社区亲子中心报名流程、社区亲子中心管理制度、家长志愿者制度、社区亲子中心教师常规工作制度等。下面以社区亲子中心教师岗位职责、安全制度、报名流程这几项重要制度为例，进行重点介绍。

1) 亲子中心教师岗位职责

亲子中心教师岗位职责主要包含以下几方面内容。

(1) 热爱早期教育事业，有良好的师德。

(2) 具备早期教育相关的教育教学能力、观察能力、反思能力、沟通能力等。

(3) 努力为婴幼儿创设良好的物质环境和精神环境。

(4) 开展多种形式的家庭早期教育指导活动。

(5) 严格执行安全制度，随时检查室内外玩具、设施设备的安全状况，发现问题及时上报和维修，确保婴幼儿活动的安全性。

(6) 制订科学、合理的活动计划，促进婴幼儿身心健康发展。

2) 亲子中心安全制度

亲子中心安全制度主要包含以下几方面内容。

(1) 定期对园内大型玩具和设备进行检查，发现问题及时处理，保证婴幼儿活动安全。

(2) 随时对活动室桌椅、板凳、玩具等进行检查，如有损坏及时报修。

(3) 严格注意电源插座和电器的安全防护，防止幼儿触电和出现火灾。

(4) 剪刀、药品等放置在幼儿取不到的地方，防止伤害。

(5) 婴幼儿在亲子中心的一切活动都应在成人的陪同下，以免发生意外。

(6) 严格执行消毒制度，定期对物品进行消毒，确保婴幼儿安全。

3) 亲子中心报名流程

亲子中心报名流程主要包含以下几方面内容。

(1) 家长可提前电话咨询报名或来亲子中心报名。

(2) 家长应如实填写婴幼儿基本情况登记表，选择婴幼儿活动形式。

(3) 报名前，家长与婴幼儿应到医院进行入园体检。

(4) 家长应持婴幼儿与成人健康体检报告到亲子中心缴费办理入园手续。

(5) 报名后，根据所选活动类型等待通知开展活动。

3. 社区卫生保健制度

社区卫生保健制度主要包括卫生防病制度、卫生消毒制度、婴幼儿健康体检制度、晨检制度、传染病预防隔离制度、请假制度、食品安全制度等。下面重点通过卫生防病制度、卫生消毒制度两方面介绍社区卫生保健制度。

1) 卫生防病制度

卫生防病制度主要包含以下几方面内容。

(1) 贯彻预防为主的方针，做好日常疾病防治宣传，采取多种形式宣传介绍卫生防病知识和传染病、流行性疾病的基本防治知识。

(2) 加强晨检工作，及时向家长了解幼儿的身体状况。

(3) 做好全面消毒工作，把住"病从口入"关，预防肠道传染病的发生，培养婴幼儿良好的生活卫生习惯。

(4) 坚持户外体育锻炼，增强幼儿的体质，定期向家长进行防病宣传。

(5) 积极做好家长咨询工作，做好疾病咨询与预防指导工作。

2) 卫生消毒制度

卫生消毒制度主要包含以下两方面内容。

(1) 水果盘、盆及水果刀每次用后立即清洗，并置于消毒柜消毒。桌面、地面、卫生间定时用消毒液擦拭、冲刷消毒。玩具每日消毒，图书每周消毒。

(2) 发现传染病立即报告，对患儿进行隔离治疗，并根据所患疾病进行彻底消毒（按不同病种保健要求进行消毒）。

4. 社区早教队伍建设制度

社区队伍建设制度主要包括教师培训制度、教研学习制度、教师考核制度等。下面重点通过教师培训制度、教研学习制度两方面介绍社区早教队伍建设制度。

1) 教师培训制度

教师培训制度主要包含以下几方面内容。

(1) 有目的、有计划、多形式地组织开展早教教师培训，提高教师的理论水平和业务水平。

(2) 每学期组织教师参加各种形式的早教培训，接收新消息、学习新知识、研讨新方法。

(3) 定期聘请专家来园讲座，提高教师的专业能力。

(4) 定期组织教师外出观摩、学习与研讨，提高教师组织亲子活动的能力。

(5) 每月组织教师园内观摩活动，提高教师的实践能力与反思能力。

2) 教研学习制度

教研学习制度主要包含以下几方面内容。

(1) 早教教研组成员由具备早教上岗培训证书的各类教师和早教机构管理人员构成。

(2) 每学期，早教机构管理人员根据本园情况制订教研学习工作计划，并在实际工作中有目的、有计划、分阶段地实施计划。

(3) 教研组定期召开例会。

(4) 教研组成员要按时参加教研活动，有特殊情况者要经请假批准。

（二）师资条件

社区早教机构教师是指在社区家庭、社区早期教育机构中，对0～3岁婴幼儿进行早教服务和对其家长进行科学育儿指导的专业人员。师资的素质是社区早教质量的衡量指标，师资配备和师资培训关系到社区早教的长远发展。因此，对社区早教机构来说，明确的师资要求、科学合理的师资配备和师资培训具有非常重要的意义。

1. 师资要求

社区早教机构教师的工作对象是身心发育未成熟的婴幼儿和已形成独立思想和主见的家长。教师在家庭或早教机构中承担早教的重任，一方面要组织社区亲子活动，促进婴幼儿全面发展，另一方面，要指导婴幼儿家庭的早期教育和保育。因此，对于合格的社区早教机构的教师而言，无论是在职业道德、文化素质，还是在工作能力方面都有较高的要求。

1) 职业道德要求

对于社区早教教师的职业道德要求主要包含以下几方面内容。

(1) 真心热爱儿童。教育是爱的事业。只有无条件地热爱儿童、关心儿童，才能真正地走近儿童、教育儿童。

(2) 真诚协助家长。早教的对象不仅是儿童，还有家长。教师要耐心、细心、热心地去了解每一个家长的需要与苦恼，真诚地帮助家长教养婴幼儿。

(3) 团结协作精神。早教机构的教师与教师之间不仅要相互合作、相互支持，而且要与家长共同学习、共同合作，共同教育好婴幼儿。

2) 知识结构要求

对于社区早教教师的知识结构要求主要包含以下两方面内容。

(1) 专业知识。教师需掌握 0 ～ 3 岁婴幼儿的生理、心理、营养、卫生保健、疾病预防等基础知识和保育技能。

(2) 文化知识。教师要不断丰富自己的知识面，扩展自己的兴趣爱好，不断提升自己的文化修养，并能有效地开发婴幼儿的智力，指导家长。这样才能赢得家长的尊重和信任，赢得婴幼儿的喜爱。

3) 能力素质要求

对于社区早教教师的能力素质要求主要包含以下三方面内容。

(1) 洞察力。教师认识与理解婴幼儿最重要的方式就是观察，敏锐的洞察力是早教教师的一项重要素质。教师不仅要观察婴幼儿的活动，还要观察家长与婴幼儿的互动。教师只有敏感地观察到家长和婴幼儿的动作、表情和语言等各方面的信息，才能体会家长和婴幼儿的心情，有效地与他们进行互动。观察能力是社区早教教师的一项基本素质。

(2) 沟通能力。沟通能力是社区早教教师的一项重要基本功。教师的沟通能力主要包括教师与婴幼儿、教师与家长的沟通。在社区早期教育机构，教师不仅自己要主动与他人沟通，还要促进他人与他人沟通，使沟通发生在所有参加活动的人员之间，形成网络式的人际互动。

(3) 组织管理能力。组织管理能力表现在微观组织管理能力和宏观组织管理能力两个方面。

微观组织管理能力可以理解为对教育活动的组织，即按照既定的目标、计划组织家长与婴幼儿共同参与活动的能力。

宏观组织管理能力主要包括对早教机构内部的总体活动的组织安排，也包括对家庭和社区的早教活动的组织。教师的组织管理能力是教师各项知识和能力得到发挥的保证。

2. 师资配备

社区早教机构应该根据建设规模、发展实际情况，配备适宜数量的师资，并根据岗位设置确定工作职责，在人员有限的情况下，也可由一人兼任多个岗位。常设岗位包括：分管早教的园级领导、专（兼）职早教教师、专（兼）职保育教师、专（兼）职保健医生、专（兼）职社区联络员、专（兼）职后勤人员。这些人员的岗位职责如下。

(1) 园级领导。分管早教的园级领导职责主要为：加强思想领导，建立科学的管理体系，全面负责社区早教机构的管理工作，负责机构人员的聘任与日常工作的规划，建设好教职工队伍，做好与家长、社区的联系。

(2) 专（兼）职早教教师。专（兼）职早教教师职责主要为：负责亲子班的具体工作，如亲子班课程安排、活动设计、宣传活动、咨询活动等。进行家庭入户指导，负责婴幼儿档案管理，参加教师培训等。

(3) 专（兼）职保育教师。专（兼）职保育教师职责主要为：保持活动环境的清洁卫生工作，为婴幼儿的一日生活提供必要的帮助，协助早教教师完成早教工作等。

(4) 专（兼）职保健医生。专（兼）职保健医生职责主要为：对婴幼儿及其家长进行入园体检的审核，日常晨检，接待家长咨询，宣传与指导传染病预防方法等。

(5) 专（兼）职社区联络员。专（兼）职社区联络员职责主要为：建立并管理社区0～3岁婴幼儿档案，加强社区早教机构与社区的联系，提供社区咨询服务等。

(6) 专（兼）职后勤人员。专（兼）职后勤人员职责主要为：社区早期教育机构活动场地的安全与维护，保障婴幼儿生活饮食，支持机构工作人员的工作等。

 资料链接

社区早教中心教师岗位职责与工作要求

1. 为人师表，举止端庄，仪表整洁大方，讲文明，懂礼貌。

2. 不迟到，不早退，每天上岗前做好一切准备工作。不串岗、不离岗，上岗期间关闭手机。

3. 热爱孩子，尊重孩子，态度和蔼可亲，热情接待，微笑服务。

4. 热情接待家长来访与咨询，做好日常宣传工作。

5. 认真做好活动计划，准备好活动材料，精心组织活动，保证活动质量。

6. 及时做好相关登记：观察记录、活动计划、教育笔记、家长咨询、会议记录、幼儿档案等。

7. 保管好教玩具与活动设施，避免遗失、损坏。

8. 定期向相关领导汇报工作情况。

9. 积极参加教研学习，接受各类培训，提高专业水平。

---

3. 师资培训

1) 培训措施

(1) 岗前培训。

目标：了解基础的 0 ～ 3 岁婴幼儿早期教育理论知识。

措施：取得早期教育教师资格证及育婴师证，具备从事婴幼儿早期教育的入职资格。

(2) 园本培训。

目标：不断提升教师的专业能力，促进教师的专业化发展。

措施：通过骨干教师"示范课"、新教师"模仿课"、教研组"录像课"、新老教师"对比课"等多种形式进行园本培训，促进新、老教师的共同发展。

2) 培训目标

(1) 角色目标。角色目标主要包括真诚的保教员、高效组织者、优秀的沟通者等角色定位。

(2) 知识目标。知识目标主要包括 0 ～ 3 岁婴幼儿身心发展特点与规律、0 ～ 3 岁婴幼儿教养方法、0 ～ 3 岁婴幼儿家庭教育指导策略、亲子班教玩具配备及应用策略等。

(3) 能力目标。能力目标主要包括亲子班教育活动设计能力、观察与反思能力、组织与协调能力、沟通能力等。

3) 培训内容

(1) 婴幼儿早教实施策略。根据 0 ～ 3 岁婴幼儿身心发展规律，结合教师在工作中遇到的实际问题，探索促进婴幼儿身心健康发展的环境创设、活动设计、保教内容等问题。

(2) 早教资源的开发整合与利用。根据社区、家长、婴幼儿的实际情况与需求，探讨早教资源的开发整合与利用。

(3) 婴幼儿家庭指导。了解 0 ～ 3 岁婴幼儿家庭教育的常见问题及解决策略，提高服务家长的意识与水平。

社区早期教育机构教师队伍的水平，直接关系到社区早期教育工作开展的质量与发展的潜力。因此，作为社区早期教育机构的管理者，必须明确师资队伍培养的长远目标和具体措施，为社区早期教育机构的深入发展提供坚实的基础。

二、社区早期教育的外部管理

(一) 建立社会外部支持系统

为了使社区早期教育获得更好的发展，必须建立有效的社会外部支持系统，提高社区早期教育的保障性。

1. 加强政府对早教机构的领导

1) 政策配套

各级人民政府要加强对社区早期教育机构的领导和管理，要把社区早期教育的发展纳入早期教育事业的发展中，把社区早期教育作为实业工程来建设。通过制定有效的法律法规，明确社区早期教育机构的性质，明确政府、社区、家庭、幼儿园的职责，规范社区早期教育基地的管理。

2) 统筹协调

在政府的领导下，建立由教育主管部门牵头，卫生、妇联、街道、幼儿园等多个部门共同参与的社区早期教育机构工作制度，定期召开工作会议，加强多方沟通与协作，共同研究本社区内 0～3 岁婴幼儿早期教育的现状及问题，及时总结工作经验，确保社区早期教育机构稳步、有序地发展。

3) 经费支持

社区早期教育机构是为社区提供服务的最基本、非营利的教育机构，政府应该为发展社区早期教育机构提供必要的经费支持。

设立 0～3 岁社区早期教育机构专项经费，以财政拨款为主、多渠道筹措为辅，根据实际情况，确保社区早期教育机构的正常运转。其中，为保证社区早期教育机构工作人员的稳定性，要确保一定数量的早期教育工作人员的编制，维护社区早期教育机构工作人员的合法地位，在职称评定、社会保险、工资收入、继续培训等方面享受与其岗位相适应的各项待遇，并建立必要的激励机制，提高社区早期教育机构工作人员的积极性。

4) 评价制度

把"社区早期教育中心"纳入地方基础教育体系，意味着同时要把社区早期教育机构工作纳入教育督导部门的工作计划中。这就需要教育督导部门根据社区早期教育机构的具体工作制定有效的评价制度，开展有序的督证、督学活动，加强政府对社区早期教育机构的人员配置、经费、队伍建设、服务质量等的专项督导，促进社区早期教育机构的健康、高效运转。

2. 加强相关部门协作

1) 建立联席会议制度

在政府的领导下，建立由教育主管部门牵头，卫生、妇联、街道、幼儿园等多个部门共同参与的社区早期教育机构工作的联席会议制度，定期召开会议，研究解决在推进社区早期教育工作中出现的问题和困难，及时推广有益经验，以确保社区早期教育机构不断发展。

2) 相关部门各司其职

(1) 教育部门。教育部门是社区早期教育机构的主管部门，要认真落实党和政府关于社区早期教育的方针、政策，切实把社区早期教育机构的工作纳入到学前教育事业发展规划，牵头并组织各部门做好相关工作。

教育部门承担对社区早期教育机构的登记注册和业务指导工作，培养和培训社区早期教育机构园长、教师，建立社区早期教育机构工作人员考核和资格认定制度。建立社区早期教育机构工作评价制度，做好社区早期教育机构档案建立制度，组织社区亲子活动的交流与管理，定期对社区早期教育机构工作人员进行专业培训。

(2) 卫生部门。卫生部门负责拟订社区早期教育机构的卫生保健制度，监督和指导社区早期教育机构的卫生保健工作，定期为0～3岁婴幼儿提供保健，为家长提供科学育儿及疾病防治的指导与咨询；为0～3岁婴幼儿进行定期体检和生长发育监测，进行婴幼儿常见病、多发病的防治，对体弱、伤残、特殊婴幼儿提供康复保健服务；为社区0～3岁婴幼儿建立成长档案，负责对社区0～3岁婴幼儿家长进行婴幼儿卫生保健、营养、生长发育等方面的指导，及时提供0～3岁婴幼儿生长发育数据等信息。

(3) 妇联。妇联应该向0～3岁婴幼儿的家长做好早期教育指导的组织宣传工作，向家长宣传科学育儿的理念，保证社区内所有0～3岁婴幼儿的家长都能得到有效的早期教育指导，提高家长的早期教养水平。妇联主要通过以下措施开展家庭早期教育工作：协调社会各界优化婴幼儿的成长环境，切实维护婴幼儿的合法权益；大力推进家庭早期教育工作，参与社区早期教育机构的家长培训；配合教育部门，为社区早期教育机构的开办创造良好的条件，提供有效的服务。

(4) 计划生育部门。计划生育部门负责做好优生优育宣传工作，提供社区婚育信息，掌握社区内0～3岁婴幼儿及其家庭的基本信息，提供婴幼儿数据及相关资料；配合教育、卫生部门开展优生优育工作指导，及时提供社区内0～3岁婴幼儿的人数信息；支持社区早期教育机构的发展。

(二) 开展形式多样的社区早教活动

1. 亲子活动

亲子活动主要有全日班、半日班、小时班、周末班等，各社区早期教育机构应该根据实际情况选择适宜的形式并确定合适的时间。

1) 全日制亲子活动

全日制亲子活动的时间为一天，从活动类型上看主要包括生活活动、游戏活动，活动内容主要包括促进婴幼儿各方面的发展，培养婴幼儿生活及学习习惯等。

2) 半日制亲子活动

半日制亲子活动的时间为半天，从活动类型上看主要包括生活活动和游戏活动，活动内容包括促进动作发展、语言发展、技能发展、认知发展，培养生活习惯，开展艺术活动等多个方面。对不同月龄的婴幼儿，早教活动设计有所区别。

3) 小时制亲子活动

小时制亲子活动一般在周末开展，活动时间为1～2小时，活动内容一般是将认知发展、动作发展、语言发展、艺术发展等相互整合，促进婴幼儿的全面发展。

4) 周末班亲子活动

周末班亲子活动一般在周六或周日进行，活动时间总长一般为3小时，中间要留出2～3次的自由活动时间。活动内容包括促进动作发展、语言发展、技能发展、认知发展，培养生活习惯，开展艺术活动等方面。

 资料链接

2～3岁婴幼儿班一日活动计划

活动时间	活动内容
8：30～9：00	入园
9：00～9：20	音乐律动
9：20～9：40	如厕、语言交流
9：40～10：00	亲子活动
10：00～10：40	区角活动
10：40～11：20	户外活动
11：20～11：30	如厕、洗手
11：30～12：00	午餐
12：00～12：20	散步
12：20～14：20	午睡
14：20～15：00	户外活动
15：00～15：20	阅读活动
15：20～16：00	区角活动
16：00	离园

2. 适宜的指导与服务

由于0～3岁婴幼儿大都散居在社区中，分布于各个家庭。因此，整合早教中心和社区的各种资源，为婴幼儿看护者提供适宜的指导与服务，提高看护者的科学育儿能力，是促进0～3岁婴幼儿健康和谐发展的重要途径。

1) 一对一指导

一对一指导是指专职的早教指导者或保健医生在相对固定的一段时间内，针对单个婴幼儿及其家庭提供有针对性的指导与服务。服务形式主要包括入户指导、个案研究、访谈等一对一的指导服务。

2) 讲座及咨询活动

社区早期教育机构利用自身的资源优势，邀请婴幼儿早期发展方面的专家，就婴幼儿教养中的各种问题，为社区内婴幼儿家长举办专题讲座和咨询。服务形式包括社区大讲堂、家长学校、现场辨析和指导等集体活动。

3) 公益性亲子活动

社区早教机构可以不定期地面向社区组织由婴幼儿和看护者共同参与的大型亲子活动，旨在提升亲子互动质量。此类活动具有一定的娱乐性，能取得较好的早教宣传活动效果，参与性较强。服务形式包括社区亲子运动会、亲子郊游、社区亲子游戏、亲子联欢会等。

4) 个性化亲子活动

社区早教机构可以在社区内某一固定的活动场地内，定期组织社区儿童及家长参与小型个性化亲子活动。服务形式包括社区活动站、游戏小组、兴趣小组等。

5) 开办家长沙龙

(1) 对象。家长沙龙更强调以婴幼儿家长为主角，看护者可以自由参与，由看护者或者早教指导者分别组织，也可由两者共同组织和实施。

(2) 内容。沙龙活动内容可结合看护者比较关心的婴幼儿教养问题设计话题，也可针对看护者的不同类型、特点和需要进行内容设计。

(3) 目的。举办沙龙的目的是为看护者提供交流育儿经验、讨论问题或困惑的沟通平台。

(4) 形式。沙龙服务形式包括妈咪俱乐部、爸爸聊吧、亲子快乐屋等。

6) 定期开放社区早教设施

发挥社区早期教育机构的优势，定期面向社区婴幼儿家庭开放，供 0～3 岁婴幼儿免费使用。服务形式包括开放大型玩具器械、开放园内图书馆等。

7) 开设网络辅导平台

利用现代信息多媒体技术，社区可通过互联网进行婴幼儿早教的普及宣传、知识传播和答疑解惑、专家咨询等。服务形式包括亲子博客、专家在线、亲子网站、亲子信箱、网上书吧等。

8) 开设咨询答疑热线电话

社区早教机构可开设专门用于婴幼儿养育咨询和答疑的电话，向社区家庭广泛公布热线电话号码，由专人或小组负责接听、回答和记录。服务形式包括亲子热线、育儿热线等。

资料链接

社区亲子园主题活动——争当绿色环保小卫士

1. 活动形式

浇水、除草劳作活动。

2. 活动目标

(1) 初步了解6月5日是世界环境日，知道其简单含义。

(2) 通过本次活动的开展，懂得人与自然和谐共存的道理，关注周围环境，增强环保意识。

(3) 通过实践活动为保护环境做一些力所能及的事。

3. 活动时间

6月5日(上午)。

4. 活动地点

亲子园绿化场地。

5. 参加对象

全体师生、家长、保育员。

6. 活动准备

(1) 进行绿色环保宣传。

(2) 水桶、水杯、垃圾袋等。

7. 活动过程

(1) 各班进行环保知识教育，了解6月5日世界环境日。

(2) 组织幼儿集体进行浇水、除草活动。

① 教师讲解绿色植物对人类的好处，使幼儿产生保护植物、爱护环境的情感；

② 早教教师示范讲解浇水方法，认识杂草；

③ 教师和家长指导幼儿把垃圾放入垃圾袋中，集中处理。

(3) 活动总结，激发幼儿关注周围环境的兴趣，增强环境保护意识。

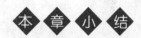

本章主要阐述社区早期教育的发展。首先简述社区早期教育机构的内涵及早期教育的特点，接着介绍社区 0～3 岁婴幼儿教育机构的开办前提；最后重点阐述社区早期教育的管理，包括内部管理和外部管理。

思考练习

一、简答题

1. 简述社区早期教育机构的内涵。

2. 简述社区早期教育服务模式。

3. 简述社区 0～3 岁婴幼儿早期教育的特点。

二、论述题

1. 详述社区早期教育机构的开办前提。

2. 联系实际，从规章制度、师资条件两方面详细论述社区早期教育的内部管理要求。

参 考 文 献

[1]　文颐，王萍．0～3岁婴幼儿保育与教育 [M]．北京：科学出版社，2018.

[2]　孔宝刚，盘海鹰．0～3岁婴幼儿的保育与教育 [M]．上海：复旦大学出版社，2012.

[3]　邵小佩，邹霞．0～3岁婴幼儿保育与教育 [M]．北京：人民邮电出版社，2017.

[4]　周昶，习宁．0～3岁婴幼儿保育与教育 [M]．2版．北京：高等教育出版社，2020.

[5]　万湘桂，孙峰，林海玲．0～3岁婴幼儿保育与教育 [M]．2版．北京：北京理工大学出版社，2019.

[6]　东方知语早教育儿中心．图解0～3岁蒙氏早教训练 [M]．北京：中国人口出版社，2015.